Martijn Katan

WARUM BROT UNS NICHT SCHADET
UND MIKROWELLEN
KEINE VITAMINE
ZERSTÖREN

Martijn Katan

WARUM BROT UNS NICHT SCHADET UND MIKROWELLEN KEINE VITAMINE ZERSTÖREN

Über 60 verbreitete Ernährungsirrtümer durch Fakten widerlegt

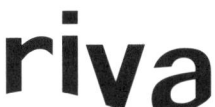

Bibliografische Information der Deutschen Nationalbibliothek:
Die Deutsche Nationalbibliothek verzeichnet diese Publikation in der Deutschen Nationalbibliografie. Detaillierte bibliografische Daten sind im Internet über http://d-nb.de abrufbar.

Für Fragen und Anregungen:
info@rivaverlag.de

1. Auflage 2018

© 2018 by riva Verlag, ein Imprint der Münchner Verlagsgruppe GmbH
Nymphenburger Straße 86
D-80636 München
Tel.: 089 651285-0
Fax: 089 652096

Copyright © 2016 by Martijn Katan.

Die Originalausgabe erschien 2016 bei Uitgeverij Prometheus, Amsterdam, unter dem Titel *Voedingsmythes*.

Übersetzung: Elvira Kratz
Redaktion: Brigitte Caspary
Umschlaggestaltung: Isabella Dorsch
Umschlagabbildung: Shutterstock/Pinkyone, Shutterstock/bitt24
Satz: inpunkt[w]o, Haiger (www.inpunktwo.de)
Druck: GGP Media GmbH, Pößneck
Printed in Germany

ISBN Print: 978-3-7423-0217-5
ISBN E-Book (PDF): 978-3-95971-678-9
ISBN E-Book (EPUB, Mobi): 978-3-95971-679-6

Weitere Informationen zum Verlag finden Sie unter

www.rivaverlag.de

Beachten Sie auch unsere weiteren Verlage unter www.m-vg.de.

INHALT

Vorwort 11

ABNEHMEN 15

Einleitung 15

»Nicht das Fett macht dick, sondern die Kohlenhydrate« 16

»Wenn man zu wenig isst, läuft der Körper auf Sparflamme« 20

»Staudensellerie liefert negative Kalorien« 25

»Pflanzliche Präparate sind beim Abnehmen hilfreicher
als andere Tabletten« 27

»Wer außer Atem ist, verbraucht viele Kalorien« 28

»Ein bisschen dick ist auch gesund« 32

»Was nicht geprüft ist, darf nicht verkauft werden« 34

»Zu niedriger Blutdruck sollte behandelt werden« 36

Abnehmen: Schlussfolgerung 37

ZUCKER 39

Einleitung 39

»Zucker enthält Fructose, die ist giftig und macht abhängig« 39

»Aspartam ist gesundheitsschädlich« 42

»Stevia ist ein natürlicher Süßstoff, der gesund ist« 45

»Zu viel Zucker und künstliche Farbstoffe können ADHS verursachen« . . 47

»Langsame Kohlenhydrate sind gesund, schnelle sind ungesund« 50

»Ein zu niedriger Blutzuckerspiegel macht müde und reizbar« 54

»Schnelle Kohlenhydrate und Schokolade können Akne verursachen« . . . 57

Zucker: Schlussfolgerungen 60

BUTTER, KÄSE UND EIER 63

Einleitung 63

»Milch kann Krebs auslösen« 65

»Milch führt zu vermehrter Schleimbildung« 67

»Milchallergien sind weit verbreitet« 68

»Milch ist hormonbelastet« 70

»Biomilch und Biokäse sind gesünder als konventionell
hergestellte Produkte« 74

»Milchfett ist gesund« 78

»Linolsäure ist ungesund« 80

»Migräne kann durch Käse, Wein oder Schokolade ausgelöst werden« . . . 83

»Kokosöl ist gesund« 84

»Eier sind nicht schlecht für das Herz« 86

Butter, Käse und Eier: Schlussfolgerung 89

GIFTE UND KREBS 93

Einleitung 93

»Die Zusatzstoffe in unseren Nahrungsmitteln verursachen Krebs« 95

»Das Gefährlichste sind radioaktive Stoffe« 101

»Fleisch enthält Hormone, die Krebs auslösen können« 103

»Beim Frittieren mit Sonnenblumenöl entstehen schädliche Stoffe«. ... 106

»Beim Aufwärmen von Gemüse entstehen schädliche Stoffe« 108

»Produkte mit E-Nummern sind ungesund« 111

»Glutamat kann viele Krankheiten auslösen« 115

»Verschimmeltes Essen kann Krebs verursachen«. 116

»Bisphenol A (BPA) ist gefährlich für Babys« 118

»Bestimmte Nahrungsergänzungsmittel können die Heilung
von Krebs unterstützen«. 120

Gifte und Krebs: Schlussfolgerung. 121

GEMÜSE UND OBST 123

Einleitung 123

»Nichts ist so gesund wie frisches Gemüse«....................... 124

»Am gesündesten ist viel frisches Obst«........................... 127

»Verschiedenfarbiges Gemüse ist gesund« 132

»Bei Eisenmangel hilft Spinat«................................... 134

»Durchs Kochen gehen Nährstoffe verloren«...................... 136

»Spargel steigert die Potenz« 139

Gemüse und Obst: Schlussfolgerung. 141

GESUNDHEIT AUS DER DROGERIE 143

Einleitung 143

»Eigentlich sollte jeder täglich eine Multivitamintablette
zu sich nehmen«. 144

»Antioxidantien können Krebs- sowie Herz- und
Gefäßerkrankungen vorbeugen« 147

»Vitamin C stärkt die Abwehrkräfte« 148

»Überschüssiges Vitamin C ist harmlos und wird vom Körper
einfach ausgeschieden« 152

»Medizinische Diätnahrung verringert das Risiko des Wundliegens
und beugt Alzheimer vor« 154

»Ginkgo und Vitamin E können gegen Demenz helfen« 157

»Wer sich gesund ernährt, bekommt eine schöne Haut« 159

»Vitamin A ist gut für die Augen« 162

»Fischöl ist gut für das Herz« 164

Gesundheit aus der Drogerie: Schlussfolgerung 167

NATÜRLICH UND GESUND 169

Einleitung 169

»Wir sollten essen wie die Urmenschen« 170

»Mehrkornbrot ist besser als normales Brot« 174

»Weizen ist nicht gesund« 176

»Biologisch angebaute Lebensmittel sind besser« 181

»Natürlich belassene Lebensmittel sind am gesündesten« 186

»Aprikosenkerne haben einen Inhaltsstoff, der Krebs heilen kann« 188

»Superfood heißt so, weil es besonders gesund ist« 190

»Die Lebensmittel von heute enthalten zu wenige Nährstoffe« 192

»Die Strahlung einer Mikrowelle zerstört Vitamine« 195

»Gesunde Ernährung ist teuer« 197

»Gentechnisch modifizierte Nahrung kann schädlich sein« 199

»Gemüse sollte man selbst schneiden« 203

»Künstliche Lebensmittel schaden uns« 205

»Natürliche Vitamine sind besser als synthetische« 209

Natürlich und gesund: Schlussfolgerung 213

TRINKEN 215

    Einleitung 215

    »Man sollte mindestens acht Gläser Wasser pro Tag trinken«. 215

    »Tee kann gegen Stress helfen«. 218

    »Bier und Whisky sind gar nicht so übel« 221

    »Bier fördert die Bildung von Muttermilch« 224

    »Rotwein ist gut für das Herz« 225

    Trinken: Schlussfolgerung 229

ZUM SCHLUSS: UND WIE LAUTET JETZT DIE BOTSCHAFT? 231

DANKSAGUNG. 233

ÜBER DEN AUTOR. 235

LITERATUR. 237

REGISTER. 309

Für Piet Borst

Vorwort

Die Ernährungswissenschaft ist ein prächtiges Gebäude voller Erkenntnisse, die uns helfen, gesund zu leben. Leider gesellen sich zu diesen fundierten Erkenntnissen aber immer mehr Mythen und Irrtümer, die bestehende Fakten verschleiern. So ist es kein Wunder, dass viele Menschen den Überblick verlieren und am Ende gar nicht mehr wissen, was sie essen dürfen und was nicht. Dieses Buch entlarvt zahlreiche Mythen und verschafft einen klaren Überblick über die Grundlagen einer gesunden Ernährung.

Doch warum gibt es eigentlich so viele Mythen? Der Ursprung liegt oft darin, dass sich Forscher von ihren Universitäten dazu verleiten lassen, ihre Ergebnisse etwas aufzubauschen. Universitäten hoffen, so ihren Bekanntheitsgrad zu steigern, um mehr Forschungsgelder und neue Studenten zu gewinnen. Hinzu kommt, dass Medien solche überzogenen Presseberichte gern publizieren und Journalisten kaum die Zeit haben, sie auf ihre Richtigkeit zu überprüfen. Warum auch, wenn es sich dabei um brisante Neuigkeiten handelt, die die Aufmerksamkeit der Leser oder Zuschauer wecken.

Aber auch die Landwirtschaft und die Lebensmittelindustrie tragen ihren Teil dazu bei. Da die Verbraucher dazu bereit sind, mehr für »gesunde« Nahrungsmittel zu bezahlen, versuchen die Hersteller, ihren Produkten einen gesünderen Anschein zu geben und die ungesunden Aspekte zu verschleiern. Eigentlich sollte uns die Wissenschaft vor einer derartigen Irreführung schützen. Wir aber wollen weniger Steuern bezahlen und wählen daher Regierungen, die an der Finanzierung herstellerunabhängiger Untersuchungen sparen. Stattdessen werden Studien von der Lebensmittelindustrie finanziert – mit vorhersehbaren Ergebnissen: Geförderte Untersuchungen lohnen sich in 90 Prozent der Fälle für den Sponsor. Auch so entstehen neue Mythen.

Ich schimpfe oft über all diese Ernährungshypes, aber sie sind einfach in aller Munde und immer wieder ein nettes Gesprächsthema. Wer hört schon nicht gern zu, wenn die Kollegin in der Mittagspause von ihrer neuen Diät erzählt, mit der sie fünf Kilo abgenommen hat. Viele Menschen sehnen sich nach einer Lösung für ihr Übergewicht, ihre Kopfschmerzen, Bauchschmerzen, Schlaflosigkeit, Stress, Müdigkeit, schlaffe Haut und andere Beschwerden. Und zu fast jedem Problem kursiert ein Mythos oder Irrglaube, der eine einfache Lösung verspricht. Schließlich hören wir gern, dass wir mit wenig Aufwand gesund und schön sein können. Andererseits ziehen auch angsterregende Neuigkeiten Leser und Zuschauer an.

In diesem Buch gehe ich auf neunundsechzig dieser Mythen ein, von angeblich heilbringenden Aprikosenkernen bis hin zum verteufelten Zucker und den geächteten Kohlenhydraten. Denn nur, wer es schafft, trotz all dieser Ernährungstrends den Überblick zu behalten, kann sich auf die wirklich wichtigen Aspekte seiner Ernährung konzentrieren.

Dieses Buch muss nicht von vorn bis hinten durchgelesen werden, denn jeder Mythos und jedes Kapitel stehen für sich. Konkrete Themen können so direkt nachgeschlagen werden.

Das Material für dieses Buch kommt zum Teil aus meinen Kolumnen in *de Volkskrant*, *NRC Handelsblad* und *BNR Nieuwsradio* (www.mkatan.nl). Alle Quellen, auf die ich mich berufe, sind in den Anmerkungen aufgeführt. Sie bilden die Grundlage dieses Buches.

Das meiste, womit ich mich in diesem Buch befasse, ist wissenschaftlich bekannt und unumstritten. Nur über Gemüse und Obst denke ich anders als viele meiner Kollegen. Meiner Meinung nach gibt es nicht genügend Beweise dafür, dass Gemüse und Obst das Risiko für Herz- und Gefäßerkrankungen sowie für Krebs tatsächlich verringern. Genaueres dazu kann auf den Seiten 124 – 132 nachgelesen werden.

Mir ist wichtig, dass sich jeder meiner Leser nach der Lektüre seine eigene Meinung bilden kann. Deshalb möchte ich mit diesem Buch so genau wie möglich über die aktuellen Erkenntnisse aus dem Bereich der Ernährungswissenschaft informieren. Außerdem freue ich mich über Feedback auf meiner Facebookseite oder auf Twitter (@martijnkatan).

Seit nunmehr 45 Jahren forsche ich in der Ernährungswissenschaft, was für mich selbst eine große Bereicherung ist. Es ist immer wieder spannend zu untersuchen, wie unsere Ernährung und unsere Gesundheit zusammenhängen. Selbst wenn sich dabei herausstellt, dass ich mit einer Theorie Unrecht hatte. Außerdem gibt es kaum eine größere Freude, als bestehende Irrtümer – auch die eigenen – zu entlarven und zu begreifen, wie die Wirklichkeit aussieht. »Die Wissenschaft gibt es nicht, um zu erzählen, was die Menschen gerne hören, sondern, um zu erforschen, wie es wirklich ist«, sagte mein Lehrmeister Piet Borst. Ihm widme ich dieses Buch.

ABNEHMEN

Einleitung

Immer wieder versuchen Menschen abzunehmen; manche streben einen Gewichtsverlust von nur einigen Pfunden an, andere hoffen auf dutzende Kilos. Regelmäßig werden wir mit neuen Trends konfrontiert, die Erfolg beim Abnehmen versprechen und uns auf die Traumfigur hoffen lassen: neue Diätformen, spezielle Nahrungsergänzungsmittel, innovative Trainingsgeräte oder Kurse im Fitnessstudio.

Doch leider habe ich schlechte Nachrichten: Abnehmen und schlank bleiben gelingt nur selten: Der prozentuale Erfolg ist kaum höher als bei einem Heroin-Entzug. Mit einer neuen Diät oder einer neuen Methode verlieren zwar viele Menschen zunächst einige Kilos, doch die meisten haben innerhalb von ein oder zwei Jahren das alte Gewicht wieder drauf. Schuld daran ist natürlich auch unser Umfeld, das das Übergewicht fördert. Und ganz allein gegen das Übergewicht zu kämpfen, ist fast unmöglich.

In diesem Kapitel bespreche ich einige der vielen Mythen rund ums Thema *Abnehmen*.

»Nicht das Fett macht dick, sondern die Kohlenhydrate«

Diätgurus schreiben den dick machenden Effekt von Nahrung oft bestimmten Inhaltsstoffen zu. Vor dreißig Jahren war es das Fett, jetzt sind es die Kohlenhydrate, also Stärke und verschiedene Zuckerarten. Machen Fette, also Butter, Käse und Speck nicht dick? Sind es tatsächlich die Kohlenhydrate, also Kartoffeln, Brot und Obst? Oder sind es etwa weder die Fette noch die Kohlenhydrate, sondern schlichtweg fehlende Nährstoffe, die vor Fettsucht schützen, beispielsweise Ballaststoffe oder bioaktive Substanzen aus Gemüse?

All das sind berechtigte Fragen. Denn dem bisherigen Kenntnisstand zufolge können uns sowohl fehlende Nährstoffe als auch ungesunde Bestandteile in unseren Lebensmitteln krank machen. Wenn Kinder nur Reis bekommen, werden sie blind, weil ihnen Vitamin A fehlt. Ist kein Jod in der Nahrung, verursacht das einen Kropf oder Zwergenwuchs. Und ein Defizit an Eisen führt zu Blutarmut. Andere Inhaltsstoffe machen krank, weil zu viel davon in der Nahrung ist; zu viel Salz erhöht den Blutdruck, zu viele Salmonellen im gegrillten Huhn verursachen eine Darminfektion.

Als Fettsucht zur Volkskrankheit wurde, machten sich sowohl Wissenschaftlicher als auch Laien auf die Suche nach den dafür verantwortlichen Stoffen. Viele Autoren von Diätbüchern behaupteten, dass sie diese entdeckt hätten und erfanden eine neue Diät. Und tatsächlich: Wer sich danach richtet, nimmt ab. Ausdauernde verlieren in den ersten Monaten zwei bis zwölf Kilo, durchschnittlich sind es etwa fünf Kilo. Je mehr der Betroffene betreut wird, desto besser funktioniert seine Diät. Das einzige, was dabei nicht zählt, ist, welche Diät er befolgt. Ob er wenige oder viele Kohlenhydrate, wenig oder viel Eiweiß zu sich nimmt, ist egal. Alles funktioniert gleich gut – oder schlecht.

Das klingt unglaublich. Denn alle diese unterschiedlichen Diäten werden auf Basis glaubwürdig klingender Theorien empfohlen. »Von Fett wirst du dick und von Kohlenhydraten nicht«, sagen beispielsweise die Befürworter der fettarmen Ornish-Diät. Denn der Körper speichere Fett und keine Kohlenhydrate. Es sei also gut, viel Brot mit wenig Belag und viele Spaghetti mit wenig Soße zu essen. Atkins, Montignac und ihre Nachahmer behaupten indes das Gegenteil: »Du musst viel Fett essen und besonders wenig Kohlenhydrate«. Kohlenhydrate aktivierten ein Enzym, das das Fett aus dem Blut zum Fettgewebe transportiere und das Fettgewebe anschwellen lasse; Brot und Erfrischungsgetränke seien die Bösewichte, von Gänseleberpastete und französischem Käse nehme man indes ab. »Beides ist so jedoch falsch!«, sagen dagegen die Eiweißbefürworter. »Esst Eiweiß, das enthält Aminosäuren, die via Hirnrezeptoren satt machen«. Dadurch fühle man sich gesättigt und beende seine Mahlzeit früher. Mageres Steak, Hüttenkäse und Proteinpräparate seien also die Lösung.

So gibt es Hunderte Diäten, und allen liegt eine annehmbar klingende Theorie über Inhaltsstoffe in der Nahrung zugrunde. Tatsächlich nimmt man von all diesen Diäten auch ab – zumindest am Anfang. Ein Experiment an der Tufts University in Boston zeigt das: Willkürlich ausgewählte Gruppen von 40 übergewichtigen Personen mussten sich an eine Diät mit entweder vielen Kohlenhydraten, viel Fett oder viel Eiweiß halten. Im Durchschnitt nahm jede Diätgruppe nach zwei Monaten ungefähr vier Kilo ab. Davon blieben nach einem Jahr zwei bis drei Kilo übrig. Es gab aber große Unterschiede: manche Personen nahmen gar nicht ab, andere sogar 15 Kilo. Je genauer jemand die Diät befolgte, umso mehr nahm er ab. Aber ›genau‹ bedeutete in der einen Gruppe, so viel Fett wie möglich zu sich zu nehmen und in der anderen, so wenig Fett wie möglich. Wie kann das sein? Wer von einer Diät mit ganz wenig Fett abnimmt, kann doch nicht auch von einer Diät mit ganz viel Fett abnehmen?

Doch, das geht. Der Grund dafür, dass Menschen durch eine Diät abnehmen, ist einfach aber zugleich unfassbar: Menschen, die eine Diät machen, essen weniger. Das liegt daran, dass die Diät in der Regel weniger schmackhaft und weniger bequem ist. Sie halten die Diät eine Zeit lang durch, aber nach drei bis sechs Monaten hängen ihnen das Roggenbrot mit Hüttenkäse, die Eierkuchen, die proteinreichen Nahrungsmittelriegel, die Gänseleberpastete und die Shakes zum Hals raus, und das Verlangen nach dem gewohnten Essen wird unbezwingbar. Dann essen sie wieder wie gewohnt, in den gewohnten Mengen, und so stellt sich das alte Gewicht wieder ein.

Abnehmen hat also nichts damit zu tun, welche Inhaltsstoffe in einer Diät enthalten sind. Der Gehalt an Kohlenhydraten oder Fett in der Diät sagt nicht aus, warum jemand abnimmt, und Abnehmen funktioniert auch nicht durch spezielle Inhaltsstoffe, die in einer Diät vorhanden sind und auf Verdauung und Stoffwechsel einwirken. Sogar Kalorien sagen wenig aus. Sonnenblumenöl hat zwanzigmal mehr Kalorien als Cola, aber niemand wird Gläser voll davon trinken, also nimmt auch niemand wegen Sonnenblumenöl zu. Anders bei Cola: Wer diese braune, saure Mischung aus Zucker und Koffein mag, trinkt sie literweise und nimmt dadurch zu viele Kalorien zu sich.

Übrigens gibt es ein Experiment, mit dem bewiesen werden kann, dass niemand aufgrund der Zusammenstellung seiner Nahrungsmittel zunimmt, sondern aufgrund der Menge. Schuld sind also nicht Kohlenhydrate, Fette oder der Mangel an Vitaminen, bioaktiven Substanzen oder was auch immer. Dieses Experiment kann jeder zu Hause auf der Couch durchführen, es ist nämlich ein Gedanken-Experiment und heißt »Katans Eimer-Diät«. Bei der Eimer-Diät darf man alles essen, was man will und so viel man will: Hamburger, Koteletts, Pommes, Cola, Torten, Chips oder Schokolade. Allerdings müssen Sie vorher alles zusammen in einen Eimer schütten und verrühren. Also die Tomatensuppe, die Pommes, das Kotelett und die Schokoladenmousse. Wenn kein Eimer vorhanden ist, kann es auch gleich auf einem Teller serviert werden, am besten verrührt mit Milch, Kaffee, Cola oder Wein – was auch immer Sie dazu trinken möchten. Schließlich kommt in unserem Magen doch auch alles zusammen, oder?

Vielleicht sagen Sie jetzt: ›Klar, dass man von diesem Matsch abnimmt, das kann ja keiner essen. Das beweist also gar nichts‹. Das wäre schade, weil Sie dann eine echte Revolution in der Ernährungswissenschaft übersehen. In der Wissenschaft nennt man eine Revolution einen »Paradigmenwechsel«. Ohne dass jemand es bemerkt, befinden wir uns mittendrin. Zunehmen ist keine Frage von Inhaltsstoffen in der Nahrung, sondern von Geschmack, Preis und Bequemlichkeit, Aussehen, Verpackung, Geruch und Klang. Chips sind unwiderstehlich, nicht wegen der Kohlenhydrate, sondern weil sie zwischen den Zähnen krachen – und wie sich das erst im Mund anfühlt. Chips getränkt in Bier vermitteln dieses Gefühl nicht mehr.

Die Folgen dieses Paradigmenwechsels sind aber, dass die Ernährungswissenschaft für Fettsucht keine rechte Lösung hat. Unsere Kenntnisse von Vitaminen, Eiweiß und Kohlenhydraten sind irrelevant geworden; was zählt, sind Geschmack und Aussehen. Wichtig sind außerdem der Preis und die Bequemlichkeit: wenn Essen billig ist, kauft man mehr davon; wenn es lange haltbar ist, bevorraten wir uns damit, und wenn es in die Tasche passt und man es während der Autofahrt mit einer Hand essen kann, wird es von ganz alleine verbraucht.

Die klassische Ernährungswissenschaft beruht auf den Grundlagen der Chemie und der Biologie, aber sie kann nicht bestimmen, welches Produkt oder Tütchen die unwiderstehliche Kombination von Geschmack, Aussehen, Gefühl im Mund, Preis, Haltbarkeit und Verpackung hat, um Menschen zum Essen und daher zum Dickwerden anzuregen. Damit hat sich die Ernährungswissenschaft von einer Naturwissenschaft in eine Verhaltenswissenschaft verändert. Verhalten ist viel schwieriger zu begreifen und vorherzusehen als die Auswirkungen von Vitaminen oder Bakterien auf unsere Gesundheit oder der Effekt von Kohlenhydraten auf den Blutzuckergehalt. Ernährungswissenschaftler träumen davon, die Anziehungskraft von ultrabearbeiteten Fix-und-Fertig-Nahrungsmitteln messen und diese Ergebnisse in Tabellen aufführen zu können, damit der Staat, die Eltern und die Schulen dickmachende Nahrung erkennen und etwas dagegen unternehmen können. Aber ich weiß nicht, wie man das messen kann. Doch woran erkennt man, welche Kalorien, welches Mundgefühl, welcher Geruch, welche Portionsgröße oder welche Verpackung uns zum Essen verleiten und damit dick machen?

So ein Paradigmenwechsel stellt die Wissenschaftler zeitweise vor ein Rätsel. Solange dieses Phänomen nicht geklärt ist, kann ich Menschen mit Übergewicht nur raten, nicht darauf zu achten, welche Inhaltstoffe in einem Nahrungsmittel vorhanden sind, sondern sich zu fragen: Schmeckt mir das? Ist die Antwort positiv, sollte man es besser stehen lassen.

»Wenn man zu wenig isst, läuft der Körper auf Sparflamme«

Auf vielen Internetseiten wird vor dem »Sparmodus« gewarnt. Er besagt, dass, wenn man zu wenig isst, der Körper umschaltet in einen Zustand, in dem er weniger Kalorien verbraucht – wie ein Computer, der in den

Schlafmodus fällt, wenn er eine Zeit lang nicht benutzt wird. In diesem Sparmodus würde man nicht abnehmen, selbst dann nicht, wenn man wesentlich weniger isst. Der Sparmodus kann chronisch werden, und dann nimmt man sogar von ganz wenig Essen zu. Typisch ist die folgende Geschichte dazu:Bevor ich mit Diäten begann, blieb mein Gewicht stabil bei einer täglichen Kalorienaufnahme von 2200, aber jetzt nehme ich schon zu bei einer Kalorienaufnahme von 2000. Gibt es den Sparmodus wirklich?

Der Sparmodus ist ein Mythos, wenn auch nicht ganz. Um diesen scheinbaren Widerspruch zu verstehen, müssen wir ein wenig rechnen: Wieviel nehmen Sie zu, wenn Sie am Tag 100 Kilokalorien (die Einheit, in der die Menge an Energie in der Nahrung angegeben wird) zusätzlich essen, und wieviel nehmen Sie ab, wenn Sie 100 Kilokalorien weniger essen? Was Sie darüber lesen oder hören, ist meistens nicht richtig. Selbst das, was in offiziellen wissenschaftlichen Lehrbüchern dazu steht, stimmt selten. Darin heißt es häufig: Um ein Pfund Fettgewebe aufzubauen, werden fast 4000 Kilokalorien benötigt. Wer 100 Kilokalorien pro Tag über den tatsächlichen Bedarf hinaus zu sich nimmt, nimmt bei diesem Gedankengang alle 40 Tage ein Pfund zu. Mit der gleichen Logik führen 100 Kilokalorien weniger am Tag dazu, dass jemand bis zur Mangelernährung abnimmt.

So funktioniert das in Wirklichkeit aber nicht. Denn je schwerer Menschen werden, desto mehr Nahrung brauchen sie, um ihr Gewicht zu halten. Dicke Menschen essen mehr – oft viel mehr – als magere Menschen und doch werden sie nicht noch dicker. Dieser Effekt war jahrelang umstritten. Denn wie viel Menschen tatsächlich essen, konnte man früher nur erfahren, indem man sie fragte. Je dicker sie waren, desto kleinere Mengen gaben sie an zu essen. Viele Wissenschaftler glaubten das. Als Quertreiber brachte der amerikanische Adipositas-Arzt Peter Lindner folgende Hypothese in Umlauf: »Fat people are liars«, also dicke Menschen sind Lügner. Das ist zwar nicht nett, aber Lindner hatte zu viele Erfahrungen mit übergewichtigen Patienten gemacht, die 100 Kilo oder mehr auf die Waage brachten und dennoch angaben, selbst dann noch zuzunehmen, wenn sie nichts essen. Gegenwärtig können wir mit stabilen Isotopen objektiv feststellen, wie viel jemand tatsächlich isst. Und in der Tat: Dicke Menschen essen mehr – oft viel mehr – als dünne Menschen.

Die Ansicht, dass der Energieverbrauch mit dem Gewicht zunimmt, bildet den Ausgangspunkt für die Formeln, mit denen der Naturwissenschaftler Kevin Hall den Energiestoffwechsel der Menschen beschreibt. Wir wissen, dass diese Formeln stimmen, weil sie die Ergebnisse beim Ab- und Zunehmen gut voraussagen. Halls Formeln beweisen, dass nur stetig zunimmt, wer auch stetig immer mehr isst. Sie zeigen auch, warum das Abnehmen ab einem bestimmten Punkt stockt – den Sparmodus also.

Stellen wir uns eine Person X vor, sie heißt Anne. Anne radelt täglich ins Büro, macht einmal in der Woche Pilates, nimmt 2500 Kilokalorien am Tag zu sich und wiegt schon seit Jahr und Tag 65 kg. Eines Tages entdeckt sie dunkle Schokolade, und seitdem verzehrt sie davon jeden Morgen und jeden Abend ein Stückchen zum Kaffee. Ansonsten isst, nascht und bewegt sie sich genau wie vorher. Diese Schokolade liefert 100 Kilokalorien pro Tag extra. Darum nimmt Anne zu, erst schnell, dann langsamer. Ein halbes Jahr später wiegt sie 67 Kilo und drei Jahre später 68 Kilo. Schwerer wird sie nicht. Das ist so, weil sie alle Kalorien aus der Schokolade jetzt dafür verbraucht, dass sie drei Kilogramm zusätzlich mit sich herumschleppen muss. Um mehr zuzunehmen, müsste Anne mehr Schokolade essen. Wenn Menschen Jahr um Jahr dicker werden, kommt das also nicht davon, dass sie mit dem zwanzigsten Lebensjahr einmalig angefangen haben, mehr zu essen. Nein, davon nehmen sie ungefähr ein halbes Jahr lang zu, danach wird es weniger, bis sich das Körpergewicht schließlich stabilisiert. Wenn Sie aber weiter zunehmen, heißt das, dass Sie immer noch mehr essen. Abnehmen funktioniert genauso. Wer weniger isst, nimmt anfänglich schnell ab, danach geht es immer langsamer, bis das geringere Gewicht erreicht ist, dass zu der geringeren Nahrungsaufnahme passt. Weiteres Abnehmen erfordert noch weniger Nahrung – oder mehr Bewegung. Das heißt: Irgendwann landet jeder auf einem Gewichtsniveau, von dem aus er nicht weiter abnimmt.

Stellen Sie sich ein Waschbecken vor: Aus dem Hahn kommt Wasser, das ist das Essen. Was durch den Abfluss läuft, ist der Energieverbrauch. Die Höhe des Wasserspiegels in dem Waschbecken stellt das Körpergewicht dar. Das Wasser läuft unten genauso schnell weg, wie es oben nachläuft, also die Menge der Nahrung gleicht dem Energieverbrauch, und die Wasserhöhe (das Gewicht) bleibt konstant. Den Hahn weiter aufzudrehen, bedeutet, mehr Nahrung zu sich zu nehmen. Dann steigt das Wasser, also das Gewicht, das aber den Druck auf den Ablauf erhöht. Das Wasser läuft immer schneller ab, und nach einigen Zentimetern Steigung strömt es genauso schnell weg, wie es zuläuft – und das neue Niveau bleibt konstant. Von mehr Nahrung nimmt man also nur begrenzt zu.

Was wäre, wenn Sie eine Woche lang jedes Maß überschreiten und ohne Einschränkung Pizza, Bier, Steaks und Sahneeis zu sich nehmen würden? Dieses Szenario stimmt mit dem Bild überein, einen Eimer voll Wasser in unser Waschbecken zu schütten, während der Wasserhahn und der Abfluss bereits offen sind: der Pegel steigt plötzlich, der Druck auf den Abfluss nimmt zu, und das Wasser läuft dadurch schneller ab. An einem bestimmten Punkt ist das Wasser aus dem Eimer abgeflossen, und der Pegel pendelt sich auf dem vorherigen Stand ein. Sie nehmen also durch eine Abweichung nur vorübergehend zu; letztlich dicker werden Sie nur, wenn Sie fortwährend mehr essen.

Eine Diät ist also dasselbe, als würden Sie den Wasserhahn ein wenig zudrehen: der Wasserstand, also das Gewicht, nimmt am Anfang schnell ab, wodurch aber der Druck auf dem Abfluss ebenfalls sinkt, und die Abflussgeschwindigkeit (der Kalorienverbrauch) abnimmt, weil ein leichterer Körper weniger Kalorien verbraucht. Dadurch fällt der Wasserspiegel immer langsamer, und zum Schluss bleibt er auf dem gleichen Niveau konstant. Das Gewicht nimmt also nicht weiter ab, obwohl noch immer weniger Wasser, also Nahrung, aus dem Hahn kommt als vor der Diät. Sobald der Hahn wieder aufgedreht wird, also wieder normal gegessen wird, steigen Wasserstand und Gewicht wieder auf das alte Niveau an.

Die Geschichte vom Sparmodus stimmt also insoweit, dass bei weniger Nahrung der Energieverbrauch sinkt. In zwei essentiellen Punkten stimmt die Sparmodus-Geschichte aber nicht: Der Sparmodus ist nicht chronisch; wer wieder damit beginnt, genauso viel zu essen wie vorher, wird nicht schwerer als vorher. Und es wird kein Schalter umgedreht zu einem neuen Ausgangspunkt. Wer mit einem Mal 500 Kilokalorien pro Tag weniger isst, nimmt letztendlich genauso viel ab, als würde er in kleinen Schritten dazu übergehen, 500 Kilokalorien weniger aufzunehmen.

Halls Formeln gibt es auch als App. Der sogenannte *Body Weight Planner*. Er gibt Antworten auf alle Fragen rund ums Zu- und Abnehmen und ist dabei genauer als mancher Ernährungsberater oder Professor. Sie besagen, dass man mit 100 Kilokalorien mehr pro Tag auf Dauer endlos dick wird und mit 100 Kilokalorien weniger pro Tag selbst der dickste Mensch irgendwann zum Geripppe abmagert.

So berechnete ein berühmter US-amerikanischer Adipositas-Experte in der renommierten Zeitschrift *Science*, dass die Adipositas-Epidemie vorübergehen könne, wenn jeder eine Viertelstunde zusätzlich am Tag spazieren gehen würde. Die Firma Coca-Cola erstellte dazu einen Werbespot: ein bisschen Tanzen und Hüpfen reiche aus, um schlank zu werden, während man weiter seine Cola trinke! In Wirklichkeit müsste der Durchschnittsamerikaner – um schlank zu werden – den Rest seines Lebens acht bis zehn Kilometer pro Tag laufen oder 300 bis 600 Kilokalorien weniger zu sich nehmen, also auf zwei Hamburger oder drei Dosen Cola verzichten, um das zu erreichen.

Für das endgültige Resultat ist es egal, ob die tägliche Kalorienaufnahme mit einem großen Schritt oder in mehreren kleinen Schritten verringert wird. Kleine Schritte sind am einfachsten durchzuführen, aber auch dann sind nur wenige Menschen in der Lage, abzunehmen und ihr neues Gewicht auch zu halten. Aber nicht wegen eines Sparmodus, der es unmöglich macht, ein gesundes Gewicht zu erreichen; sondern weil wir in einer dick machenden Umgebung leben, der wir uns nur sehr schwer entziehen können.

»Staudensellerie liefert negative Kalorien«

Wie schön wäre es, wenn es Nahrungsmittel mit negativen Kalorien gäbe: Je mehr wir davon essen würden, desto mehr würden wir abnehmen. Staudensellerie oder Eiswürfel sind ein vielgenanntes Beispiel. Aber funktioniert das tatsächlich? Ein Magnum (Sahneeis am Stil mit Schokoladenüberzug) wäre noch schoner. Es verbraucht doch schließlich auch Kalorien, um gefrorenes Eis auf Körpertemperatur zu erwärmen. Ein solches Sahneeis wiegt fast 100 Gramm und kommt mit -10°C aus der Tiefkühltruhe. Um es auf Körpertemperatur zu erwärmen, werden 7000 Kalorien verbraucht. Das scheint zwar viel, aber 7000 Kalorien sind nur 7 Kilokalorien. Das ist die Einheit, mit der die Menge an Energie im Essen angegeben wird. Ein Magnum liefert 210 Kilokalorien oder 210 000 Kalorien – 30 Mal mehr als für die Erwärmung verbraucht wird. Und sogar die 7 Kilokalorien für das Schmelzen und Erwärmen des Eises darf nicht von der Menge abgezogen werden, die mit dem Magnum aufgenommen wird. Unser Körper verbraucht für das Erwärmen nämlich nicht die Kalorien aus dem Eis, sondern die Wärme, die im Körper übrig war. Unser Stoffwechsel produziert mehr Wärme, als der Körper braucht. Den Überschuss gibt er ab (oder er fängt, wenn nötig, an zu schwitzen, um es abzugeben). Wir verbrauchen also keine extra Kalorien, um kaltes Essen aufzuwärmen. Es ist genauso wie mit einem Auto: wenn wir die Heizung einschalten, erwärmt die Luft des Motors unsere Füße, anstatt nach draußen geleitet zu werden. Dieser Vorgang verbraucht aber kein extra Benzin, denn die Wärme musste ohnehin weg. Selbst wenn wir Eiswürfel essen würden, nähmen wir dadurch nicht ab.

In die gleiche Kategorie fallen scheinbar katabole Nahrungsmittel, über die in manchen Diäten berichtet wird. Staudensellerie, Gurken, Erbsen und Kiwis gehören dazu. Es heißt, das Kauen, Verdauen und Aufnehmen dieser Lebensmittel verbraucht mehr Kalorien als sie tatsächlich zuführen. Von dieser scheinbar negativen Kalorienbilanz versprechen sich viele einen Abnehmerfolg. Aber auch das ist ein Irrtum. 100 Gramm Gurke liefern 12 Kilokalorien, und eine Minute kauen verbraucht eine halbe Kilokalorien, also nimmt man davon nicht ab (siehe auch Seite 29).

Wir nehmen aus der Nahrung immer wesentlich mehr Kalorien zu uns, als wir beim Verdauen und Verarbeiten verbrauchen. Nur durch diese effiziente Verarbeitung, die schon sehr früh in der Evolution entstanden ist, konnten die Urmenschen überleben. Menschen mit einer ineffizienten Verdauung verhungerten, bevor sie Nachwuchs bekamen; ihre DNA, in der die ineffiziente Verdauung festgelegt war, starb aus.

Es gibt also keinerlei Nahrung, durch deren Aufnahme man abnimmt. Auch mit einem Eiswürfel nimmt man nur dann erfolgreich ab, wenn man durch ihn beispielsweise Sahneeis ersetzt.

»Pflanzliche Präparate sind beim Abnehmen hilfreicher als andere Tabletten«

Sehr viele Menschen machen sich Gedanken wegen ihres Gewichts. Sie haben alle Diäten ausprobiert, und nichts hat funktioniert. Es gibt Appetitzügler, aber die haben viele Nebenwirkungen. Können schlankmachende Kräuter und Nahrungsergänzungsmittel helfen?

Ich erhielt einmal eine Anfrage zu einem Mittel, das von der namhaften US-amerikanischen Firma Herbalife hergestellt wird, die Nahrungsergänzungsmittel vertreibt, hauptsächlich Abnehmpräparate. Von ihrer Unwirksamkeit war ich schnell überzeugt. Es gibt drei Studien, die mit den Produkten von Herbalife durchgeführt wurden, und keine der drei kann nachweisen, dass diese Präparate besser sind als all die anderen Kapseln oder Diäten, die zur Bekämpfung von Übergewicht verkauft werden.

Es gibt aber viele wissenschaftliche Berichte über Patienten, die Herbalife-Präparate zu sich nahmen und davon einen Leberschaden erlitten. Die Firma erklärte, dass Lebererkrankung nicht nachweislich mit ihren Produkten in Verbindung gebracht werden könne. Und damit hatten sie recht. Dennoch ist es mehr als auffällig, dass sowohl in Spanien, der Schweiz, Island, Israel, Argentinien als auch in den Vereinigten Staaten Patienten mit einem Leberschaden behandelt wurden, die zuvor Herbalife-Produkte eingenommen hatten. Manche erholten sich wieder, nachdem sie die Einnahme der Präparate gestoppt hatten, aber mindestens ein Patient brauchte eine Lebertransplantation. Ein anderer Patient bekam zwar eine neue Leber, überlebte aber trotzdem nicht.

Leberprobleme durch den Konsum von Nahrungsergänzungsmitteln sind nichts Neues. In den Schlankmachern werden regelmäßig giftige Substanzen oder illegale Arzneien entdeckt (siehe Seite 34 und 121). Manchmal liegt die Ursache dafür »nur« in Nachlässigkeiten bei der Herstellung, in einigen Fällen werden sie aber auch bewusst untergemischt, um den Abnehmerfolg zu fördern. Ein Beispiel dafür sind amphetaminartige Substanzen (Speed). In den Produkten von Herbalife ist jedoch nie mit Sicherheit Gift nachgewiesen worden. Doch die Frage, wovon die Leber der Betroffenen geschädigt wurde, bleibt.

Seit Herbalife im Jahr 2004 an die Börse ging, hat sich der Kurs verfünffacht. Die Grundstoffe, aus denen sich ihre Abnehmpillen zusammensetzen, kosten fast nichts und entsprechende Untersuchungen lassen sie sich nicht viel kosten. Herbalife verdiente im Jahre 2014 etwa 300 Millionen Dollar mit schlankmachenden Präparaten die nicht helfen, aber möglicherweise schwerwiegende Auswirkungen auf die Gesundheit haben können.

Ähnlich verhält es sich mit den Nahrungsergänzungsmitteln anderer Hersteller: Sie versprechen Hilfe beim Abnehmen, sind in Wahrheit aber wirkungslos oder sogar schädlich. Am besten ist es daher, ohne die Zuhilfenahme pflanzlicher Präparate oder Supplemente abzunehmen, da sie wirkungslos sind und sogar ernsthaft krank machen können.

»Wer außer Atem ist, verbraucht viele Kalorien«

Woher weiß man, bei welchen Aktivitäten effektiv Kalorien verbrannt werden? Vielleicht besteht ein Zusammenhang zur Atmung, denn schnelles Atmen deutet doch auf einem hohen Sauerstoffverbrauch hin, also auf einen hohen Kalorienverbrauch. Oder ist das ein Trugschluss?

Eine Zeit lang nahm ich in einem Fitness-Center an einem Kurs zum Gewichtheben teil. Die Teilnehmer waren schnell außer Atem und der Trainer rief: »Ihr spürt, wie die Kalorien förmlich verdunsten.« Doch wie viel Energie verbraucht man beim Gewichtheben? Das steht in einer großen Tabelle zum Energieverbrauch bei unterschiedlichen Aktivitäten, die Wissenschaftler in der ganzen Welt benutzen. Schafe scheren, einen Einbrecher festnehmen, Beten, Bogenschießen, alles ist darin aufgeführt, also auch Gewichtheben. Der Energieverbrauch dabei ist aber enttäuschend: Nach einer Stunde Krafttraining ist man zwar todmüde, hat aber lediglich so viele Kalorien verbraucht, wie ein Mars-Schokoriegel liefert. Außer Atem zu sein ist also kein verlässliches Indiz dafür, dass man viele Kalorien verbraucht. Wer abnehmen möchte, sollte besser mit dem Fahrrad zur Arbeit fahren: Mit 20 Minuten hin und zurück werden mehr Kalorien verbraucht als mit Gewichtheben, und Fahrradfahren ist jeden Tag möglich. Das bringt also wesentlich mehr als einmal in der Woche ins Fitness-Center zu gehen.

Auch wenn man während des Gewichthebens nicht sehr viele Kalorien verbrennt, verbraucht man dann vielleicht langfristig mehr durch die Muskelmasse, die man beim Kraftsport aufbaut? Ein Mensch verbrennt rund um die Uhr Kalorien, auch im Schlaf, und je mehr Muskelmasse er hat, desto mehr wird er verbrennen. Aber tatsächlich baut man beim Gewichtheben gar nicht so viel zusätzliche Muskelmasse auf. Ein Mann, der einige Male in der Woche ernsthaft trainiert, legt nach einiger Zeit nur etwa zwei Kilo an Muskelmasse zu, eine Frau noch weniger. Im Vergleich zu den 20 bis 30 Kilogramm Muskelmasse, die jeder Mensch im Durchschnitt hat, ist das natürlich wenig. Außerdem verbrauchen Muskeln im Ruhezustand nicht viele Kalorien. Es sind hauptsächlich das Gehirn, die

Leber und die Nieren, die einen Großteil unseres Grundumsatzes ausmachen, sogar im Schlaf. Da aber unser Gehirn und unsere Nieren durch Kraftsport nicht wachsen werden, ist auch der Effekt des Kraftsports außerhalb des Fitnessstudios relativ klein. Er entspricht ungefähr dem Gegenwert einer Dose Cola pro Woche.

Viele Menschen nehmen an, dass sie durch zusätzliche Muskelmasse und durch die stimulierende Umgebung im Fitness-Center mehr Lust auf Bewegung verspüren. Aber auch das bestätigte sich bisher nicht. Es gibt sogar Studien, die zeigen, dass Kraftsport dazu führt, dass sich Menschen weniger bewegen. Scheinbar waren sie zu müde oder fanden, dass ihr Training ausreichend sei. Krafttraining ist also nicht der beste Sport, um abzunehmen.

Es gibt noch eine andere Aktivität, bei der wir außer Atem geraten: Sex. Tests mit gesunden jungen Männern kamen jedoch zu dem Ergebnis, dass beim Sex überraschend wenige Kalorien verbraucht werden. Während des Tests wurde der Sauerstoffverbrauch der Probanden gemessen. Außerdem wurden ihnen ein Blutdruckmessgerät sowie ein EKG-Gerät angelegt, um die Herzfrequenz aufzuzeichnen. Anschließend hatten sie Sex mit ihren Frauen, bis zum Höhepunkt. Auch wenn der Kalorienverbrauch überraschend gering war, erwies sich diese Untersuchung als zweckmäßig. Es wurde nämlich seit Langem angenommen, dass Sex für Menschen mit Herzbeschwerden zu anstrengend und zu gefährlich sei. Das hat die Patienten – wie sich herausstellte – unnötig viel Lebensfreude gekostet.

Durchschnittlich dauerte der Sex in diesem Experiment 11 Minuten, vom Vorspiel bis zum Orgasmus. Die Herzfrequenz der Männer erhöhte sich durchschnittlich auf nur 127 Schläge pro Minute, wenn sie oben lagen, und 110, wenn ihre Frau oben lag. Pro Liebesakt verbrauchten sie

15 bis 21 Kalorien. Die Herzfrequenz und auch der Kalorienverbrauch sind hier viel geringer als bei manchen anderen anstrengenden Aktivitäten des Alltags. Es ist also davon auszugehen, dass sowohl männliche als auch weibliche Herzpatienten ohne Gefahr Sex haben können. Beim Abnehmen aber ist das Liebesspiel keine Hilfe, denn 21 Kalorien entsprechen nur etwa einem halben Käsewürfel.

Außer Atem geraten kann man auch beim Lachen. Die Firma Coca-Cola suggerierte vor einigen Jahren in einem kleinen Werbefilm, dass durch herzhaftes Lachen und Tanzen so viele Kalorien verbraucht werden, wie in einer Dose Cola stecken. Die Firma begründete ihre Aussage mit einer Untersuchung in den USA, wonach eine Viertelstunde Lachen etwa 10 bis 40 Kalorien verbrauche. Leider war es aber bei den Auswertungen der Ergebnisse zu einem großen Rechenfehler gekommen. In Wirklichkeit war der Kalorienverbrauch nämlich viel geringer, wie acht Jahre später in einer Berichtigung mitgeteilt wurde. Lachen ist zwar gesund, aber allein davon wird wohl niemand Gewicht verlieren.

Bei welchen Sportarten verbrennt man denn nun die meisten Kalorien? Ganz oben auf der Liste steht das Laufen. Wer einen Marathon läuft, verbrennt fast 3000 Kilokalorien, aber keiner macht das jede Woche. Mit einer Stunde Radfahren auf einem Hometrainer kann man bis zu 800 Kilokalorien verbrennen, vorausgesetzt, man tritt sehr fest. Aber wer hat Zeit und Lust, jeden Tag eine Stunde zu trainieren? Um dauerhaft Kalorien zu verbrauchen, reicht leichtes, tägliches Radfahren oder Laufen schon aus.

»Ein bisschen dick ist auch gesund«

Die Medien berichten manchmal, dass Untergewicht ›tödlicher‹ ist als Übergewicht und dass Menschen mit einem kleinen Bauch am längsten leben. Ist das wahr?

Schlanke Dreißiger leben zwar länger als dicke, aber oberhalb von sechzig Jahren ist die zusätzliche Lebensdauer weniger ausgeprägt. Magere Senioren leben sogar durchschnittlich kürzer als Altersgenossen, die etwas dicker sind. Aber das »durchschnittlich« täuscht hier: der Effekt entsteht dadurch, dass in der Gruppe der Mageren viele Raucher sind und auch solche, die infolge einer manchmal nicht spürbaren Erkrankung an Gewicht verloren haben. Natürlich leben diese kranken Menschen weniger lang als die gesunden, unabhängig vom Gewicht. Betrachtet man nur Menschen, die aufgrund ihres gesunden Lebensstils schlank sind, dann leben diese länger als Menschen mit ein bisschen Übergewicht. Auch wenn der Unterschied der durchschnittlichen Lebenserwartung von Schlanken und Übergewichtigen Menschen heute geringer ist als vorher. Diese positive Entwicklung ist der Wissenschaft zu verdanken, die den Ursachen von Herz- und Gefäßerkrankungen auf den Grund kam und erfolgreiche Behandlungsmethoden entwickelt hat. Verursacht werden sie scheinbar durch zu hohen Blutdruck, Rauchen und hohe Cholesterinwerte. Hoher Blutdruck und Inhaltstoffe aus Zigaretten beschädigen die Blutgefäße. An diesen beschädigten Stellen heftet sich Cholesterin an, das über längere Zeit zu einem Gefäßverschluss führt. So entsteht ein Herzinfarkt oder ein Schlaganfall.

Diese Entdeckungen hatten eine große Wirkung: Vor fünfzig Jahren war Rauchen für Männer selbstverständlich und zu jeder Zeit und an jedem Ort üblich. Heute ist das anders, den meisten Menschen sind die gesundheitlichen Risiken des Rauchens bewusst. Es gibt Rauchverbote

an öffentlichen Orten und abschreckende Warnhinweise auf den Tabak-
produkten.

Ältere Menschen schlucken massenhaft Medikamente, die den Blutdruck und den Cholesterinwert senken. Dabei hat sich die Menge an cholesterinerhöhenden gesättigten Fettsäuen, die wir mit unserer Nahrung
aufnehmen, auf ein Drittel verringert. Die noch schlechteren Trans-
Fettsäuren (Seite 107) sind sogar fast vollständig aus der Nahrung verschwunden.

Zwar haben die Menschen inzwischen häufiger Übergewicht, was
Cholesterinwerte und Blutdruck erhöht, aber mit gesunden Fetten und
der Einnahme von Medikamente kann beides stark gesenkt werden. Der
Übergewichtige von heute hat niedrigere Cholesterinwerte und einen
niedrigeren Blutdruck als der Magere von vor nahezu fünfzig Jahren.
Wer dennoch einen Infarkt bekommt, hat dank der modernen Medizin und Medikamente gute Überlebenschancen. Auch das ist ein Grund,
warum die durchschnittliche Lebenserwartung steigt und übergewichtige ältere Menschen heute ungefähr genauso lange leben wie schlanke
Ältere.

Leben oder Tod ist jedoch nicht die ganze Geschichte. Dicke Menschen werden zwar älter als früher, aber die zusätzlichen Jahre sind keine gesunden Jahre. Bei dicken Menschen verschleißen die Gelenke oft
schneller und das Risiko einer Diabeteserkrankung, die Augen, Beine und
Nieren in Mitleidenschaft zieht, ist deutlich höher. Zudem vergrößert
Übergewicht die Wahrscheinlichkeit von Impotenz, Unfruchtbarkeit
und Gallensteinen. Dies ist zwar alles nicht tödlich, jedoch sinkt die Lebensqualität deutlich. Übergewicht ist also in dem meisten Fällen nicht
tödlich, macht aber den Betroffenen im wahrsten Sinne des Wortes das
Leben schwerer.

»Was nicht geprüft ist, darf nicht verkauft werden«

Die Niederlande und Deutschland sind gut organisierte Länder mit vielen Regeln und Behörden, die Nahrungsmittel und Medikamente kontrollieren. Als Verbraucher kann man also davon ausgehen, dass keine gefährlichen oder giftigen Produkte verkauft werden dürfen. Schlankmachende Mittel bilden jedoch eine Ausnahme. Die vorhandenen Regeln und Kontrollen sind hier mangelhaft oder werden irgendwie umgangen. Vor allem das Internet erleichtert es ausländischen Herstellern, ungestraft und unkontrolliert gefährliche Nahrungsergänzungsmittel zu verkaufen. Ihre Kunden sind oft verzweifelt, hoffen auf Wunder und geben bereitwillig viel Geld dafür aus. Das Angebot sind meist als ›rein pflanzlich‹ beschriebene Schlankmacher, in denen manchmal gesundheitsschädliche Substanzen verarbeitet werden. Ein Beispiel dafür ist Green Coffee 800. Die niederländische Nahrungs- und Warenüberwachungsbehörde entdeckte 2010, dass in diesem Produkt synthetische, appetithemmende Substanzen enthalten sind. Diese Wirkstoffe helfen zwar beim Abnehmen, sind aber offiziell verboten, weil sie die Wahrscheinlichkeit eines Schlaganfalls erhöhen.

Zwar ist den Gesetzgebern die Problematik bekannt, aber die Flut an Kapseln, schlank machenden Produkten, Diätpillen und Kräutertees ist nicht zu stoppen. Und die Produzenten finden immer wieder neue Gesetzeslücken, um ihre Produkte an den Mann zu bringen. Ein Beispiel dafür ist Obesimed (in Deutschland nur online erhältlich). Der Name dieses Präparats zum Abnehmen setzt sich aus den Abkürzungen von *Obesitas* (Fettleibigkeit) und *Medizin* zusammen. Es sieht wie ein seriöses Arzneimittel aus, in der Packung befindet sich sogar ein Beipackzettel, der dem Beipackzettel eines Medikaments sehr ähnlich ist: gleicher Sprachgebrauch, gleiches Papier und genauso gefaltet. Darin steht sechs Mal das Wort »Medizinprodukt«. Wie kann das sein? Die Gesetzgebung für

Nahrungsmittel und Nahrungsergänzungsmittel ist sehr streng: Niemals darf impliziert werden, dass ein Nahrungsmittel medizinische Effekte hat. Das umgeht der Hersteller von Obesimed, indem er sein Produkt nicht als Nahrungsmittel bezeichnet, sondern als medizinisches Hilfsmittel. »Medizinisches Hilfsmittel« ist die allgemeine Bezeichnung für Dinge wie Pflaster oder Thermometer. Die Aufsicht über solcherlei Hilfsmittel ist anders geregelt als für Nahrungsmittel. Solange es nicht um invasive Produkte wie Herzschrittmacher geht, ist es ziemlich einfach, eine Zulassung für ein medizinisches Hilfsmittel zu bekommen. Im Fall von Obesimed hat der Hersteller dafür ein Büro in England engagiert, das es als medizinisches Hilfsmittel begutachtet hat.

Aber eine Pille zum Abnehmen ist doch nicht mit Pflastern oder Thermometern zu vergleichen? Der Hersteller sieht das anders. Obesimed enthält das Verdickungsmittel Glucomannan, das im Magen und im Darm aufquillt. Tatsächlich vergleichen es die Produzenten mit einem Magenballon oder einem Magenband, was wiederum medizinische Hilfsmittel wären. Da die Nahrungs- und Warenüberwachungsbehörden überlastet und unterbesetzt sind, haben sie keine Kapazitäten, diese Art der Irreführung aufzuspüren und zu verfolgen, was für die Hersteller natürlich von Vorteil ist.

Die aufgequollenen Ballaststoffe in Obesimed sollen ein Sättigungsgefühl vermitteln, um den Appetit zu verringern. Wissenschaftliche Forschungen zeigen aber, dass Menschen dadurch nicht abnehmen. Manche bekommen davon sogar Bauchschmerzen, Verstopfung oder Durchfall. Darüber hinaus besteht die Gefahr, dass das Verdickungsmittel einen Pfropfen im Hals bildet oder den Darm blockiert.

Obesimed wird als ein für sicher erklärtes Heilmittel angeboten, aber es wirkt nicht und ist möglicherweise gefährlich. Das Internet ist voll mit dieser Art von Schein-Arzneimitteln. Wie also soll ein Laie zwischen seriösen Arzneimitteln und Schein-Präparaten unterscheiden? Die beste

Lösung ist, einfach keine Abnehmpillen zu kaufen, denn sie werden nicht getestet, sie wirken meistens nie, und wenn sie doch wirken, können sie trotzdem gefährlich sein.

»Zu niedriger Blutdruck sollte behandelt werden«

Fettsucht verursacht hohen Blutdruck, und der ist ungesund. Aber es gibt doch auch noch einen zu niedrigen Blutdruck, in der Fachsprache als Hypotonie bezeichnet. Könnte er nicht Grund für ständige Müdigkeit sein, und muss dagegen nichts unternommen werden?

Niedriger Blutdruck kann in seltenen Fällen auf eine Erkrankung des Herzens oder der Nebennieren hinweisen. Harmloser niedriger Blutdruck äußert sich manchmal in einem Schwindelgefühl, das auftritt, wenn man von einem Stuhl aufsteht. Schwindel kann auch ein Hinweis darauf sein, dass zu wenig getrunken wurde und der Flüssigkeitsmangel die Durchblutung beeinträchtigt. Vor allem ältere Menschen sind gelegentlich davon betroffen, da das Durstgefühl im Alter abnimmt und sie daher oftmals viel zu wenig trinken.

Und dann gibt es noch all diejenigen Menschen, die sich müde und antriebslos fühlen und denen regelmäßig schwindelig ist. Der Arzt untersucht sie, findet nichts und sagt ihnen, dass lediglich der Blutdruck etwas niedrig ist. Ein niedriger Blutdruck sei aber ein Grund zur Freude, weil man damit sehr alt werden könne. Das ist zwar nicht falsch, ändert aber nichts an den Beschwerden, unter denen diese Menschen leiden. Deutsche Ärzte verschreiben vielerlei gegen niedrigen Blutdruck, vor allem sportliche Aktivität und salzreiche Ernährung werden empfohlen. Eine medikamentöse Behandlung ist möglich, aber nicht immer angebracht. Mögliche Therapiemaßnahmen sind hier die periphere arterielle/

venöse Vasokonstriktion (Gefäßverengung durch den Einsatz bestimmter Medikamente) oder Sympathomimetika (blutdruckerhöhende Medikamente).

Ob einem damit geholfen wird, ist aber fraglich. Denn es gibt keinen Beweis dafür, dass die Mittel gegen Müdigkeit oder Depression helfen, und außerdem haben einige davon unangenehme Nebenwirkungen.

Manche Menschen experimentieren auch selbst. Sie nehmen zusätzlich Salz zu sich und trinken Süßholztee oder essen Lakritz. In Süßholz und Lakritz befindet sich nämlich eine Substanz, die den Blutdruck erhöht. Es gibt allerdings keinen Beweis dafür, dass sie auch gegen Müdigkeit hilft, und das Herumbasteln am Blutdruck ist wirklich nicht ungefährlich. So wurden schon Menschen ins Krankenhaus eingeliefert, weil sie nach dem Konsum von Lakritz oder Süßholztee einen bedrohlich hohen Blutdruck bekamen. Und zu hoher Blutdruck, in der Fachsprache als Hypertonie bezeichnet, ist indes eine ernste Angelegenheit, da er einen Schlaganfall auslösen kann.

Es ist also unklar, ob eine medikamentöse Behandlung eines niedrigen Blutdrucks gegen Müdigkeit, Schwindel und Depressionen hilft. Chronische Müdigkeit ist zwar unangenehm, aber den Blutdruck zu erhöhen, hilft sehr wahrscheinlich auch nicht, während das Risiko für schwerere Erkrankungen dadurch steigt. Wer sich müde, antriebslos oder schwindelig fühlt, sollte die Lösung nicht in der Erhöhung des Blutdrucks suchen.

Abnehmen: Schlussfolgerung

Das Körpergewicht ist eine Folge der aufgenommenen und verbrauchten Kalorien, und jedes Pfund geht durch den Mund. Das Rezept fürs Abnehmen ist denkbar einfach: weniger essen und sich mehr bewegen. Sogar die willensstärksten Menschen bleiben aber oft erfolglos im Kampf gegen ihre Pfunde. Müssen sich Dicke einfach damit abfinden, dick zu sein? Diese Frage kann weder eindeutig mit Ja noch mit Nein beantwortet werden.

Denn keine der hier besprochenen Methoden ist wirklich effektiv. Und auch andere, hier nicht besprochene Methoden sind nicht effektiv. Außer natürlich die operative Verkleinerung des Magens, was jedoch ein großer Eingriff mit etlichen Nebenwirkungen ist und daher nur als letzter Ausweg in Erwägung gezogen werden sollte.

Dennoch gibt es Grund zur Hoffnung: Es scheint, als ob die Verbreitung von Fettleibigkeit zum Stillstand gekommen wäre, und es gibt sogar Anzeichen dafür, dass sie zurückgeht. Das ist aber nicht die Folge von Diäten, Kräutern oder Pillen. Auch nicht davon, dass dicke Menschen umsichtiger im Umgang mit Nahrung geworden sind, oft haben sie genauso viel oder wenig Willensstärke wie schlanke Menschen. Vielmehr stabilisiert sich die Verbreitung von Fettleibigkeit, weil Eltern, Schulen, Gemeinden, Ärzte und Ministerien angefangen haben, gegen die dick machende Umgebung vorzugehen. Wenn alle an einem Strang ziehen, ist es gut möglich, Adipositas zurückzudrängen: Kinder sollten im Kindergarten Leitungswasser oder ungesüßten Tee trinken anstatt Limonade oder Saft. Fahrradwege müssen ausgebaut und das Nahrungsangebot in Kantinen verbessert werden – es gibt Hunderte kleine Schritte, die unternommen werden können auf dem Weg zu einem gesundmachenden Umfeld. Voraussetzung hierfür ist, dass wir diesen Weg gemeinsam gehen, und nicht jeder für sich allein mit Diäten und Pillen.

ZUCKER

Einleitung

Über die Wirkung von Zucker auf die Gesundheit wird viel geschrieben und gesprochen. Merkwürdigerweise geht es dabei aber selten um die am deutlichsten bewiesene Wirkung von Zucker – nämlich die Entstehung von Karies. Vielmehr geht es vorwiegend um Adipositas, Herz- und Gefäßerkrankungen, Diabetes, Leberverfettung und sogar Krebs. Auch der Einfluss des Blutzuckergehaltes auf die Stimmung und Müdigkeit wird gern diskutiert. Als Konsequenz steigt das Interesse an Süßstoffen und Zuckeraustauschstoffen, vor deren Verzehr aber ebenfalls gewarnt wird. In diesem Teil des Buches werden nun einige Mythen über Zucker und Zuckeraustauschstoffe vorgestellt.

»Zucker enthält Fructose, die ist giftig und macht abhängig«

Fructose ist die offizielle Bezeichnung für Fruchtzucker und ist in Rohrzucker, Zuckerrüben und Obst enthalten. Eine Birne schmeckt dann ausgesprochen lecker, wenn sie viel Fructose enthält, weil die süß macht. Der amerikanische Arzt Dr. Robert Lustig behauptet, Fructose sei giftig, mache abhängig und dick. Was ist dran an dieser Meinung?

Vor ungefähr sechzig Jahren übernahm Fidel Castro die Macht in Kuba und festigte dort ein kommunistisches Regime. Kuba war und ist ein großer Zuckerproduzent, deren größter Abnehmer die USA waren. Als Kuba aber kommunistisch wurde, verhängten die USA ein Handelsembargo über Kuba und auch seinen Zucker. Glücklicherweise hatte die amerikanische Maisindustrie damals gerade eine Methode entwickelt, um aus Mais etwas herzustellen, das dem Zucker sehr ähnlich war. Zwar war es ihnen schon länger gelungen, aus Mais Glucose (Traubenzucker) zu isolieren, doch gab es dafür keine Verwendung, da Glucose deutlich weniger süß schmeckt als normaler Zucker. Normaler Zucker besteht zu gleichen Teilen aus Glucose und Fructose. Fructose ist der Bestandteil, der dem Zucker seine Süße verleiht. Die Maisindustrie hatte nun aber eine Methode entwickelt, um aus Mais Glucose zu isolieren und diese dann zur Hälfte in Fructose umzuwandeln. Dieses Gemisch hieß *high fructose corn syrup* (fructosereicher Maissirup) und schmeckte genauso wie normaler Zucker.

Für die Maisbauern war diese Erfindung Gold wert, denn ab sofort lieferten sie Zucker für die Firma Coca-Cola und andere Süßgetränke- und Nahrungsmittelhersteller. Da der Konsum von Cola und anderen süßen Erfrischungsgetränken in den USA stetig zunahm, stieg auch der Verbrauch dieses Maiszuckers in den folgenden dreißig Jahren auf das Hundertfache an, von 200 Gramm zu 20 Kilo pro Person und Jahr. Natürlich wurden die Amerikaner so immer dicker und allmählich kamen Bedenken wegen des Fructosefruchtzuckerreichen Maissirups auf. Viele denken noch immer, dass sie von Maiszucker schneller dick werden als von normalem Zucker. Dabei ist fructosereicher Maissirup und gewöhnlicher Zucker für den menschlichen Körper genau das Gleiche. Beide sind süß und liefern eine Menge Kalorien. Und beide machen dick, wie alles, was viele Kalorien enthält. Die Fructose allein ist also nicht der dick machende Übeltäter.

Aber damit ist es nicht genug, denn dem Fruchtzucker werden noch weitere negative Eigenschaften nachgesagt: Fructose führe nicht nur zu Fettsucht, sondern auch zu Leberverfettung, Herzinfarkten, hohem Blutdruck und frühzeitiger Alterung. Diese Schlussfolgerungen beruhen auf fragwürdigen Untersuchungen, die oft an Tieren durchgeführt wurden. Wenn Fructose aber tatsächlich so schädlich wäre, wie behauptet, müssten die Menschen dann nicht auf lange Sicht die gleichen Erkrankungen bekommen, wenn sie viel Obst essen? Obst ist schließlich reich an Fructose. Wie jeder weiß, ist das nicht der Fall. In einem Versuch verzehrten Freiwillige ein halbes Jahr lang jeden Tag drei Gläser Obstsaft und zwanzig Portionen Obst – und blieben gesund. Das Obst lieferte pro Tag 200 Gramm Fructose, genauso viel, wie in vier Litern Cola enthalten ist, die mit Fructose-Maissirup gesüßt wurde.

Wer glaubt, dass der Zucker aus Obst gesünder sei und sich von dem aus einer Cola oder einer Packung Kristallzucker unterscheide, dem empfehle ich folgenden Versuch: Pressen Sie eine Orange aus, gießen Sie den Saft auf einen Teller und lassen Sie ihn trocknen. Nach einiger Zeit entsteht eine karamellartige Schicht, die wie Zucker schmeckt und genauso zwischen den Zähnen knirscht. Wird diese Schicht nun etwas raffiniert und kristallisiert, entsteht daraus Zucker, der nicht zu unterscheiden ist von dem in Cola oder in Zuckerwürfeln. Der Zucker im Obst ist also genau der gleiche wie in Zuckerrüben oder Zuckerrohren.

Zucker oder Fructose macht auch nicht abhängig wie Heroin oder Alkohol. In Tierversuchen mit Ratten wurden zwar Übereinstimmungen zwischen der Wirkung von Zucker und der von Alkohol oder Kokain auf das Verhalten der Tiere festgestellt, aber die Frage ist, ob diese Ergebnisse auf Menschen übertragbar sind. Menschen können Lust haben auf ein Stück Apfelkuchen oder Schokolade, aber dieses Verlangen verschwindet nicht, wenn sie ein Stück Würfelzucker essen. In etlichen Cafés steht Zucker auf den Tischen, aber es gibt wohl kaum jemanden, der ihn heimlich aufessen würde. Anders bei Alkohol. Würden in Restaurants Fläschchen mit Alkohol auf den Tischen stehen, die man in den Kaffee schütten könnte, so wären sie sicher schnell geleert; denn ein Alkoholiker greift nach allem, in dem Alkohol enthalten ist.

Reiner Zucker hat nichts Verlockendes an sich, aber als Zutat in Kuchen, Süßigkeiten, Schokolade und Cola ist er unverzichtbar. Doch das ist eine Frage der Rezeptur und der raffinierten Kombination von Nahrungsinhaltsstoffen. So macht nicht etwa der Zucker allein einen Kuchen unwiderstehlich, sondern die Kombination von Zucker, Fett und Salz.

Fructose ist nicht giftig und macht auch nicht abhängig, daher ist es durchaus gestattet, Birnen und anderes Obst zu essen. Die meiste Fructose nimmt man nämlich tatsächlich in Form von Süßigkeiten und Erfrischungsgetränken zu sich.

»Aspartam ist gesundheitsschädlich«

Diät-Getränke und reiner Süßstoff liefern zwar keine Kalorien, aber sind sie wirklich unschädlich für unseren Körper? Über den Süßstoff Aspartam wird nicht nur besonders kontrovers diskutiert, ihm wird auch die Entstehung mehrerer Krankheiten zugeschrieben. Zu Recht?

Aspartam ist ein Süßstoff ohne Kalorien. Er ist in Getränken, Süßigkeiten, Kaugummi oder auch Zahnpasta enthalten. Kinder werden durch Erfrischungsgetränke und Limonaden, die mit Süßstoff gesüßt werden, weniger dick als durch zuckerhaltige Getränke. Aspartam ist daher besser für die schlanke Linie. Aber ist er auch gesundheitsverträglich? Um diese Frage zu beantworten, müssen wir erst wissen, wie sich Aspartam zusammensetzt.

Aspartam besteht aus kleinen, süß schmeckenden Stückchen Eiweiß, die, wenn sie erst einmal verdaut sind, vom Eiweiß, das in Milch, Fleisch oder Bohnen enthalten ist, nicht zu unterscheiden sind. Des Weiteren befindet sich in Aspartam Methanol. Das klingt zunächst gefährlich, schließlich ist bekannt, dass man erblinden kann, wenn man Spiritus trinkt, der auch Methanol enthält. Aber wann jemand eine Methanol-Vergiftung hat, hängt vor allem von der Menge ab (Seite 93); selbst in Obst befindet sich Methanol, allerdings nicht genug, um Gesundheitsschäden anzurichten. Unser Körper baut Methanol problemlos ab. Ein Liter eines Erfrischungsgetränks mit Aspartam liefert genauso viel Methanol wie ein halber Apfel. Methanol in Aspartam ist daher keine Gefahr für die Gesundheit.

Wenn Aspartam schlecht wird, etwa in einem Erfrischungsgetränk, dessen Verfallsdatum abgelaufen ist, entsteht ein sogenanntes Diketopiperazin. Direktopiperazine sind zirkelförmige Eiweiße, die natürlicherweise in Bier, Kaffee und Brotrinde vorkommen. Diketopiperazine sind unschädlich; wir können ein Leben lang bis zu siebzehn Liter abgelaufene Erfrischungsgetränke am Tag trinken, ohne eine gesundheitsschädliche Menge Diketopiperazin zu uns zu nehmen.

Nur anhand der Inhaltsstoffe kann nicht zweifelsfrei geklärt werden, ob Aspartam giftig ist oder nicht. Doch gibt es viele Studien, in denen die Auswirkungen eines langfristigen Konsums von Aspartam auf Menschen und Tiere erforscht wurden. Schließlich kamen Experten zu dem Ergebnis, dass Aspartam kein Risiko in sich birgt (Seite 111).

Und doch verbinden viele Menschen Aspartam mit der Entstehung von Krebs. Vermutlich hängt das mit der Geschichte des allerersten Süßstoffs zusammen, Saccharin. Saccharin gibt es schon seit einem Jahrhundert. Vor fünfzig Jahren stellte sich heraus, dass Ratten von Saccharin Blasenkrebs bekommen konnten. Affen oder Mäuse bekamen indes keinen Krebs und Menschen, die viel Saccharin konsumierten, auch nicht. Die Erklärung hierfür ist einfach: Der verzehrte Saccharin sammelt sich in der Blase, bevor er ausgeschieden wird. Die Forscher hatten den Ratten so hohe Mengen an Saccharin verabreicht, das sich daraus kleine Kristalle in der Harnblase bildeten. Durch diese kleinen Kristalle wurde die innere Blasenwand wie mit einem Sandstrahler perforiert, sodass immer wieder neue Zellen produziert werden mussten, um die schadhaften Stellen zu reparieren. Dieses fortwährende Produzieren neuer Zellen vergrößerte aber auf Dauer die Wahrscheinlichkeit von Mutationen und damit von Krebs. Der Blasenkrebs wurde also dadurch verursacht, dass die empfindlichen Ratten mit zu großen Mengen an Saccharin gefüttert worden waren.

Trotz dieses Ergebnisses, das die Expertenwelt beruhigte, stand der Verdacht, dass Süßstoffe Krebs auslösen können, weiter im Raum. Verstärkt wurde er durch einen Tierversuch an Ratten, der in Italien durchgeführt wurde. Auch in diesem Versuch bekamen die Ratten, die mit Aspartam gefüttert wurden, häufiger Krebs als die Kontrollgruppe. Weltweit wurde intensiv über diesen Versuch diskutiert, da sonst bei ähnlichen Experimenten mit Ratten kein höheres Krebsrisiko durch Aspartam festgestellt werden konnte. Experten der Europäischen Behörde für Lebensmittelsicherheit (EFSA) (Seite 119) zweifelten schließlich an der Richtigkeit der Schlussfolgerung der italienischen Forscher – und sie hatten gute Argumente dafür. Ich selbst denke, dass die Resultate die Folge zufälliger Abweichungen waren, zusätzlich zu einer zu hohen Menge Aspartam, die verabreicht wurde; nämlich das Tausendfache der normalen

Dosis. Übertragen auf Zucker hieße das, Hunderte Kilo am Tag davon zu verzehren.

Können wir den Experten und ihren Berichten vertrauen? Werden wir nicht in die Irre geführt von der Industrie? Ich bin fest davon überzeugt, dass die Hersteller alle Möglichkeiten nutzen, um ihre Produkte »an den Mann« zu bringen. Auf der anderen Seite gibt es aber eine gründliche Überwachung durch den Gesetzgeber. Dabei werden wenige E-Nummern strenger kontrolliert als E 951, das Aspartam kennzeichnet. Der Bericht der EFSA über Aspartam ist 263 Seiten lang und das Resultat einer fast dreijährigen Arbeit. Die EFSA hat meiner Meinung nach sehr gründlich dafür recherchiert und geht mit den dabei gewonnenen Erkenntnissen sehr offen um. Auf ihrer Internetseite sind übrigens alle Informationen und Reaktionen darauf nachzulesen.

Die Schlussfolgerung der EFSA, dass Aspartam sicher sei, steht daher auf einer guten Grundlage. Nicht, dass ich Menschen dazu ermutigen will, Erfrischungsgetränke mit Aspartam zu trinken. Sie sind zwar besser für die Figur, aber beinhalten genauso viel Säure wie normale Erfrischungsgetränke oder Fruchtsaft, und diese Säure greift den Zahnschmelz an. Leitungswasser ist gesünder und besser für die Umwelt. Aspartam ist zwar nicht die Lösung für das Adipositas-Problem, aber es ist auch nicht ungesund oder giftig.

»Stevia ist ein natürlicher Süßstoff, der gesund ist«

Menschen greifen zu Süßstoff, um abzunehmen oder erst gar nicht dick zu werden. Weil synthetische Süßstoffe wie Aspartam (Seite 42) etwas in

Verruf geraten sind, besteht großes Interesse am natürlichen Süßstoff Stevia. Ist Stevia aber wirklich besser als künstliche Süßstoffe?

Die Europäische Behörde für Lebensmittelsicherheit (EFSA), erklärte Stevia vor einigen Jahren für sicher und vergab der Zuckersorte deshalb eine E-Nummer (E 960). Eine E-Nummer zu bekommen, ist sozusagen der Beweis für Unbedenklichkeit. Selten ist eine E-Nummer mit so viel Begeisterung aufgenommen worden. Stevia hat den Nimbus eines »coolen« Lebensmittels, einfach, weil es pflanzlich ist. Gewonnen wird es aus den Blättern der südamerikanischen Honigpflanze, sodass sich der Stoff an sich nicht patentieren lässt. 1999 wurden Steviablätter noch von der EU als Nahrungsmittel abgelehnt, weil es nicht genügend Informationen über die gesundheitliche Unbedenklichkeit gab. Da Wildpflanzen oft giftig sind, wollte die EFSA erst einige Studien dazu sehen, bevor sie die Freigabe gestattete. Manche dachten, dass die Süßstoffindustrie dahinter stand, weil sie Angst vor der aufkommenden Konkurrenz hatte. Mir schien die Ablehnung indes logisch; zu diesem Zeitpunkt stand einfach noch nicht fest, dass Stevia sicher war, und daher durfte die EFSA kein Risiko eingehen.

Inzwischen gibt es ausreichend viele Untersuchungen zur Sicherheit von Stevia – es ist für gut befunden worden und nun ›big business‹ geworden; die Firmen Cola-Cola und Pepsi investieren in großem Umfang in Stevia. Sie sind regelrecht dazu gezwungen, da sich immer mehr Konsumenten wegen ihres Zuckerkonsums Sorgen machen. Zucker liefert nunmal leckere Kalorien, sodass man schnell zu viel davon zu sich nimmt und dick wird. Zucker wird auch die Entstehung zahlreicher Krankheiten nachgesagt (Seite 39). Doch diese Sorgen sind nicht neu: Schon vor vierzig Jahren wurde Zucker als »pure, white and deadly« (rein, weiß und tödlich) beschrieben. Danach verschwand das süße Pulver für lange Zeit aus dem Blickfeld, weil jetzt Fett die Rolle des

Buhmannes übernommen hatte. Doch inzwischen wurde der schwarze Peter wieder Zucker zugespielt.

Die Menschen wollen keinen Zucker, lieben aber Süßes – also setzte die Industrie Süßstoffe ohne Kalorien ein. Das Problem jedoch ist, dass früher oder später alle Süßungsmittel einen schlechten Ruf bekommen. Doch wie bei Aspartam scheint das Ersetzen von Zucker durch Stevia bei den Verbrauchern nicht dazu geführt zu haben, dass sie mehr Appetit bekamen und mehr aßen. Was Stevia angeht, so ist noch nicht bewiesen, dass man davon langfristig abnimmt, aber ich sehe wenige Gründe, daran zu zweifeln.

Ist ein Produkt mit natürlichen Inhaltsstoffen auch sicherer? Diese Gleichsetzung ist ein häufiger Fehler. In Japan hatten einige Kinder heftige allergische Reaktionen auf Stevia und verloren das Bewusstsein. Zwar sind bisher keine weiteren Fälle bekannt, dennoch zeigen die Ereignisse aus Japan, dass auch ein natürlicher Stoff Nebenwirkungen haben kann. Was das anbelangt, ist Stevia also nicht besser als chemische Süßstoffe.

»Zu viel Zucker und künstliche Farbstoffe können ADHS verursachen«

Schätzungsweise 3 bis 5 Prozent der Kinder unter 16 Jahren leiden an der Aufmerksamkeitsdefizitstörung ADHS. Stimmt die Annahme, dass diese Kinder mit einer speziellen Diät ohne Zusatzstoffe und Zucker tatsächlich ruhiger und ausgeglichener werden würden?

Etwa 2 Prozent aller Kinder und Jugendlichen von null bis 17 Jahren schlucken Ritalin gegen ADHS. Ritalin ist eine Art Aufputschmittel. Es ist daher nicht verwunderlich, dass das Interesse groß ist, Ritalin durch eine entsprechende Diät überflüssig zu machen. Denn die betroffenen Eltern würden ihrem Kind wohl lieber eine besondere Kost verabreichen, als es jahrelang mit Ritalin vollzupumpen. Die Behandlung von ADHS mit einer Diät begann vor vierzig Jahren mit der Eliminierung von Zucker, Konservierungsmitteln und Farbstoffen aus den Speisen. Wenn ein Kind diese nicht mehr zu sich nahm, schien es ruhiger zu werden. Aber war das wirklich eine Reaktion auf die neue Ernährungsweise oder trog der Schein, weil Kind und Eltern an den Effekt glaubten? Verhalten entsteht im Gehirn und ist sehr beeinflussbar. Das ist mit Schmerzen vergleichbar. Wenn ein Kind hinfällt, sich das Knie aufschlägt und seine Mutter darauf mit einem Kuss auf die Wunde reagiert, wird das Kind in seinem Gehirn eine natürliche Art Morphin bilden, das die Schmerzen lindert. Wir können das Einbildung nennen oder Placebo-Effekt, aber es wirkt tatsächlich. So ein Placebo-Effekt könnte auch bei der großen niederländischen Studie über die sogenannte RED-Diät (*Restricted Elimination Diet*, Eliminationsdiät) gegen ADHS eine Rolle gespielt haben. Die Kinder wussten, wann sie an der Diät teilnahmen, weil sie dann nur Reiswaffeln, Birnen und Gemüse zu essen bekamen. Und sie wurden ruhiger und hörten besser zu. War all das nur Einbildung? Die Wirksamkeit der RED-Diät wurde durch diese Untersuchung zunächst nicht nachgewiesen.

So eine Diät kann wirken, weil das Kind beeinflusst wird. Hinzu kommt das veränderte Verhalten der Eltern und Lehrer, die inständig hoffen, dass die Diät anschlägt. Um zu zeigen, dass der Effekt wirklich aufgrund der geänderten Essgewohnheiten eintritt, müssten die Probanden an zwei unterschiedlichen Diäten teilnehmen. Dabei müssten die Mahlzeiten gleich aussehen und schmecken, aber nur eine davon dürfte Zucker und Farbstoffe enthalten. Natürlich dürfte niemand wissen, was wo enthalten ist, da sonst unbewusste Signale die Kinder beeinflussen könnten.

Bei solchen Doppelblindstudien stellte sich nun heraus, dass Zucker das Verhalten nicht beeinflusste und nicht die Ursache für Hyperaktivität ist. Dennoch sollten Kinder nicht zu große Mengen Zucker zu sich nehmen.

Farbstoffe scheinen tatsächlich einen Einfluss auf die Aktivität von Kindern zu haben, aber wenn überhaupt, ist dieser gering. Eine im Jahr 2007 groß angelegte Studie aus dem englischen Southampton lieferte hierzu kein eindeutiges Ergebnis. In der Studie bekamen 300 Kinder im Wochenwechsel verschiedene Limonaden, einmal mit und einmal ohne Farbstoff. Niemand wusste, wann Farbstoff in der Limonade enthalten war und wann nicht. Herauszuschmecken oder zu sehen war es auch nicht. Eltern, Lehrer und Forscher notierten dazu wöchentlich, welches der Kinder in welchem Maße hyperaktiv war und vergaben dafür Punkte. Es stellte sich heraus, dass das Ausmaß der Hyperaktivität in den Wochen mit Farbstoffen höher lag als in den Wochen ohne. Doch war diese Studie wirklich überzeugend?

Das Europäische Parlament verlangte daraufhin sofort, dass auf Getränken und Nahrungsmitteln, die die betreffenden Farbstoffe enthalten, ein Warnhinweis aufgedruckt werden müsste. Doch die Experten der Europäischen Behörde für Lebensmittelsicherheit (EFSA) winkten ab. Ich teile diese Meinung, weil in der Studie aus Southampton ADHS mit sehr vielen unterschiedlichen Methoden gemessen wurde. Wenn man die Messungen selektiv durchforste, könne man immer ein Ergebnis finden, das in eine bestimmte Richtung zeigte. Deswegen gehöre es sich, dass die Wissenschaftler vorher genau angeben, welches Ergebnis oder welche Parameter sie für den Erfolg der Behandlung als bestimmend betrachteten. Das hatten die Wissenschaftler aus Southampton aber nicht getan. Wissenschaftler sind auch nur Menschen, und manche unternehmen alles, um ihre bevorzugte Theorie zu beweisen – auch wenn ihnen das nichts einbringt.

Ein anderer Einwand gegen die Schlussfolgerung ist, dass die Auswirkungen von Farbstoffen im Durchschnitt gering waren. Wenn ein hyperaktives Kind erst eine Woche lang jeden Tag 100 Gramm gefärbte Bonbons aß und danach eine Woche lang nicht, hatte dieser Unterschied nur wenig Auswirkungen auf sein Verhalten. Schlussendlich ist also davon auszugehen, dass künstliche Farbstoffe zwar einen Einfluss auf das Verhalten von Kindern haben könnten, ADHS jedoch mit Sicherheit nur selten davon und von Zucker gar nicht ausgelöst wird.

Dennoch ist es sinnvoll, bei der Ernährung der Kinder einen übermäßigen Verzehr von Lebensmitteln, die künstliche Farbstoffe enthalten, zu vermeiden. Allein deshalb, weil sie hauptsächlich in Süßigkeiten und zuckerhaltigen Getränken zum Einsatz kommen. Gegen ADHS jedoch hilft das wenig.

»Langsame Kohlenhydrate sind gesund, schnelle sind ungesund«

Nahezu jede aktuelle Diät warnt vor schnellen Kohlenhydraten. Die Wirkung auf den Blutzucker würde zu mehr Appetit führen und deshalb zu übermäßigem Essen, zu Lustlosigkeit und sogar zu Diabetes. Stimmt das wirklich?

Um zu begreifen, was schnelle Kohlenhydrate sind, müssen wir wissen, was der sogenannte glykämische Index ist, denn »schnelle Kohlenhydrate« ist die allgemeine Bezeichnung für Kohlenhydrate mit einem hohen glykämischen Index. Der glykämische Index eines Nahrungsmittels zeigt an, wie stark der Blutzuckergehalt nach dem Verzehr dieses Nahrungsmittels steigt (Seite 54). Der Anstieg hängt nicht nur von der Art, sondern auch von der Menge der Kohlenhydrate ab, deshalb soll die

Probemahlzeit immer genau 50 Gramm Kohlenhydrate enthalten. Der glykämische Index von braunem Reis wird dadurch bestimmt, dass zehn Personen jeweils 50 Gramm Kohlenhydrate aus braunem Reis zu sich nehmen. Das entspricht einem Teller mit 189 Gramm gekochtem braunen Reis. Anschließend werden in den nächsten zwei Stunden alle 15 Minuten Blutproben aus dem Finger entnommen, um den Blutzuckergehalt zu messen.

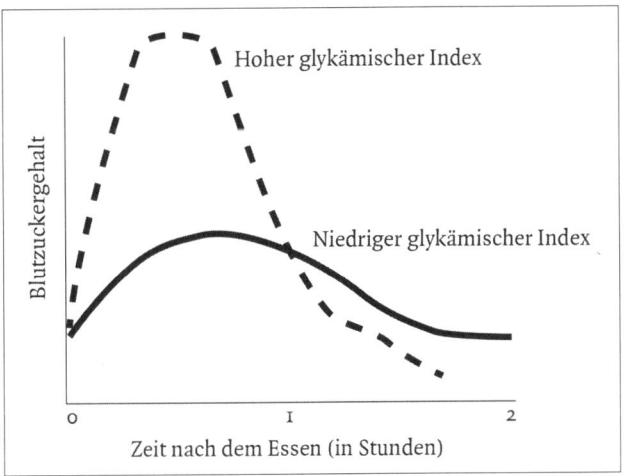

Der Blutzuckergehalt steigt nach dem Verzehr von Kohlenhydraten an und fällt dann wieder ab. Die gestrichelte Linie zeigt die Wirkung von schnellen Kohlenhydraten wie in Reis, die durchgezogene Linie zeigt die Wirkung von langsamen Kohlenhydraten wie in Linsen. Der glykämische Index wird aus der Fläche unter der Blutzuckerkurve, also der Höhe und Breite, berechnet.

Bei Nahrungsmitteln mit einem hohen glykämischen Index wie Reis (egal ob weiß oder braun) steigt der Blutzucker kräftig an – siehe die gestrichelte Linie in der Grafik. Der Zuckergehalt des Blutes fällt hier auch relativ schnell wieder ab. Die Fläche unter der Kurve ist das Maß für den glykämischen Index. Der glykämische Index wird mit einer Zahl zwischen 0 und 150 angegeben, wobei der Wert für einfaches weißes oder braunes Brot meistens 100 beträgt. Der glykämische Index von braunem Reis beträgt 101, also sind die in braunem Reis enthaltenen Kohlenhydrate bezogen auf ihren glykämischen Index praktisch identisch mit der gleichen Menge an Kohlenhydraten in Brot.

50 Gramm Kohlenhydrate in Form von gekochten Linsen (431 Gramm, einen Teller voll) erzeugen eine viel niedrigere Kurve, vergleichbar mit der durchgezogenen Linie in der Grafik. Es dauert auch länger, bevor die Zuckerkonzentration wieder sinkt. Linsen haben einen glykämischen Index von nur 46. Darum heißen die in ihnen enthaltenden Kohlenhydrate langsame Kohlenhydrate. Schnelle und langsame Kohlenhydrate sind ein wenig irreführende Bezeichnungen, denn es geht beim glykämischen Index ja nicht darum, in welcher Geschwindigkeit der Zuckergehalt im Blut steigt, sondern wie hoch er steigt und wie lange er hoch bleibt. Allerdings ist die Zuckerkurve bei schnellen Kohlenhydraten kürzer, und das Niveau sinkt schneller wieder ab.

Ist es wichtig, langsame Kohlenhydrate zu wählen und schnelle zu vermeiden? Sollten also die Nahrungsmittel mit einem niedrigen glykämischen Index bevorzugt werden? Die Antwort darauf lautet ganz klar: Nein. So haben beispielsweise Bohnen einen niedrigen glykämischen Index und sind gesund, aber Erfrischungsgetränke, Kuchen, Sahneeis und Schokolade haben ebenfalls einen niedrigen Index, und diese Produkte sind nicht gesund. Der Index von reinem Zucker beträgt 94 und von Vollkornbrot 106, aber Vollkornbrot ist bekanntermaßen gesünder als Zucker.

Ein häufiges Missverständnis ist der Glaube, dass man von langsamen Kohlenhydraten weniger zunimmt. Wenn dem so wäre, würden wir von Schokolade weniger zunehmen als von Reis. Der Zucker in Schokolade gelangt langsam ins Blut, weil sich in Schokolade Fett befindet, das die Magenentleerung verzögert. Dadurch erscheint der Zucker nach und nach im Blut und wird schnell zu den Muskeln und dem Fettgewebe weiter transportiert. So bleibt der Zuckergehalt im Blut niedrig – so kommt es also, dass Schokolade einen glykämischen Index von lediglich 61 hat. Aber von diesem langsamen Zucker in Schokolade geht kein Gramm verloren. Ein schöner Vergleich hierzu ist ein Umzug, wobei der Flur in diesem Beispiel der Kreislauf ist. Die Umzugshelfer bringen in hohem Tempo die verhältnismäßig leichten Kartons mit Kleidern ins Haus, schneller, als der Hausherr sie im Schlafzimmer einräumen kann. Die Kartons stapeln sich daher im Flur, so wie der Zucker im Blut nach einem Teller voll Reis. Wenn die Umzugshelfer jedoch schwere Kartons mit Büchern die Treppe hochtragen, geht es zunächst langsamer voran. Sind sie dann aber einmal oben, ist ihr Inhalt schnell im Bücherschrank verstaut, bevor der nächste Karton oben ist, sodass sich nichts im Flur staut.

Egal ob schnell oder langsam, alles was durch den Hauseingang geht, landet schließlich im Haus. Genauso kommt alles, was in unseren Mund gelangt, früher oder später in unseren Körper. Bekommen wir eventuell mehr Appetit durch schnelle Kohlenhydrate und nehmen dadurch zu? Tatsächlich dachte man vor fünfzig Jahren, dass die Ausprägung des Hungers vom Blutzuckergehalt bestimmt wird. Der Blutzuckerspiegel sinkt nach dem Verzehr schneller Kohlenhydrate rapider als nach dem Verzehr langsamer Kohlenhydrate, und deswegen, so der Glaube, würde man nach einer Mahlzeit mit einem hohen glykämischen Index früher wieder Appetit bekommen. Diese Theorie hat sich aber als unvollständig herausgestellt. Inzwischen ist bekannt, dass Appetit durch ein Zusammenspiel vieler Hormone und anderer Prozesse im Körper entsteht, und dass der Blutzucker und das Insulin daran nur einen kleinen Anteil haben. Diese Erkenntnis ließ sich auch durch einige großangelegte

Experimente nachweisen, in denen Menschen ein halbes bis ein ganzes Jahr lang nur Nahrungsmittel mit einem niedrigen glykämischen Index zu sich nahmen, also mit langsamen Kohlenhydraten. Im Ergebnis unterschied sich ihr Gewicht durchschnittlich um weniger als ein Kilo im Vergleich zu den Probanden, die Kost mit schnellen Kohlenhydraten zu sich nahmen. Wenn schnelle Kohlenhydrate also Einfluss auf den Appetit haben, dann nur einen geringen.

Der glykämische Index der Nahrung hat an sich keine Auswirkung auf Gewicht, Blutdruck oder Cholesterin. Manche Produkte mit langsamen Kohlenhydraten sind gesund, andere nicht. Die Einteilung der Nahrungsmittel in schnelle und langsame Kohlenhydrate ist daher wenig sinnvoll und außerdem oft falsch.

»Ein zu niedriger Blutzuckerspiegel macht müde und reizbar«

Viele klagen über Müdigkeit, Reizbarkeit und Zittern. Zufälligerweise sind das auch Symptome einer Hypoglykämie – eines zu niedrigen Blutzuckerspiegels. Verursacht niedriger Blutzucker tatsächlich diese Beschwerden?

Zunächst einiges über den Blutzucker und wie dieser reguliert wird: Im Blut ist hundert Mal weniger Zucker als in einem Erfrischungsgetränk. Und doch darf das bisschen Blutzucker nicht fehlen. Der Zuckertyp im Blut ist Glucose, eine Substanz, die dem Zucker in einer Zuckerdose sehr ähnlich ist, aber eben doch nicht ganz entspricht (Seite 40). Ich benutze von nun an die Bezeichnungen Blutzucker und Glucose synonym.

Glucose ist ein wichtiger Brennstoff für die Muskeln und eine Energiequelle für das Gehirn. Der Glucosegehalt des Blutes steigt nach dem

Verzehr von Kohlenhydraten, also von Stärke oder Zucker, an. Das Hormon Insulin bewirkt danach, dass die Glucose aus dem Blut weitergeleitet wird zu Muskeln und Fettgewebe, sodass das Blutzuckerniveau wieder sinkt. Sobald der Zuckergehalt zu niedrig wird, sorgen andere Hormone für eine erneute Zufuhr von Glucose aus der Leber – und wenn erforderlich, wird sogar aus Eiweiß Glucose hergestellt. So bleibt die Konzentration der Glucose auf dem gleichen Niveau. Und das ist auch gut so, denn wenn zu wenig Zucker im Blut vorhanden ist, bekommt das Gehirn zu wenig Brennstoff und arbeitet nicht mehr richtig. Das verursacht Schwitzen, Zittern, Herzklopfen, Reizbarkeit und Angstzustände. Wenn der Glucosegehalt noch weiter sinkt, fällt der Patient ins Koma. Der medizinische Fachbegriff für einen so niedrigen Blutzuckergehalt heißt Hypoglykämie. Diese kommt hauptsächlich bei Personen mit Diabetes vor, die zu viel von ihrer blutzuckersenkenden Medizin eingenommen oder zu viel Insulin gespritzt haben.

Es gibt aber auch Menschen, die nicht an Diabetes erkrankt sind und dennoch regelmäßig denken, dass sie einen zu niedrigen Blutzucker hätten. Manche wollen damit eigentlich nur aussagen, dass sie sich flau fühlen und etwas essen sollten; denn es gibt keinen Beweis dafür, dass Appetit und ein flaues Gefühl in der Magengegend mit niedrigem Blutzucker zu tun haben. Im Internet wird Hypoglykämie wie eine echte Krankheit dargestellt, gegen die verschiedene Diäten und Nahrungsergänzungsmittel empfohlen werden. Auf den entsprechenden Seiten werden auch Listen mit Symptomen geführt, die auf Hypoglykämie hinweisen können. Dazu gehören Müdigkeit, Kopfschmerzen, Gewichtsveränderung, kalte Füße, die Neigung zu grübeln, Wutanfälle, Allergien, Schlaflosigkeit, Langeweile und noch vieles mehr. Kein Wunder also, dass so viele Menschen glauben, eine Hypoglykämie zu haben.

Bei genauerem Hinsehen ist aber jedes Mal festzustellen, dass die Müdigkeit, die kalten Füße und so weiter selten dann auftreten, wenn der Blutzucker niedrig ist. Es gibt wohl Menschen, die einige Stunden nach einer Mahlzeit einen niedrigen Blutzuckerspiegel haben, allerdings fühlen sie sich dann nicht schlecht. Und wenn sie tatsächlich zittrig oder schwach sind, stellt sich heraus, dass ihr Blutzucker meist gerade dann völlig normal ist. Ein Glucosetoleranztest, bei dem der Blutzucker nach dem Essen einer bestimmten Menge Glucose gemessen wird, ist auch wenig aussagekräftig. Am Ende solcher Tests kommt es regelmäßig zu einem niedrigen Blutzuckerspiegel, ohne dass die betreffende Person etwas davon merkt. Wer sich also unwohl fühlt, sollte das nicht auf einen zu niedrigen Blutzuckergehalt zurückführen – es sei denn, er hat Diabetes.

Die Wirkung von Diäten und Nahrungsergänzungsmittel auf Hypoglykämie beruht vor allem auf dem Placebo-Effekt. Auf Einbildung also. Allerdings ist ein Placebo-Effekt auch ein Effekt! (Seite 48) Kopfschmerzen, Grübeln, Wut, Angst und Schlaflosigkeit werden vom Gehirn gesteuert. Deshalb können wir auch über das Gehirn etwas dagegen unternehmen. Wenn wir einen vertrauten Arzt sehen, seine Stimme hören und spüren, wie er uns ein schmerzstillendes Mittel spritzt, kann das dazu führen, dass unser Körper von selbst damit anfängt, schmerzstillende Endorphine im Gehirn zu produzieren, natürliches Morphin also. Der Schmerz lässt schon dadurch nach, auch dann, wenn uns der Arzt nur eine Salzlösung statt eines Schmerzmittels gespritzt haben sollte. Ein Placebo-Effekt kann aber auch ohne Arzt oder Injektion wirken. Wer sich müde, reizbar und zittrig fühlt und die Erfahrung gemacht hat, dass sich dieser Zustand nach dem Essen eines Schüsselchens biologischer Haferflocken bessert, sollte das einfach tun. Er sollte seine Beschwerden aber nicht auf eine angebliche Hypoglykämie schieben.

»Schnelle Kohlenhydrate und Schokolade können Akne verursachen«

Akne ist ein ernstes Problem. Die meisten Teenager bekommen Pickel, einer von fünf leidet an einer ausgeprägten Akne, und ein paar Prozent werden ihre unreine Haut nie wieder los. Pickel machen viele junge Leute unglücklich, sie werden dadurch unsicher und depressiv und haben auch mehr psychische Probleme, weniger Freunde und weniger Sex als ihre Altersgenossen ohne Akne. Teenager mit Pickeln denken auch zwei bis drei Mal mehr an Selbstmord als junge Leute mit tadelloser Haut. Tatsächlich gibt es auch Fälle von Selbstmord wegen Akne. Kann unreine Haut von der Nahrung kommen?

Gegen Akne gibt es einige Medikamente, die auf das Gesicht aufgetragen oder eingenommen werden – oft täglich und über Monate. Sie funktionieren aber lediglich bei einer Minderheit. Tatsächlich kehren die Pickel oft zurück, und zudem haben die Medikamente auch Nebenwirkungen, manchmal ernste. Es ist daher nicht verwunderlich, dass Menschen mit Akne versuchen, über ihre Nahrung etwas gegen ihre Hautprobleme zu unternehmen.

Weltweit glaubt die Hälfte der an Akne Leidenden, dass ihre Pickel von falschem Essen verursacht werden. Schokolade ist der Verdächtige Nummer 1, gefolgt von Fett. Die Wirkung von Schokolade auf die Haut wurde 1969 gründlich untersucht. Bei dem Versuch bekamen Freiwillige mit einer leichten Form von Akne einen Monat lang täglich eine 100-Gramm-Tafel Schokolade zu essen und danach einen Monat lang eine ähnliche Tafel ohne Schokolade. Diese Alternative bestand aus Zucker, pflanzlichem Fett, Magermilchpulver sowie Geschmacks- und Farbstoffen.

Die Anzahl ihrer Pickel blieb konstant. Einigen Wissenschaftlern zufolge zeigte dieses Experiment nicht überzeugend, dass Schokolade keine Akne verursacht. Ich finde jedoch, dass dies damit ziemlich überzeugend bewiesen wurde.

Ob fettes Essen Akne auslösen könnte, wurde indes nie getestet. Inzwischen hat der Wind gedreht, und es stehen jetzt besonders solche Nahrungsmittel im Verdacht, für eine unreine Haut zu sorgen, die wenig Fett, viel Zucker und schnelle Kohlenhydrate enthalten. Dieser Zusammenhang wurde durch Studien in Melbourne bestätigt; die Anzahl der Pickel bei den Probanden verringerte sich während einer Diät mit viel Fleisch, viel Fisch und wenig Kohlenhydraten. Die Fleischproduzenten werden sich darüber gefreut haben, denn sie finanzierten das alles. Doch ging es dabei offensichtlich nicht mit rechten Dingen zu, denn die vermeintlichen Studien in Melbourne waren tatsächlich nur eine einzige Testreihe, die einfach mehrfach publiziert wurde. Die australischen Wissenschaftler kamen dabei glimpflich davon und wurden lediglich auf der Website einer wissenschaftlichen Zeitschrift kritisiert. Ihre Glaubwürdigkeit war dadurch allerdings angegriffen, denn etwas mehrfach zu veröffentlichen, ist in der Wissenschaft genauso schlimm wie Doping beim Sport. Andere Studien zu einer Diät ohne schnelle Kohlenhydrate lieferten ebenfalls Hinweise dafür, dass eine entsprechende Ernährung Akne beeinflussen könne – einen überzeugenden Beweis lieferte aber keine.

Was Diäten angeht, haben wir den an Akne leidenden Menschen also wenig zu bieten, das sicher hilft. Sonstige alternative Behandlungsmethoden haben gar keine wissenschaftliche Grundlage. Betroffene schmieren sich in ihrer Verzweiflung alles Mögliche ins Gesicht: Schlamm, Haileberextrakt, frischen Urin oder Eichenrinde. Des Weiteren schlucken sie harmlose Mittel wie Bäckerhefe, aber auch ayurvedische und chinesische Kräuter, die durchaus giftig sein können (Seite 27 und 121). Viele dieser Produkte werden nach Studien in den Verkehr gebracht, für die an einer Universität nicht einmal die Note »ausreichend« vergeben werden würde.

Wer auf diesem Gebiet forschen will, kann also aus dem Vollen schöpfen, denn es ist noch sehr viel unklar. Zum Beispiel der Zusammenhang von Milch und Akne. Teenager mit Akne geben in Fragebögen regelmäßig an, mehr Milch zu konsumieren als Teenager ohne Akne. Das beweist an sich noch nicht viel. Um festzustellen, ob Milch tatsächlich eine mögliche Ursache für Akte ist, bedarf es eines Experiments, in dem die Hälfte der Teilnehmer einige Monate lang viel Milch trinkt und die andere Hälfte wenig. So etwas wurde aber nie durchgeführt.

Warum eigentlich nicht? Zum einen, weil es dafür kein Geld gibt. Wissenschaftler buhlen um die spärlich zur Verfügung stehenden Forschungsgelder. Die Chancen auf staatliche Unterstützung betragen weniger als 20 Prozent, und die Beträge sind zu gering für eine umfangreiche Studie zum Thema Ernährung. Es gibt auch keine Akne-Stiftung, die Spenden in Millionenhöhe für Forschungszwecke sammelt, wie es für Krebs sowie Herz- und Gefäßkrankheiten der Fall ist. Von der Milchindustrie kann man auch nicht erwarten, dass sie Geld für Untersuchungen über Akne zur Verfügung stellt. Denn wenn sich herausstellen würde, dass Milch wirklich Pickel verursacht, wäre das für das Image der Milchindustrie natürlich eine Katastrophe.

Geldmangel ist jedoch nicht der Hauptgrund dafür, dass solche Forschungen nicht betrieben werden. Selbst um so etwas Einfaches wie die Wirkung von Milch auf die Entstehung von Akne zu untersuchen, sind begabte, strebsame und ausdauernde Forscher erforderlich. Die meisten Wissenschaftler werden von der Vorstellung angetrieben, in ihrem Job etwas Bedeutendes zu entdecken, möglicherweise sogar den Nobelpreis zu gewinnen. Dieser Preis wird sicher nicht an jemanden verliehen, der die Wirkung von Nahrung auf die Entstehung von Pickeln untersucht, sondern vielmehr für Forschungsarbeit im Kampf gegen Aids oder Malaria. Auch Bundesinstitutionen und Stiftungen beschränken sich oft auf die Erforschung ernsthafter Krankheiten und scheinen wenig Interesse daran zu haben, sich mit einfachen Beschwerden abzugeben, an denen niemand stirbt, wie Verstopfung, Karies oder Pickel.

Was bisher zu Akne untersucht wurde, deutet nicht darauf hin, dass diese von Schokolade, schnellen Kohlenhydraten oder anderen Nahrungsmitteln hervorgerufen wird. Um aber einen Einfluss der Ernährung wirklich auszuschließen, müsste noch viel mehr zu diesem Thema geforscht werden. Hoffen wir einfach auf einen zukünftigen Spitzenwissenschaftler, der sich dieses Stiefkindes annimmt.

Zucker: Schlussfolgerungen

Zucker ist nicht wirklich gesund. Wer oft zuckerhaltige Lebensmittel zu sich nimmt, erhöht sein Risiko, Karies zu bekommen. Viele gut schmeckende Produkte, die einfach so nebenher gegessen oder getrunken werden, enthalten Zucker und machen dadurch dick. Saft und Erfrischungsgetränke sind die hauptsächlichen Übeltäter, gefolgt von Süßigkeiten und Kuchen.

Rund um Zucker ist ein enormer Hype entstanden. Er soll abhängig machen, ADHS verursachen, Schuld an einem niedrigen Blutzuckerspiegel haben, Menschen krank machen und noch vieles mehr. Gleiches gilt für Kohlenhydrate: Der Hype um die langsamen Kohlenhydrate ist zum größten Teil unbegründet, und langsam oder schnell ist meist nicht gleichzusetzen mit gesund oder ungesund.

Wer Zucker durch Süßstoffe ersetzt, nimmt weniger Kalorien zu sich, ohne seiner Gesundheit zu schaden. Das Allheilmittel gegen Übergewicht sind Süßstoffe jedoch nicht.

BUTTER, KÄSE UND EIER

Einleitung

Vor hundert Jahren galten Milch und Eier zweifellos als das Gesündeste, das man zu sich nehmen konnte. Sie waren voller Nährstoffe und Kalorien, an denen es zu jener Zeit mangelte. Vor etwa fünfzig Jahren jedoch änderte sich das. Unterernährung gab es nicht mehr, stattdessen erlitten Menschen immer häufiger Herzinfarkte. Mehr und mehr wurde klar, dass Herzinfarkte durch einen hohen Cholesteringehalt im Blut begünstigt werden. Blut enthält zwei Formen von Cholesterin, das sogenannte LDL-Cholesterin und das HDL-Cholesterin. HDL-Cholesterin ist harmlos und hat möglicherweise sogar einen positiven Einfluss auf das Herz, aber der größte Teil des Cholesterins im Blut ist LDL-Cholesterin, und das verursacht tatsächlich Herzinfarkte.

Der Gehalt an LDL-Cholesterin im Blut steigt durch den Verzehr von Eiern, denn Eidotter sind reich an Cholesterin (Seite 86). Aber noch mehr steigt er durch das Fett in Milch, also durch Butter, Käse, Vollmilch und fetten Joghurt. Das Fett in Milchprodukten ist reich an Cholesterin und an gesättigten Fettsäuren. Der foglende Kasten erklärt, wie sich Fette zusammensetzen und was Fettsäuren sind.

Durch gesättigte Fettsäuren steigt der Cholesteringehalt im Blut. Von mehrfach ungesättigten Omega-6-Fettsäuren, also von Linolsäure, sinkt er. Darum wird das Fett in der Milch als ungesund erachtet. Der restliche Teil der Milch enthält günstige Nährstoffe. Deshalb wird empfohlen, fettarme oder halbfette Milch zu trinken und halbfetten Joghurt zu essen.

Zurzeit hört man aber immer öfter, dass Milch insgesamt ungesund sei. Sie wird mit der Entstehung von Krebs, Multipler Sklerose, Diabetes und Akne in Verbindung gebracht. Ob Milch tatsächlich einen Einfluss auf Krebserkrankungen hat, kläre ich auf den Seiten 65, auf einen Zusammenhang von Milch und Akne gehe ich auf Seite 59 ein. In der Schlussfolgerung auf Seite 89 informiere ich über andere Krankheiten, die mit Milch in Verbindung gebracht werden, und fasse zusammen, was tatsächlich gesund oder ungesund in Milch, Butter, Käse und Eiern ist.

Alle Fette bestehen aus Fettsäuren und Glycerol (früher Glycerin). Die Fettsäuren bestimmen die Eigenschaften des Fettes.

Es gibt vier Arten von Fettsäuren, und die meisten Fette enthalten alle vier, aber in verschiedener Zusammensetzung. Die Grafik gibt eine Übersicht.

Gesättigte Fettsäuren sind hart. Sie sind in hohen Mengen in Käse, Fleisch und tropischen Fetten wie Palmfett (Palmöl) enthalten, das in Kuchen und Torten verarbeitet wird. Einfach ungesättigte Fettsäuren sind flüssig. Sie kommen beispielsweise in Olivenöl vor, aber auch im Milchfett und in Fleisch. Darüber hinaus gibt es zwei Klassen von mehrfach ungesättigten Fettsäuren: Omega-3- und Omega-6-Fettsäuren, die beide flüssig sind. Omega-3-Fettsäuren findet man in Fisch, deshalb heißen sie auch Fischfettsäuren. Von den Omega-6-

Fettsäuren gibt es eigentlich nur eine Sorte: Linolsäure. Linolsäure ist also synonym für mehrfach ungesättigte Omega-6-Fettsäuren. Linolsäure kommt in Pflanzenölen vor, aber das meiste davon nehmen wir mit Margarine sowie mit Mayonnaise und anderen Soßen, Brot und Nüssen auf.

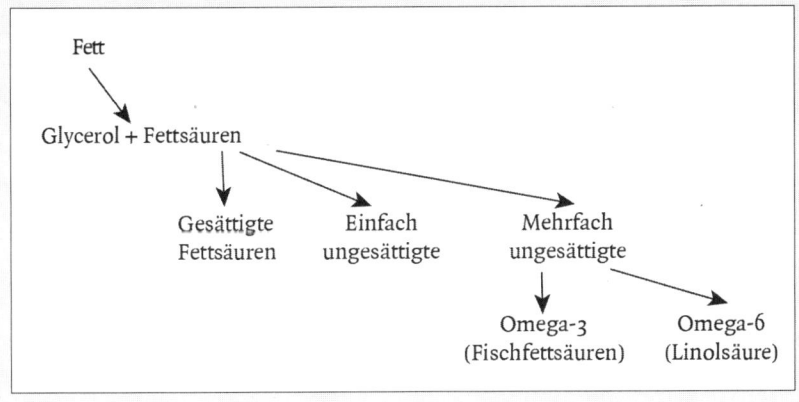

»Milch kann Krebs auslösen«

Kann der Verzehr von viel Milch Krebs auslösen?

Es gibt keine seriösen Hinweise darauf, dass Milch die Entstehung von Brustkrebs oder Eierstockkrebs verursachen kann. Ein ernstzunehmender Verdacht besteht jedoch bezuglich der Verbindung von Milch und Prostatakrebs: Es häufen sich die Hinweise darauf, dass Männer, die viel Milch trinken, eher an Prostatakrebs erkranken als solche, die wenig Milch trinken. Der Einfluss ist gering, aber scheinbar dennoch vorhanden. Das Problem bei dieser Art von Studien ist immer, dass Menschen, die wenig oder viel Milch trinken, sich auch in anderen Verhaltensweisen unterscheiden. In der Wissenschaft bezeichnet man dies als »confounding factors« (Störfaktoren). Kommt der Prostatakrebs also tatsächlich von der Milch oder spielen doch andere Faktoren eine Rolle? Aufschluss darüber gibt eine sogenannte Mendelsche Randomisierung. Hierfür werden Männer, die durch eine erbliche Veranlagung Milchzucker nicht gut verdauen können, mit Männern verglichen, die das können (Seite 69). Diese Veranlagung ist einfach anhand der DNA zu ermitteln: Ist das entsprechende Gen vorhanden, kann der Erwachsene Milchzucker verdauen. Ist das Gen jedoch defekt oder mutiert, kann der Betroffene als Erwachsener Probleme mit der Verdauung von Milchzucker bekommen. Das äußert sich meist in Form von Bauchschmerzen. In Finnland, Schweden und im restlichen Europa scheinen Männer, die Milchzucker weniger gut verdauen, tatsächlich weniger Milch zu trinken – das ist logisch – und sie haben auch etwas seltener Prostatakrebs als die Männer, die Milchzucker gut vertragen. Das bestätigt die Vermutung, dass der Verzehr von viel Milch die Wahrscheinlichkeit, an Prostatakrebs zu erkranken, erhöht.

Wer jetzt beschließt, keine Milch mehr zu trinken, sollte aber noch wissen, dass Milch wahrscheinlich vor einer anderen, häufig vorkommenden Krebsart schützt: Nämlich vor Darmkrebs. Dafür gibt es immer mehr Beweise. Das könnte ein Grund für Frauen sein, regelmäßig ein Glas Milch zu trinken oder einen Becher Joghurt zu essen. Bei Männern heben sich die positiven und negativen Einflüsse der Milch indes mehr oder weniger auf. Der Einfluss von Milch auf die Entstehung von Darm- und Prostatakrebs stellt Männer möglicherweise vor eine schwierige Wahl. Doch tatsächlich ist das Ausmaß dieses Einflusses eher gering. Die meisten Patienten mit Prostata- oder Darmkrebs sind nicht deshalb daran erkrankt, weil sie zu viel oder zu wenig Milch tranken. Was Krebs angeht, so gelten immer noch Tabak, Alkohol und Übergewicht als Hauptverursacher. Für sonstige Ursachen von Krebs außerhalb der Nahrung verweise ich auf Seite 98.

Zusammengefasst hat Milch wenig Einfluss auf das Risiko, an Krebs zu erkranken. Es gibt sogar Anzeichen dafür, dass sie das Risiko für Darmkrebs etwas verringert.

»Milch führt zu vermehrter Schleimbildung«

Verursacht das Trinken von Milch die Bildung von Schleim? In den USA war die Hälfte der Eltern im Wartezimmer eines Kinderarztes davon überzeugt. Deshalb bekamen ihre Kinder, wenn sie krank waren, keine Milch. Auch in Deutschland wird über dieses Thema diskutiert. Nach dem Trinken von Milch oder Joghurt fühlt es sich nach den Berichten einiger Menschen so an, als ob sich in ihrem Hals oder in der Luftröhre Schleim festsetzen würde. Es stellte sich aber heraus, dass dieselben Menschen, die darüber klagen, oft auch Probleme mit Heuschnupfen oder Asthma haben. Ist Milch tatsächlich die Ursache von mehr oder weniger zähflüssigem Schleim?

Das wurde in Australien untersucht. Hierfür wurden 125 Freiwillige in zwei Gruppen eingeteilt: die eine Hälfte bekam Milch zu trinken und die andere ein Sojagetränk, das aus Wasser, Soja-Eiweiß und Pflanzenöl bestand. Beiden Getränken wurden Kakao und Minze zugefügt, sodass sie identisch aussahen und schmeckten. Die Anzahl der Personen, die nach dem Trinken über Schleimbildung klagte, war in beiden Gruppen gleich. Das heißt, das Gefühl der Schleimbildung kommt nicht von der Milch.

In einer anderen Studie ließen sich 51 Personen freiwillig mit einem Erkältungsvirus anstecken. Danach wurde zehn Tage lang gemessen, wie viel Nasensekret sie produzierten und wie viel Milch und sonstige Milchprodukte sie verzehrten. Auch hier wurde kein Zusammenhang festgestellt.

Bei Kindern und Erwachsenen mit Asthma wurde ebenfalls viel zum Einfluss von Milch geforscht. Auf die Atmungskapazität hatte Milch dabei die gleiche Wirkung wie ein Soja- oder Reisgetränk. Nur in Ausnahmefällen bekam ein Kind von Kuhmilch einen Asthma-Anfall. Die Behauptung, dass Milch Schleim verursacht, kann also nicht objektiv nachgewiesen werden, und in den meisten Fällen dürfte der gespürte Effekt wohl nur Einbildung sein.

»Milchallergien sind weit verbreitet«

Wie viele Menschen reagieren wirklich allergisch auf Milch? Eine Unverträglichkeit von Milch festzustellen, ist etwas komplizierter als bei anderen Nahrungsmitteln, denn Milch kann man auf zwei verschiedene Weisen nicht vertragen: Die eine Art der Überempfindlichkeit ist eine richtige Allergie gegen Milcheiweiß. Dabei nimmt unser Abwehrsystem die Eiweiße als gefährliche Mikroben wahr und attackiert sie. Unsere Abwehr ist sehr empfindlich eingestellt und reagiert oft unnötig stark. Man kann dies mit einem Stromableser an der Tür vergleichen: eigentlich will der gute Mann nur den Zählerstand ablesen, aber sobald er die Wohnung betritt, wird er vom Bewohner mit heftigen Schlägen attackiert. Genauso wütet unser Abwehrsystem scheinbar grundlos gegen Milcheiweiß, obwohl es uns eigentlich nicht schadet. Ein bisschen Eiweiß reicht schon aus für eine heftige Reaktion. Die Folgen sind Erbrechen, Rötungen oder noch Schlimmeres. Viele Eltern denken, dass ihr Kind allergisch auf Milch reagiert. In 80 Prozent der Fälle ist das aber gar nicht der Fall. Wenn ein Kleinkind viel weint und spuckt oder schlecht wächst, hat das meistens einen anderen Grund als eine Allergie. Weniger als eins von hundert Babys ist tatsächlich gegen Kuhmilcheiweiß allergisch. Die Betroffenen brauchen dann andere Säuglingsnahrung und müssen Milcheiweiß meiden. Einige Jahre Verzicht reichen aber aus. Sobald sie drei oder vier Jahre alt sind, können sie meistens wieder normal Milch trinken.

Die andere Art der Reaktion auf Milch ist die einer Überempfindlichkeit auf Milchzucker. Diese kommt viel öfter vor als eine echte Allergie. Überempfindlichkeit auf Milchzucker, die sogenannte Laktose-Intoleranz, tritt aber nicht bei Kleinkindern auf, sondern nur bei älteren Kindern und Erwachsenen (Seite 66). Milchzucker oder Laktose ist Bestandteil von Kuhmilch, Ziegenmilch und Muttermilch. Babys und Kleinkinder können ihn sehr gut verdauen. Die Fähigkeit des Darms, große Mengen an Laktose zu verdauen, geht aber bei manchen Kindern verloren, nachdem sie vier Jahre oder älter geworden sind. In diesem Fall spricht man von einer Laktose-Intoleranz. Schon drei Gläser Milch reichen dann, um Bauchschmerzen, ein aufgeblähtes Gefühl und Durchfall zu bekommen. Die Mehrheit der Deutschen hat jedoch kaum Probleme damit, Milchzucker zu verdauen, genauso wie Engländer, Schweden oder Niederländer. Ihre Vorfahren tranken schon vor 10 000 Jahren Milch. Anders ist es hingegen in Afrika und Asien, dort war Milch schon immer nur etwas für Kleinkinder. Bei der Bevölkerung dort tritt Laktose-Intoleranz häufig auf. Auch Menschen aus Süd-Europa haben durchschnittlich häufiger Probleme damit als Nordeuropäer. Aber selbst ein Asiate kann ohne Probleme ein Glas Milch am Tag trinken.

Von einer Unverträglichkeit selbst von kleinen Mengen Milch kann man also nur in seltenen Fällen sprechen.

»Milch ist hormonbelastet«

Kühe werden gemolken, während sie schon wieder mit dem nächsten Kalb trächtig sind. Dadurch werden Schwangerschaftshormone der Kuh in ihrer Milch freigesetzt. Sind diese Hormone für uns unbedenklich? Und was ist mit anderen Hormonen in der Milch, zum Beispiel Wachstumshormonen? (Betreffende Hormone im Fleisch siehe Seite 103)

Aber was sind eigentlich Hormone? Hormone sind Stoffe, die bei Tieren und Menschen Prozesse im Körper steuern. Kämpfen, Wachsen, Lieben, Nahrung verarbeiten – alles wird von Hormonen gesteuert, die der Körper selbst produziert: im Gehirn, in den Nebennieren, in den Eierstöcken, in den Hoden oder auch an vielen anderen Stellen.

In Kuhmilch sind verschiedene Hormone enthalten, wovon zwei besonders relevant sind: die weiblichen Geschlechtshormone und die Wachstumshormone.

Es gibt viele Arten weiblicher Geschlechtshormone. Das wichtigste und wirksamste heißt Estradiol. Vor einiger Zeit wurde Frauen in den Wechseljahren dieses Hormon in Form von Tabletten verschrieben, die gegen Hitzewallungen halfen. Man nahm an, dass sie auch vor Herz- und Gefäßerkrankungen, Demenz und Osteoporose schützen würden. Gegen Hitzewallungen helfen Hormone tatsächlich, und wahrscheinlich schützen sie auch vor Osteoporose, aber mit der Zeit stellte sich heraus, dass eine langfristige Hormontherapie das Risiko von Brustkrebs und möglicherweise von Herz- und Gefäßerkrankungen erhöhen kann, weshalb sie inzwischen nur noch in extremen Fällen verschrieben werden.

Brustkrebsauslösende Hormone will sicher niemand in seiner Nahrung haben. Wie viel von diesem Estradiol befindet sich aber in der Milch? Das ist recht gründlich untersucht worden: Ein Liter Kuhmilch enthält ungefähr zehn Milliardstel Gramm Estradiol. Zwischen biologisch und konventionell hergestellter Milch gibt es diesbezüglich keinen Unterschied. In Käse oder Butter ist etwas mehr vorhanden, weil sie mehr Fett enthalten. In der folgenden Grafik wird die Menge an Estradiol, die in einem halben Liter Milch oder Joghurt enthalten ist, mit der Menge verglichen, die im Körper einer Frau, in Muttermilch und in Arzneimitteln vorkommt. Da die Mengen in Milch und im Speichel so niedrig sind, werden sie in der unteren Grafik nochmals vergrößert dargestellt.

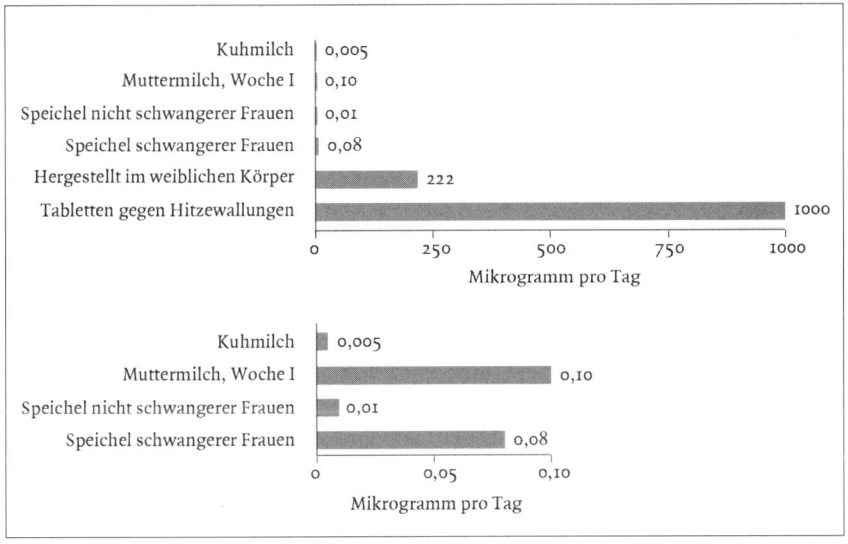

Mengen des Hormons Estradiol, die Menschen pro Tag zu sich nehmen können

Die Grafik zeigt auch, wie viel von diesem Hormon ein neugeborenes Baby mit einem halben Liter Muttermilch pro Tag aufnimmt: zwanzig Mal mehr als ein Erwachsener durch Kuhmilch! Übrigens ist das Estradiol in Kuhmilch genau das gleiche wie in menschlicher Muttermilch. Das heißt, Frauen haben das gleiche Estradiol wie Kühe und Männer das gleiche Testosteron wie Stiere.

Eine schwangere Frau hat große Mengen an Hormonen in ihrem Blut, deshalb befinden sich in der ersten Woche nach der Entbindung noch viele Hormone in ihrer Muttermilch. Später wird das zwar weniger, dennoch verschwinden die Hormone nicht restlos.

Die Hormone kommen auch im Speichel von Schwangeren vor. Gegen Ende der Schwangerschaft schlucken Frauen pro Tag mit ihrem eigenen Speichel genauso viel Estradiol wie in sieben Packungen Milch enthalten sind. Auch der Speichel nicht schwangerer Frauen im fruchtbaren Alter enthält Estradiol.

Kann das Estradiol in der Kuhmilch also in irgendeiner Form schädlich sein? Nein, denn es kommt in verschwindend geringer Dosierung vor. Der Körper eines Mädchens oder einer Frau im fruchtbaren Alter synthetisiert jeden Tag genauso viel Estradiol, wie sich in zwanzigtausend Packungen Milch (Inhalt jeweils 1 Liter) befinden.

Tabletten mit Estradiol, die gegen Hitzewallungen helfen, sind nicht schädlich, so lange sie nur gelegentlich geschluckt werden, auch wenn sie pro Stück genauso viel Estradiol enthalten wie einhunderttausend Packungen Milch.

Aber wie sieht es mit den in der Milch enthaltenen Wachstumshormonen aus? In den USA bekommen Kühe manchmal ein Rinderwachstumshormon (rBGH, bST oder Somatotropin) gespritzt, damit sie mehr Milch geben. Die Menge dieses Hormons, das in die Milch gelangt, ist ebenfalls vernachlässigbar gering. Zudem wird dieses Wachstumshormon nach dem Trinken der Milch im Darm aufgespalten, da es ein Eiweiß ist. Unsere Verdauung erkennt es als Nahrung an und zerlegt es in kleine Teile. Als Wachstumshormon wirkt es nur dann, wenn es gespritzt wird. Hinzu kommt, dass Rinderwachstumshormone sowieso nur bei Kühen wirken. Bei Kindern, die Probleme mit dem Wachstum haben, wird das menschliche Wachstumshormon gespritzt. Anders als das Geschlechtshormon Estradiol ist das Wachstumshormon bei Kühen und Menschen nämlich nicht identisch.

Zum Schluss möchte ich noch auf den sogenannten IGF-1-Faktor eingehen, ein anderes Wachstumshormon, das Kinder benötigen. Es wird vor allem in der Pubertät von der Leber produziert. In der Kuhmilch befinden sich auch kleine Mengen Rinder-IGF-1, in den USA etwas mehr als bei uns. Amerikanische Kühe, denen Rinderwachstumshormone gespritzt wurden, synthetisieren zusätzlich IGF-1, und davon gelangt etwas in ihre Milch, wenngleich nur minimale Mengen. IGF-1 ist wie das Wachstumshormon ein Eiweiß und wirkt daher auch nur, wenn es im Körper produziert oder gespritzt wird. Gelangt es in das Verdauungssystem, wird es im Darm durch unsere Verdauungsenzyme zerlegt. Milch zu trinken erhöht zwar die Menge unseres eigenen IGF-1-Spiegels im Blut etwas – aber das geschieht auch, wenn man Soja-Eiweiß zu sich nimmt, und dann sogar noch mehr. Der Anstieg des IGF-1 scheint daher eine allgemeine Reaktion auf eiweißreiches Essen zu sein. Was das für Auswirkungen auf unsere Gesundheit hat, ist aber noch nicht klar.

Was also die in Milch vorkommenden Hormone betrifft, besteht keinerlei Anlass zur Sorge. Doch scheinbar wachsen Kinder schneller, wenn sie Milch bekommen. Das gilt besonders für unterernährte Kinder in der Dritten Welt, die zusätzlich zu ihrer Nahrung Milch trinken. Bei wohlgenährten deutschen Kindern ist die Auswirkung von Milch hingegen gering: Wenn ein Kind jeden Tag einen Becher Milch zusätzlich trinkt, wächst es letztendlich in seinem Leben einen halben Zentimeter mehr. Ob das durch Kalzium, Eiweiß oder etwas anderes bewirkt wird, wissen wir nicht. Aber die Menge der Hormone in der Milch ist vernachlässigbar und hat höchstwahrscheinlich keinen Einfluss auf die Gesundheit.

»Biomilch und Biokäse sind gesünder als konventionell hergestellte Produkte«

Eine schweizer Kuh auf einer Alm scheint mir glücklicher zu sein als ihre Nichte in einem niederländischen Stall, ganz zu schweigen von ihrer Familie in US-amerikanischen Megazuchtbetrieben. Aber produzieren in Freiheit lebende und mit Bionahrung gefütterte Kühe gesündere Milch und gesünderen Käse?

Schweizer Kühe klettern im Sommer auf Berghängen herum und grasen dort. Dieses Gras unterscheidet sich von anderem Gras. Auf normalen Weiden ist das Gras speziell für Kühe gezüchtet. Zudem wird dort haufenweise Kunstdünger ausgebracht. Auf einer Alm hingegen ist nichts gezüchtet, und der einzige Mist, der dort ausgebracht wird, ist der, den die Kühe selbst hinterlassen. Auf Almen wachsen Hunderte verschiedene Pflanzenarten, die Wiesen dort sind eher ein Kräutergarten. In der Milch dieser Kühe sind die verspeisten Kräuter enthalten, aus dem die Sennerin dann Käse herstellt.

Ist dieser aber gesünder als herkömmlicher Käse? Leider nein. Man ist nämlich nicht das, was man isst – auch nicht als Kuh. Man ist vielmehr einfach seine DNA. Die Kuh-DNA sorgt dafür, dass alles, was das Tier isst, aufgespalten wird in die immer gleichen 20 oder 30 Bestandteile, die schließlich im Fleisch und der Milch der Kuh enthalten sind. Biologische Kuhmilch ist daher, was Eiweiß, Vitamine, Kalzium und sonstige Mineralien betrifft, nicht besser oder schlechter als konventionell produzierte Kuhmilch. Sie schmeckt auch gleich.

Manche Menschen sind der Ansicht, dass Bio-Rohmilch noch besser schmeckt als einfache Bio-Milch. Sie glauben auch, dass Rohmilch gesünder ist. Dafür gibt es aber keinen Beweis – im Gegenteil: Rohmilch kann gesundheitsschädliche Bakterien enthalten. Die Wahrscheinlichkeit einer Infektion ist beim Verzehr von Rohmilch etwa zweihundert Mal größer als beim Verzehr konventioneller Milch. Immerhin ist die Wahrscheinlichkeit einer Infektion selbst bei Rohmilch verschwindend gering: Ungefähr einer von 25 000 Rohmilchtrinkern pro Jahr erkrankt schwer daran.

Egal ob roh oder pasteurisiert: Einen Unterschied hat Bio-Milch dann doch im Vergleich zu herkömmlicher Milch, und zwar im Fett. Das liegt an dem Gras, das Kühe aus Bio-Haltung fressen. Denn Gras und andere Pflänzchen enthalten ungesättigte Fettsäuren (Seite 65), die von den Bakterien im Kuhmagen teilweise zu Transfettsäuren (Seite 107) umgewandelt werden. Transfettsäuren sind nicht gesund, auch die aus Milch nicht, obwohl sie so schöne Namen haben wie konjugierte Linolsäure (CLA) oder Vaccensäure. Nicht nur die Milch, sondern auch Alpenkäse oder Käse von Kühen aus Bio-Haltung enthält mehr Transfettsäuren als nicht biologisch produzierter Käse. Glücklicherweise ist die enthaltene Menge aber gering, sodass dies kein Grund dafür sein sollte, Bio-Milch und -Käse zu meiden.

Ungesättigte Fettsäuren landen auch teilweise unverändert im Fleisch und in der Milch, aber in ebenfalls so geringen Mengen, dass es kaum Auswirkungen hat. Wer mehrfach ungesättigte Fettsäuren zu sich nehmen will, muss also keinen Biokäse essen, sondern Sonnenblumen-, Raps- oder Sojaöl, Margarine, Fisch und Nüsse.

Wenn also Biomilch und Biokäse die gleiche vernachlässigbare Menge an Hormonen aufweisen und der Anteil der Transfettsäuren bei Bioprodukten sogar höher ist, in welcher Hinsicht sind Biomilch und Biokäse dann gesünder? Ein entscheidender Aspekt sind die Antibiotika. In der biologischen Viehzucht werden Antibiotika viel seltener eingesetzt als in der normalen Viehzucht, weswegen hier auch weniger Resistenzen entwickelt werden. Resistenzen werden verursacht durch übermäßigen

Einsatz von bakterientötenden Mitteln. Zwar sterben die empfindlichen Bakterien ab, aber früher oder später entsteht ein mutiertes Bakterium, welches das Antibiotikum doch verträgt. Diese mutierten Bakterien vermehren sich und verbreiten sich schließlich auf dem ganzen Bauernhof.

Weltweit ist die Hauptursache von Resistenzen der reichliche Einsatz von Antibiotika in Krankenhäusern. Aus diesem Grund sollten Ärzte sparsam mit Antibiotika umgehen. In den Niederlanden beispielsweise funktioniert das ganz gut, weshalb dort nur einer von Tausend Krankenhauspatienten Träger des MRSA-Keimes (multiresistenter Staphylokokkus Aureus) ist. In Deutschland ist die Zahl dagegen etwas höher, und bei Patienten aus Spanien und Italien oder anderen Ländern, in denen großzügig mit Antibiotika umgegangen wird, sogar noch viel höher. Diese Patienten müssen, wenn sie in ein niederländisches Krankenhaus kommen, erst einmal in Quarantäne, um zu ermitteln, ob sie Träger von antibiotikaresistenten Bakterien sind.

Schweinezüchter indes haben große Fehler gemacht: Mehr als die Hälfte von ihnen trägt MRSA-Bakterien in sich. Niederländische Viehzüchter stehen, was den Einsatz von Antibiotika betrifft, an der Spitze. Der Grund dafür ist, dass in den gigantischen Ställen sehr leicht Epidemien ausbrechen. Außerdem wachsen Schweine und Hühner schneller, wenn sie mit Antibiotika gefüttert werden, sodass der finanzielle Reiz verlockend ist. Die Schweine sind dadurch aber voller Bakterien, die unempfindlich gegen Antibiose sind. Wer sein Kotelett gut durchbrät, bekommt damit zwar zunächst keine Probleme, aber über Umwege dann doch noch: Denn im Stall gehen die resistenten Bakterien der Tiere auf den Schweinehalter über, auf den Tierarzt und auf andere Menschen, die sich in solchen Ställen aufhalten. Im weiteren Verlauf werden diese resistenten Keime dann von Mensch zu Mensch übertragen und eine Erkrankung ist nur schwer zu heilen. Ein großes Problem liegt zudem darin, dass Menschen Träger dieser multiresistenten Krankheitserreger sind, bevor sie selbst daran erkranken, und sie so auf weitere Menschen übertragen. Glücklicherweise sind inzwischen Maßnahmen gegen den übermäßigen Gebrauch von Antibiotika in der Viehzucht getroffen worden, sodass der Verbrauch sinkt.

In der biologischen Viehzucht werden dagegen viel weniger Antibiotika eingesetzt. Wer also Bio-Fleisch kauft, unternimmt auch etwas gegen die Antibiotikaresistenz. Aber das ist nicht genug. Wichtig ist auch, Ärzte nicht dazu zu drängen, Antibiotika im Krankheitsfall zu verschreiben. Gleiches gilt für die Behandlung von Haustieren wie Katze, Hund oder Pferd. Hier sind Tierärzte dazu angehalten, nicht gleich zum Antibiotikum zu greifen. Namentlich geht es um die neuere Sorte Antibiotika, die sogenannten Cefalosporine. Sie müssen unser Leben retten, wenn andere Antibiotika nicht mehr wirken. Moderne Cefalosporine werden bei Schweinen, Hühnern und Kühen sparsam eingesetzt, wohl aber sehr häufig bei Haustieren – also Hunden, Katzen und Kaninchen, aber auch Pferden. Das wäre nicht immer nötig und erhöht zudem das Risiko, dass sie irgendwann bei Menschen nicht mehr wirken. Es ist daher höchste Zeit, dass die Kleintierärzte genauso wie die Tierärzte für das Großvieh durch das Bundesamt für Verbraucherschutz und Lebensmittelsicherheit beaufsichtigt werden.

Wer Milch, Käse und Fleisch aus biologischer Erzeugung kauft, trägt dazu bei, die Antibiotikaresistenz zu vermeiden. Natürlich sollte man hier zudem den zusätzlichen Aspekt der artgerechten Tierhaltung erwähnen.

Davon abgesehen sind Bioprodukte qualitativ gleichwertig zu Milch, Käse und Fleisch aus konventioneller Produktion.

»Milchfett ist gesund«

Unabhängige Experten behaupten, dass Milchfett und Butter den Cholesteringehalt des Blutes erhöhen und deshalb nicht gut für das Herz sind. Allerdings werden immer öfter Berichte veröffentlicht, wonach dies doch weniger schlimm sei. Ist Milchfett gesund oder nicht?

Milchfett enthält einen hohen Anteil an gesättigten Fettsäuren. Alle Fette bestehen sowohl aus ungesättigten als auch aus gesättigten Fettsäuren (Seite 65), wer viel davon isst, nimmt an Gewicht zu. Was ihre Wirkung auf das Cholesterin betrifft, so unterscheiden sich gesättigte und ungesättigte Fettsäuren jedoch erheblich. Milchfett ist unter den tierischen Fetten das Fett, das die Cholesterinwerte am stärksten erhöht, denn es enthält die höchste Menge an gesättigten Fettsäuren: Und zwar 1,5 Mal so viel wie Speck. Ein zu hoher Cholesteringehalt im Blut gilt als wesentlicher Auslöser von Herzinfarkten (Seite 87). Deshalb nehmen mehr als sechs Millionen Deutsche cholesterinsenkende Mittel, deren Wirkung die Lebenserwartung deutlich steigert.

Wird Fett aus Milch und Fleisch durch pflanzliche Öle ersetzt, wirkt das – wenngleich etwas schwächer – ebenfalls cholesterinsenkend. Die Zahl der Herzinfarkte wird dadurch auch verringert. Das ergaben Studien aus dem letzten Jahrhundert in Skandinavien und den USA. In diesen Ländern waren Herzinfarkte die häufigste Todesursache, genauso wie in anderen Ländern, in denen viel Milchfett konsumiert wurde. Natürlich ist das kein eindeutiger Beweis, denn die Lebensgewohnheiten können sich von Land zu Land in vielerlei Hinsicht unterscheiden. Also waren weitere Untersuchungen notwendig. Be vielen Studien stellte sich heraus, dass Menschen, die normalerweise ungesättigte Öle zu sich nahmen, ein geringeres Risiko hatten, einen Herzinfarkt zu erleiden, als solche, die viele gesättigte Fettsäuren konsumierten. Den überzeugendsten Beweis erbrachte aber folgendes Experiment: Um herauszufinden, ob Milchfett tatsächlich eine Ursache von Herzinfarkten ist, wurde bei Probanden in Skandinavien und in den USA für einige Jahre Milch- und Fleischfett in den Lebensmitteln durch pflanzliche Öle ersetzt, die reich an ungesättigten Fettsäuren waren, vor allem die Omega-6-Fettsäure Linolsäure (Seite 65). Das Ergebnis war eindeutig: Im Vergleich zur Kontrollgruppe, in der die Probanden weiterhin tierische Fett aßen, nahm die Zahl der Herzinfarkte bei den Probanden mit der Linolsäure in allen Ländern ab.

Die Empfehlung der Experten lautet seither, weniger Milchfett zu konsumieren und stattdessen linolsäurereiche Öle zu verwenden. Doch diese Empfehlung richtet sich nicht primär gegen den Konsum von Milch. Immerhin enthält Milch wertvolle Nährstoffe (Seite 90). Die besten Alternativen sind daher fettarme Milch oder Buttermilch, denen ein Großteil des Fettes entzogen wurde.

Kühe produzieren aber mit der Milch unvermeidlich auch Milliarden Kilo Fett. Das meiste von diesem ungesunden Fett wird zu Käse verarbeitet, der Rest zu Butter, Vollmilch, Schlagsahne und Sahneeis.

Der schlechte Ruf von Milchfett war natürlich ein Problem für die Milchindustrie, die deshalb im November 2008 eine Tagung der sogenannten Global Dairy Platform in Mexiko City veranstaltete. Die Global Dairy Platform ist ein weltweiter Zusammenschluss von Unternehmen der Milchindustrie. Mitglieder sind unter anderem Campina, Nestlé, Danone, Deutsches Milchkontor und Tetrapack (Hersteller von Milchverpackungen). Zusammen verkaufen sie Milch, Käse, Joghurt, Butter, Pudding, Schlagsahne und Sahneeis für 100 Milliarden Dollar pro Jahr. Auf der Tagung in Mexiko wurde beschlossen, dass die Aufbesserung des Images von Milchfett Priorität bekommen sollte. Ziel war es, die Erkenntnisse zu widerlegen, dass Milchfett negative Auswirkungen auf die Gesundheit hat. Damit stellte sich die Milchindustrie eine schwere Aufgabe.

Dass zu dieser Zeit eine wachsende Zahl an Skeptikern behauptete, dass der angebliche Zusammenhang von Cholesterin und Herzinfarkten das Ergebnis einer Verschwörung seien, kam der Milchindustrie gerade recht. Denn für das Marketing eines Unternehmens reicht es oft schon aus, wenn es auf Kontroversen und vorhandene Zweifel verweisen kann, um die potenziellen Kunden wieder ins Boot zu holen.

Was das betrifft, leistete einst auch die Zigarettenindustrie Pionierarbeit und schaffte es erfolgreich, Zweifel zu streuen. Produzenten von als ungesund geltenden Produkten wie Milchfett und Erfrischungsgetränken folgen nun diesem Beispiel.

Die Milchwirtschaft hat gute Beziehungen zu Wissenschaftlern, die wiederum finanzielle Unterstützung für ihre Forschungsprojekte brauchen. Die Ergebnisse derart gesponserter Forschungsarbeiten fallen für die Produkte der Geldgeber meist günstiger aus, als es bei einer unabhängigen Studie der Fall gewesen wäre. Das ist kein Betrug, sondern eher eine andere Gestaltung der Untersuchung oder eine etwas optimistischere Auslegung der Ergebnisse. Eine PR-Agentur fasst diese Ergebnisse schließlich in einem Pressebericht zusammen, der mit dem Titel »Butter ist besser als ihr Ruf« überschrieben wird, und schon sieht das Ganze aus, als wäre etwas Neues entdeckt worden und landet als Nachricht in der Zeitung. Auf diese Weise verbreiten sich dann Mythen dieser Art. Aber dass Milchfett gesund ist beziehungsweise unbedenklich, bleibt ein Mythos. Es erhöht den Cholesterinspiegel und enthält keine wichtigen Nährstoffe.

»Linolsäure ist ungesund«

Schon seit vielen Jahren empfehlen Experten, weniger gesättigte Fettsäuren und mehr Linolsäure zu sich zu nehmen (siehe Linolsäure auf Seite 65). Das bedeutet: weniger Fett aus Fleisch, Gebäck, Torten und Käse und mehr weiche Margarine, pflanzliche Öle und Nüsse.

Im Internet wird das heftig bestritten. Es wird sogar behauptet, dass Linolsäure ungesund sei. Ist da etwas dran?

Eine Publikation von 2013 schien zu widerlegen, dass Linolsäure vor Herzinfarkten schützt. Dies beruhte jedoch auf einer Untersuchung aus der Zeit von 1966 bis 1976. Die Probanden waren zweihundert australische Patienten, die einen Herzinfarkt überlebt hatten. Sie bekamen Nahrungsmittel mit linolsäurereicher Margarine und Öl anstatt Butter. Wiederum zweihundert andere Patienten dienten als Vergleichsgruppe. In Vergleich zu anderen Studien war die Anzahl der Probanden gering. Zudem wurden keine Blutwerte der Patienten erfasst, um ihre tatsächliche Ernährung zu überprüfen. Hinzu kam, dass nach fünf Jahren zwei Drittel der Patienten nicht mehr auffindbar war. Es ist also nicht verwunderlich, dass damals keine Ergebnisse dieses Versuchs veröffentlicht wurden. Es erschien lediglich ein Kongressbericht, aus dem hervorging, dass in der Linolsäure-Gruppe mehr Menschen gestorben waren als in der Kontrollgruppe: Das Verhältnis betrug 39 zu 28. Das war unerwartet, aber eine Differenz von 11 Todesfällen konnte nach Aussagen der Forscher auch Zufall sein, weshalb keine Rückschlüsse daraus gezogen wurden.

Die Amerikaner Ramsden und Hibbeln sind aber fest davon überzeugt, dass Linolsäure ungesund ist. Auf der Suche nach einer Untermauerung dieser These entdeckten sie eine alte Magnetspule mit Informationen zu der australischen Studie aus den 60er-/70er-Jahren.

Mit nunmehr vierzig Jahren Verspätung wurden die Ergebnisse nun doch noch in einer wissenschaftlichen Zeitschrift veröffentlicht, allerdings mit einer Auslegung, die damals so nicht nahelag. Vielmehr wurden die damaligen Unzulänglichkeiten ignoriert und die Ergebnisse dank komplizierter mathematischer Berechnungen signifikant.

Ich finde es etwas zweifelhaft, so viele statistische Berechnungen auf eine beschränkte Anzahl von Ergebnissen anzuwenden. Das vergrößert nämlich die Wahrscheinlichkeit von signifikanten Zufallsergebnissen. Was man an dieser Studie aber tatsächlich kritisieren sollte, ist die große Menge an Transfettsäuren, die sich in der linolsäurereichen Margarine befand. Und Transfettsäuren wiederum erhöhen die Wahrscheinlichkeit von Herzinfarkten (Seite 107).

Außer Ramsden und Hibbeln gibt es noch weitere Forscher, die davon ausgehen, dass mehrfach ungesättigte Fettsäuren wie Linolsäure schlecht sind. Sie führen dafür zwei Gründe auf: Erstens könnten mehrfach ungesättigte Fettsäuren in den Zellen zu schädlichen Stoffen oxidieren (zu Stoffen, die bei der Erhitzung von Linolsäure entstehen, siehe Seite 106). Ausführliche Untersuchungen dieser Oxidationshypothese belegten dies jedoch nicht. Die Einnahme von Antioxidantien, die der Oxidation von Fettsäuren in den Zellen entgegenwirken, führte nicht zu weniger Erkrankungen und Sterbefällen.

Des Weiteren wurde angenommen, dass Linolsäure die Bildung von Fischfettsäuren (Omega-3-Fettsäuren) bremsen würde. Fischfettsäuren werden als solche gegessen, aber auch durch die Verlängerung der pflanzlichen Vorläufer gebildet. Die Omega-3-Fettsäuren aus Fisch sind daher etwas länger als die Omega-3-Fettsäuren aus Pflanzen. Pflanzliche Omega-3-Fettsäuren nehmen wir hauptsächlich mit Margarine, Mayonnaise und Brot zu uns. Unser Stoffwechsel kann daraus Fischfettsäuren herstellen, auch wenn das mühsam ist und dabei längst nicht die Menge erreicht wird, die im Fisch enthalten ist. Fischfettsäuren brauchen wir für die Augen, das Gehirn und verschiedene Zellmembranen. Fraglich ist, inwiefern die Herstellung von Fischfettsäuren aus ihren pflanzlichen Vorläufern durch Linolsäure gestört werden könnte. Tatsächlich tritt diese Störung im Reagenzglas und in Tierversuchen mit Ratten auf.

Beim Menschen konnte diese Art von Störung bisher jedoch nicht nachgewiesen werden.

Neben den hier vorgestellten Theorien, warum Linolsäure schlecht sein soll, gibt es noch zahlreiche andere, aber auch die haben keine solide Basis. Ausschlaggebend sind Experimente bei Menschen, und diese zeigen, dass eine linolsäurereiche Nahrung die Wahrscheinlichkeit von Herzinfarkten herabsetzt (Seite 79). Es spricht also nichts gegen eine ausgewogene Ernährung mit Linolsäure.

»Migräne kann durch Käse, Wein oder Schokolade ausgelöst werden«

Manche Menschen glauben, dass sie Migräne von altem Käse bekommen. An sich ist das nicht unlogisch. Alter Käse benötigt etwa ein Jahr zur Reifung, und während des Reifens entstehen Abbauprodukte aus Eiweiß, die sogenannten Amine. Amine befinden sich auch in anderen Nahrungsmitteln, hauptsächlich in solchen, die lange reifen oder fermentieren, wie beispielsweise Salami, Sojasoße oder geräucherte Makrelen. Unser Körper stellt auch selbst Amine in ganz geringen Mengen her. Zum Beispiel im Gehirn, wo sie als wichtige Signalstoffe fungieren. Theoretisch wäre es daher möglich, dass wir das Gleichgewicht in unserem Gehirn durcheinanderbringen, wenn wir zu viele Amine durch unsere Nahrung aufnehmen.

Ob das wirklich stimmt, ist nicht so einfach festzustellen. Für eine Studie müssten genügend Menschen gefunden werden, die Amine nicht vertragen und die bereit wären, an einer Untersuchung teilzunehmen. Und natürlich müsste die Untersuchung so angelegt sein, dass ein Placebo-Effekt ausgeschlossen wird, denn schließlich könnten die Kopfschmerzen auch allein von der Vorstellung, etwas Schädliches zu essen, ausgelöst werden. Tatsächlich gibt es sogar viele solcher Studien. Wissenschaftler der TNO (Niederländische Organisation für Angewandte Naturwissenschaftliche Forschung) und der Universität von Groningen haben alle bisherigen Ergebnisse zusammengefasst und kamen zu dem Schluss, dass niemand Migräne von den Aminen aus Käse bekommt. Das Gleiche gilt für Amine aus Rotwein und Schokolade.

Eigentlich ist das logisch, denn unser Darm enthält spezielle Enzyme, die Amine aus der Nahrung abbauen und unschädlich machen. Unser Körper nimmt die Amine daher nicht einfach auf, und ins Gehirn kommen sie schon gar nicht. Um tatsächlich krank davon zu werden, müsste man eine enorme Menge zu sich nehmen. Vorsicht ist jedoch bei verdorbenen Makrelen geboten, sie können dann so viele Amine enthalten, dass man davon ernsthaft erkranken kann.

Feststeht aber, dass man von der Menge an Aminen in Käse, Wein oder Schokolade keine Migräne bekommen kann.

Sie werden sich vielleicht fragen, ob Ihre Kopfschmerzen nach einem Abend mit reichlich Wein nur Einbildung sind. Nein, sind sie nicht. Sie haben wirklich Kopfschmerzen. Nur kommen diese nicht von den Aminen oder sonstigen geheimnisvollen Stoffen, sondern ganz einfach vom Alkohol.

»Kokosöl ist gesund«

In letzter Zeit ist immer öfter zu hören, dass Kokosöl sehr gesund sei. Es würde das Risiko von Herz- und Gefäßkrankheiten sowie von Infektionen senken. Ist das wahr?

Eigentlich ist Kokosfett eine bessere Bezeichnung für das in den Tropen flüssige Kokosöl. Ab einer Temperatur von etwa 24 Grad Celsius abwärts wird Kokosöl fest und somit zu Kokosfett. Aber wie gesund ist Kokosfett? Die am häufigsten untersuchte Auswirkung auf unseren Körper ist die auf den Cholesteringehalt des Blutes, der durch den Verzehr von Kokosfett ansteigt. Das ist keine große Überraschung, denn Kokosfett ist gesättigtes Fett, und gesättigte Fette erhöhen bekanntermaßen das Cholesterin (Seite 78). Kokosfett erhöht sowohl das schlechte LDL-Cholesterin im Blut als auch das gute HDL-Cholesterin (genauere Informationen zu LDL- und HDL-Cholesterin auf Seite 63). Wie das HDL mit der Gesundheit der Herz- und Blutgefäße zusammenhängt, ist noch nicht komplett erforscht. Klar ist jedoch, dass das LDL-Cholesterin Herzinfarkte verursacht, während über die positiven Wirkungen von HDL immer mehr Zweifel aufkommen. Nahrungsmittel, die das LDL-Cholesterin erhöhen, sollten daher nur in Maßen verzehrt werden. Bei Versuchen mit Kaninchen und Hamstern hat sich herausgestellt, dass diese eine starke Arterienverkalkung von Kokosfett bekommen. Diese Erkenntnisse lassen sich zwar nicht ohne Weiteres auf den Menschen übertragen, aber warum sollte man ein potenzielles Risiko ignorieren?

Wie sieht es aber mit der Wirkung von Kokosfett bei Infektionen aus? Neben der Verwendung in der Lebensmittelindustrie wird aus Kokosfett auch Seife hergestellt. Im Prinzip ist jede Art von Fett eine gute Grundlage für Seife, der Vorteil bei Kokosfett liegt jedoch darin, dass es billiger ist, sehr sauber wäscht und in Form von Seife Bakterien und Viren abtötet. Letzteres liegt natürlich nicht an dem Kokosfett allein, sondern an der Beschaffenheit als Seife. Ein ähnliches Beispiel ist der Alkohol, der zwar in der Medizin zur Desinfektion genutzt wird, aber keine Infektion heilt, wenn man ihn trinkt. Denn bevor jemand genügend Alkohol zu sich genommen hat, um Viren abzutöten, stirbt er selbst. Bezogen auf das Kokosfett ist eindeutig festzustellen, dass die antibakterielle und antivirale Wirkung im Körper nicht zutrifft. Denn unser Körper stellt nun einmal keine Seife aus Kokosfett her. Und Kokosfett zu essen hilft daher nicht gegen Aids, Gonorrhoe oder andere Infektionskrankheiten. Diese Wirkung ist ein Trugschluss.

Aber hilft Kokosfett vielleicht beim Abnehmen? Grundsätzlich gilt: Der Körper verbrennt nie mehr, als er braucht (Seite 21). Hat jemand Kokosfett gegessen, verwendet der Körper zwar zuerst das Kokosfett als Brennstoff für seine Muskeln, aber alle Fette, die darüber hinaus gegessen wurden, werden im Fettgewebe gespeichert. Es ist also egal, welche Fette man isst, zu viel davon führt zu einer Gewichtszunahme – sowohl Kokosfett als auch andere Fette oder Kohlenhydrate.

Für Großkonsumenten kostet Kokosfett im Einkauf knapp 1 Euro pro Liter. An den Endkunden wird es für etwa 20 Euro pro Liter verkauft. Diese Gewinnspanne findet man sonst nur im Drogenhandel und bei Nahrungsergänzungsmitteln. Daher ist es nicht überraschend, dass geschickte Händler Märchen über Kokosfett verbreiten. Die sollten Sie aber nicht glauben. Wenn Ihnen Kokosfett schmeckt, können Sie es ruhig verwenden, aber andere Fette – oder eigentlich Öle – sind gesünder.

»Eier sind nicht schlecht für das Herz«

Die Empfehlungen zum Verzehr von Eiern werden immer als Beispiel dafür angeführt, dass sich die Meinungen der Ernährungsexperten mit der Zeit ändern. Aber was stimmt nun und was ist längst widerlegt?

Vor gut hundert Jahren machte Alexander Ignatowski, Arzt an der Kaiserlichen Militärakademie in Sankt Petersburg, eine spektakuläre Entdeckung. Mit dem Füttern von Eiern, Milch und Käse löste er bei Kaninchen eine Arterienverkalkung aus. Diese Wirkung konnte auf den fettartigen Stoff Cholesterin zurückgeführt werden. Cholesterin kommt in tierischen Nahrungsmitteln vor, besonders im Eidotter befindet sich reichlich davon. Das aufgenommene Cholesterin häufte sich im Blut der Kaninchen an und lagerte sich später an den Gefäßwänden ab. Diese Abweichungen in den Blutgefäßen waren sehr ähnlich zu denen von Menschen, die an einem Herzinfarkt gestorben waren. Seitdem haben Eier den Ruf, schlecht für das Herz zu sein.

Dennoch sind Eier heutzutage kein Thema mehr bei Ernährungsberatungen. Doch woher kommen diese Verunsicherung und das Hin und Her zwischen gesund und ungesund? Daran sind drei Gruppen beteiligt· Wissenschaftler, Medien und Produzenten.

Vor fünfzig Jahren aßen amerikanische Männer regelmäßig 2 Spiegeleier mit Speck zum Frühstück. Wissenschaftler rieten davon ab, da damals eine regelrechte Epidemie von Herzinfarkten unter Männern im mittleren Alter grassierte. Zudem war bekannt, dass ein hoher Cholesteringehalt im Blut eine Ursache dafür war. Immerhin waren nach Auffassung der Wissenschaftler Eier weniger schädlich als fettes Fleisch und Vollmilch. Diese enthalten nämlich sowohl viel Cholesterin als auch die cholesterinerhöhenden gesättigten Fettsäuren. Jedoch ist die Wirkung eines Eies auf den schlechten LDL-Cholesteringehalt im Blut nicht zu vernachlässigen, es irkt genauso stark wie etwa 50 Gramm geräucherter Schweinespeck. Dennoch ist es für Wissenschaftler und Ernährungsberater kaum mehr notwendig, Eier zu thematisieren. Amerikaner beispielsweise essen inzwischen nur noch durchschnittlich ein halbes Ei am Tag, genauso die Niederländer und die Deutschen. Die Aufmerksamkeit der Wissenschaft richtet sich daher heutzutage auf andere Themen, zumal die zunehmende Fettsucht , die mit dem Konsum von Eiern nichts zu tun hat.

Die Medien berichteten immer gern über Ernährung, über Cholesterin und Herzinfarkte, aber niemand verstand etwas von gesättigten Fettsäuren aus Fleisch und Milch. Deswegen wurden die Beiträge immer mit Bildern von Eiern illustriert. Die Eierproduzenten waren darüber nicht erfreut und begannen, eigene Forschungsprojekte zu finanzieren. Ergebnis der von der Eierindustrie finanzierten Studien war, dass Eier den Cholesteringehalt des Blutes nicht erhöhten. Wenn man so eine Studie gründlich unter die Lupe nimmt, könnte man den Verdacht haben, dass zu wenige Menschen daran teilnahmen, zu wenige Eier gegessen wurden oder sonst etwas fehlte. Das hinderte die Eierproduzenten aber nicht daran, die neue Erkenntnis zu verkünden, dass Eier nicht gesundheitsschädlich seien. Für die Medien war das natürlich ein gefundenes Fressen. Wichtig ist auch, dass sogenannten epidemiologischen Untersuchungen zufolge, Menschen, die viele Eier essen, ein genauso hohes Risiko für einen Herzinfarkt zu haben scheinen wie Menschen, die weniger Eier essen. Das wiederum stützte natürlich die These, dass Eier keine negative Wirkung auf das Herz haben.

Aber mit Erkenntnissen aus epidemiologischer Forschung ist nicht das letzte Wort gesprochen. Diese Art von Untersuchungen kommen nämlich darüber hinaus zu dem Schluss, dass in Experimenten mit Menschen kein Zusammenhang zwischen dem Verzehr von Eiern und dem Cholesterinspiegel im Blut besteht, obwohl das mittlerweile zweifelsfrei festgestellt wurde. Die Erklärung hierfür ist, dass der Eierkonsum einer Person von Tag zu Tag stark variieren kann – während viele Menschen im Durchschnitt pro Tag die gleiche Menge an Eiern zu sich nehmen, wenn man einen längeren Zeitraum betrachtet. Darum ist es nicht möglich, anhand von Fragebögen, die in epidemiologischen Untersuchungen eingesetzt werden, diejenigen, die im Durchschnitt viele Eier essen von denjenigen zu unterscheiden, die durchschnittlich wenig davon zu sich nehmen. Und was die Wirkung auf die Arterien betrifft, so ist der durchschnittliche Konsum über mehrere Jahrzehnte entscheidend.

Was wir über die Verwertung von Cholesterin im Körper wissen, macht es auch unwahrscheinlich, dass Cholesterin aus Eidottern keine Wirkung auf die Arterien haben sollte. Aufgenommenes Cholesterin wirkt nämlich genau umgekehrt wie Statine, die cholesterinsenkenden Arzneimittel, die die Sterblichkeit durch Herzinfarkte so spektakulär gesenkt haben. Statine funktionieren so, indem sie den Cholesteringehalt in der Leber senken, sodass die Leber mehr Cholesterin aus dem Blut aufnehmen kann, was wiederum den Cholesteringehalt im Blut senkt. Cholesterin aus der Nahrung und damit auch aus Eiern wirkt umgekehrt: Es gelangt in die Leber, die daraufhin ihre Pforten schließt und kein Cholesterin aus dem Blut mehr aufnehmen kann, sodass der Cholesteringehalt im Blut steigt. Es wäre schon seltsam, wenn das keine Wirkung auf die Entstehung von Herzinfarkten haben sollte, die entgegengesetzte Behandlung mit Statinen aber schon.

Die Eierproduzenten können indessen zufrieden sein: Eier sind aus der Schusslinie. Und meine Empfehlung? Sie lautet wie immer: maximal drei Eier pro Woche. Wobei sich diese Empfehlung nur auf den Eidotter bezieht, denn im Eiweiß befindet sich kein Cholesterin.

Butter, Käse und Eier: Schlussfolgerung

Einige Bedenken über Milch bestehen zu Recht. Viele Menschen aus Südeuropa, Asien oder Afrika vertragen den Milchzucker (Laktose) nicht gut und bekommen Bauchschmerzen und Durchfall, wenn sie viel Milch trinken. Ausreichend bewiesen ist zudem die negative Wirkung von Milchfett auf das Herz. Dieser Effekt ist aber weniger bedeutend geworden, da unter Achtzigjährige aufgrund besserer Arzneimittel, gesünderem Essen und weniger Tabakkonsum immer seltener an Herz- und Gefäßerkrankungen leiden. Dennoch sollte man sich beim Verzehr von Käse und Butter mäßigen. Manche Wissenschaftler sind nicht sicher, ob das auch für Milchfett in Form von Vollmilch zutrifft. Ich und auch viele andere Wissenschaftler gehen davon aus, dass Milchfett den Cholesteringehalt erhöht und somit auch die Wahrscheinlichkeit für einen Herzinfarkt – unabhängig davon, in welcher Form es aufgenommen wird. Ich empfehle deshalb fettarme Milch oder Buttermilch. Ganz auf Milch zu verzichten, ist keine Alternative. Denn Milch ist gut für die Zähne und enthält viel Eiweiß, das beispielsweise Kinder für das Wachstum brauchen. Zudem enthält Milch Vitamin B12, das sonst nur in Fleisch, Fisch und Eiern vorkommt. Gerade für Vegetarier ist Milch ein guter Vitamin-B12-Lieferant. Außerdem liefert Milch Jod, Kalium, Zink, Vitamin A und diverse B-Vitamine. Magermilch ist daher eine gute Quelle von Nährstoffen, insbesondere für Kinder im Wachstum. Fettarme Milchprodukte senken auch den Blutdruck. Je niedriger der Blutdruck, je geringer die Wahrscheinlichkeit auf einen Herz- oder Schlaganfall.

Käse und Milch werden auch zur Vorbeugung gegen Osteoporose empfohlen. Tatsächlich sind sie unsere wichtigsten Kalzium-Lieferanten. Dennoch ist es umstritten, ob viel Milch und Käse tatsächlich das Risiko von Osteoporose senken kann. Allerdings scheint es auch nicht gerade ideal für die Knochen zu sein, überhaupt keine Milch zu trinken.

Spekulationen, wonach Milch Multiple Sklerose verursacht, sind in Untersuchungen nicht bestätigt worden. Auch die Theorie, dass Flaschennahrung für Säuglinge mit Kuhmilcheiweiß die Wahrscheinlichkeit auf Diabetes Typ 1 erhöht, ist durch ein großes internationales Experiment widerlegt worden.

Letztlich rate ich jedem, Horrorgeschichten über Milch zu ignorieren und jeden Tag ein bis zwei Gläser fettarme Milch zu trinken oder einen Becher fettarmen Joghurt zu essen. Diese enthalten wertvolle Nährstoffe, schützen möglicherweise ein wenig vor Darmkrebs und sind gut für die Zähne und den Blutdruck. Außerdem gibt es kaum Beweise dafür, dass sie in irgendeiner Form schädlich sind. Eier wiederum sind zwar nicht ganz unbedenklich für Herz und Blutgefäße, aber auch nicht furchtbar schlecht. Drei Eier pro Woche sind kein Problem, jeden Tag zwei Eier zu essen, ist dagegen nicht empfehlenswert.

GIFTE UND KREBS

Einleitung

Wer gerade von einer Kobra gebissen wurde, braucht sich nicht zu fragen, was Gift ist, er spürt, wie es sich in seinem Körper ausbreitet und seine Muskeln lähmt. Dasselbe gilt für jemanden, der Wurst gegessen hat, die mit Botulinumbakterien infiziert war. Das Gift, das durch die Bakterien abgegeben wird, das Botulinumtoxin, ist das stärkste Gift, das wir kennen. Minimale Mengen davon genügen, um die Muskeln zu lähmen und einen Menschen zu töten. Dennoch lassen sich viele Menschen regelmäßig Botulinumtoxin spritzen, um Falten auszubessern und vermeintlich jünger auszusehen – vor allem im Gesicht. Das Toxin wird unter dem gekürzten Namen Botox verkauft, und das Geheimnis liegt in seiner Dosierung. Weil die verwendete Menge Botox bei einer Schönheitsbehandlung zu gering ist, um sie messen zu können, wird Botox in biologischen Einheiten dosiert: Eine Einheit Botox ist die Menge, die eine Maus tötet. Ein Mensch, der seine Falten loswerden will, bekommt etwa zehn bis dreißig Einheiten Botox gespritzt. Das verabreichte Gift lähmt ausgewählte Muskeln im Gesicht, sodass sich die Falten glätten. Darüber hinaus ist es aber nicht gefährlich für den Körper. Ein Gift wird nur dann zum Gift, wenn es zu hoch dosiert ist. (Siehe auch Seite 44 und 113)

Das Prinzip der Dosierung gilt auch für die Inhaltsstoffe in unserer Nahrung. Unser Körper braucht zum Beispiel täglich ein halbes Gramm Salz. Das ist naturgemäß in der Nahrung enthalten. Ohne diese tägliche Mindestmenge an Salz wären wir nicht überlebensfähig. Die Wahrscheinlichkeit, zu wenig Salz mit der Nahrung aufzunehmen, ist allerdings verschwindend gering. Weil wir Salz mögen, streuen wir selbst, Nahrungshersteller und Köche zusätzlich Salz ins Essen. Auf diese Weise nehmen wir täglich nicht nur ein halbes, sondern sogar neun Gramm Salz zu uns – und das vergrößert das Risiko für hohen Blutdruck und Schlaganfälle.

Es sind Fälle bekannt, in denen Menschen mit einem Mal siebzig Gramm Salz zu sich nahmen und daran starben. Salz ist in niedriger Dosis unentbehrlich und in hoher Dosis tödlich. Das Gleiche gilt für Wasser, Vitamin A und alles, was sich sonst im Essen befindet.

Doch wie verhält es sich mit anderen Giften und gefährlichen Stoffen in unseren Nahrungsmitteln, im Trinkwasser und in der Luft? Für Wissenschaftler und Experten ist es oft schwierig, Richtwerte zu ermitteln, die festlegen, welche Menge für den menschlichen Körper unbedenklich ist. Schließlich kann man mit Menschen keine Versuche machen. Dennoch wollen die Menschen Grenzwerte, und sie wollen, dass diese Grenzwerte eingehalten und kontrolliert werden.

In einigen seltenen Fällen wurde durch Zufall herausgefunden, wie kleine Mengen eines Schadstoffes wirken. Von Radioaktivität wissen wir das durch Studien an Überlebenden von Hiroshima (Seite 101). Aber oft fehlt diese Art der Information. Dann greifen Wissenschaftler und mit ihnen der Gesetzgeber auf Tierversuche zurück. Am häufigsten wird der sogenannte Neunzig-Tage-Versuch an Ratten durchgeführt. Verschiedene Gruppen dieser Nager bekommen drei Monate lang eine verdächtige Substanz in unterschiedlichen Mengen unter ihr Futter gemischt. Jede Gruppe erhält eine unterschiedliche Dosierung. Nach drei Monaten werden die Tiere getötet und untersucht. Die Ratten mit der geringsten Dosis weisen in den meisten Fällen keine körperlichen Schäden auf. Erst bei hohen Dosen werden Abweichungen bei den Blutwerten oder an den Organen festgestellt. Die höchste Menge, die bei den Ratten keine Schäden hinterlassen hat, wird dann als die noch sichere Dosis angesehen und auf das Gewicht eines Menschen hochgerechnet. Zur Sicherheit wird dieser Wert noch mal durch 100 geteilt. So entsteht ein gesetzlicher Grenzwert, der für den Menschen als unbedenklich gilt.

Mit der Zeit werden zudem immer sensiblere Messmethoden entwickelt, die schon empfindliche Mengen an Schadstoffen nachweisen können. Ein Beispiel ist der Gehalt des Geschlechtshormons Estradiol in Milch. Ein Glas enthält ungefähr ein Milliardstel Gramm. Und obwohl diese geringe Dosierung überhaupt nicht schädlich sein kann, sind die Menschen beunruhigt, wenn sie hören, dass Milch Estradiol enthält. Sie verlangen dann strengere Kontrollen oder andere Maßnahmen, die überhaupt nicht notwendig sind.

Denn ein wenig Gift schadet nicht, wie das nachfolgende Kapitel zeigen wird.

»Die Zusatzstoffe in unseren Nahrungsmitteln verursachen Krebs«

Häufig wird behauptet, dass die Zahl der Krebserkrankungen zunimmt. Auslöser für Krebs seien unter anderem krebserregende Stoffe in unserem Essen, im Trinkwasser und in der Luft. Leiden wirklich immer mehr

Menschen an Krebs, und kommt das durch ungesunde Zusatzstoffe in den Nahrungsmitteln?

Es stimmt, dass die Zahl der Krebserkrankungen zunimmt. Derzeit gehören Krebserkrankungen zu den häufigsten Todesursachen. Das liegt aber nicht daran, dass die Menschen heutzutage in einem jüngeren Alter Krebs bekommen als früher; es liegt daran, dass das Risiko anderer Todesursachen durch die medizinischen Fortschritte gesenkt wird und darum die Menschen immer älter werden. Zumal immer weniger Menschen an Herz- und Gefäßerkrankungen sterben.

Bei der Prävention und Behandlung von Krebs sind natürlich auch deutliche Fortschritte erzielt worden. Berücksichtigt man, dass die Menschen heute im Durchschnitt viel älter als noch vor 20 Jahren werden, so geht die Krebssterblichkeit in Deutschland seit Jahren zurück, und die Lebenserwartung Betroffener ist stark angestiegen.

Es gibt aber auch Krebsarten, die häufiger auftreten als früher. So hat beispielsweise die Zahl der Sterbefälle an Lungenkrebserkrankungen bei Frauen stark zugenommen und nähert sich der Zahl der Brustkrebssterblichkeit an. Das kommt daher, dass Frauen vor etwa fünfzig Jahren damit angefangen haben zu rauchen und die Auswirkungen erst Jahrzehnte später abzusehen sind. Gegenwärtig rauchen bei jungen Erwachsenen in Deutschland sogar mehr Mädchen als Jungen.

Bei Männern hingegen hat die Anzahl der Lungenkrebserkrankungen deutlich nachgelassen. Im Gegensatz dazu nahm jedoch sowohl bei Männern als auch bei Frauen die Zahl der Hautkrebserkrankungen zu, was Überdosen an Sonne in den letzten fünfzig Jahren zuzuschreiben ist.

Erfreulicherweise hat jedoch die Zahl der Magenkrebserkrankungen stark abgenommen, was möglicherweise daran liegt, dass früher das Trinkwasser und auch Lebensmittel mit dem Bakterium *Helicobacter Pylori* verseucht waren. Dies steht im Verdacht, nicht nur Magengeschwüre, sondern auch Magenkrebs zu verursachen. Was das anbelangt, sind unsere Speisen und Getränke heute unbedenklicher geworden. Seit fünfzehn Jahren senkt sich zudem die Zahl der Neuerkrankungen an Dickdarmkrebs, während die Zahl derer, die daran versterben, schon langer rückläufig ist – vor allem, wenn die Überalterung der Gesellschaft berücksichtigt wird. Sicher liegt es auch daran, dass sich die Methoden der Früherkennung und Behandlung von Darmkrebs verbessert haben.

Enthielte unsere Nahrung heute tatsächlich immer mehr krebserregende Stoffe, hätte die Zahl der Krebserkrankungen bei den unter 65-Jährigen deutlich zunehmen müssen. Dies ist jedoch nicht der Fall – und schon gar nicht bezogen auf Magen- und Darmkrebserkrankungen. Es gibt also keinen Grund zu der Annahme, dass unsere Lebensmittel in Bezug auf krebserregende Stoffe schädlicher sind, als sie es früher waren.

Als schwerwiegendste Auslöser von Krebs, was die Ernährung betrifft, gelten Übergewicht und übermäßiger Alkoholkonsum. Menschen, die zu dick sind und sich zu wenig bewegen, haben folglich ein höheres Erkrankungsrisiko als schlanke, aktive Menschen. Dieser Zusammenhang konnte tatsächlich nachgewiesen werden, da bei übergewichtigen Menschen, die durch eine Magenverkleinerung stark an Gewicht verloren, auch das Erkrankungsrisiko wieder sank.

Wer also vorsorglich sein Krebsrisiko senken möchte, sollte nicht oder wenig Bier, Wein und Schnaps trinken und ein normales Gewicht halten. Aber was kann man noch tun? Tatsächlich viel, aber dazu muss man zunächst verstehen, wie Krebs entsteht.

Das Wachstum und die Teilung der Zellen werden von unseren Genen bestimmt. Sie wissen, wann sie die Zellen teilen und wachsen lassen müssen, zum Beispiel, um verbrauchtes oder beschädigtes Gewebe zu ersetzen, und wann sie das Wachstum einstellen müssen. Gene bestehen aus DNA, die von krebserregenden Stoffen, Viren und Strahlung verändert werden kann. Eine Veränderung der DNA nennt man eine Mutation. Diese Mutationen können dafür verantwortlich sein, dass die Gene falsche Informationen auf die Zellen übertragen, was zu einem vermehrten Zellwachstum führt. Eine veränderte Zelle entwickelt sich nicht sofort zu einer Krebszelle, es ist ein jahrelanger Prozess, für den mehrere Mutationen verantwortlich sind. Ein gesunder Lebensstil zahlt sich also erst nach etlichen Jahren aus.

Aber was macht diesen gesunden Lebensstil aus und wie kann schädlichen Veränderungen der DNA vorgebeugt werden? Als ich noch studierte, sangen wir gern das Lied *Cigarettes, Whiskey and Wild, Wild Women*. Zufälligerweise sind das genau die Faktoren, die die Wahrscheinlichkeit einer Krebserkrankung erhöhen (wilde Männer sind vielleicht noch schlimmer, aber die kamen in dem Lied nicht vor). Vor allem Tabak enthält viele krebserregende Stoffe, wer täglich eine Packung Zigaretten raucht, geht das hohe Risiko von bösartigen Zellveränderungen ein, nicht nur in der Lunge, sondern in sämtlichen Organen. Auch der Alkohol ist nicht zu unterschätzen, vor allem im Mund- und Rachenraum sowie in der Speiseröhre erhöht er neben dem Rauchen das Risiko für bösartige Geschwüre. Zudem erhöht Alkohol das Risiko einer Brustkrebserkrankung.

Auch Viren sind manchmal die Ursache von Krebs. Ein Beispiel sind Hepatitisviren, die Leberentzündungen und Leberkrebs verursachen können und etwa bei ungeschütztem Geschlechtsverkehr übertragen werden können. Kondome schützen also nicht nur vor Geschlechtskrankheiten, sondern auch vor Krebs. Junge Mädchen können sich darüber hinaus gegen das HPV-Virus (Humanes Papillomavirus) impfen lassen, das als Auslöser für Gebärmutterhalskrebs gilt. Die Impfung ist wirksam und gilt als unbedenklich. Darüber hinaus sind auch hier, wie bei Darmkrebserkrankungen, regelmäßige Vorsorgeuntersuchungen nützlich.

Ein weiterer krebsauslösender Faktor ist die Strahlung. Entgegen der weitverbreiteten Annahme ist es aber nicht die Strahlung von Sendemasten, Handys oder Mikrowellen, die viel zu schwach ist, um die DNA zu schädigen. Vielmehr geht es hier um Röntgenstrahlung und ultraviolette Strahlung. Natürlich sollte man wegen eines Röntgenbildes beim Arzt nicht gleich in Panik verfallen, schlimmer ist die Strahlung, die während eines CT-Scans vom Bauch auftritt, sie entspricht etwa hundert Röntgenaufnahmen. Die neuen Geräte sind zwar inzwischen deutlich besser entwickelt, aber dennoch sollte man hier Nutzen und Notwendigkeit mit den Risiken abwägen.

Ultraviolette oder UV-Strahlung trifft uns im Sonnenlicht und auch auf Sonnenbänken. Eine Überdosis davon kann genauso wie Röntgenstrahlung und radioaktive Strahlung die DNA schädigen. Da die Sonnenstrahlen nicht in den Körper eindringen, schädigt die UV-Strahlung in erster Linie die Haut. Ein bisschen Sonne ist gesund und versorgt uns mit dem notwendigen Vitamin D, stundenlanges Sonnenbaden hingegen ist gefährlich, sowohl für Kinder als auch für Erwachsene. Es ist unsicher inwieweit Sonnencreme vor Hautkrebs schützt – am sichersten ist es, sich nicht zu lange in der Sonne aufzuhalten.

Die UV-Strahlung von Sonnenbänken verursacht ebenfalls Hautkrebs. Wer denkt, dass die Strahlung erst dann schädlich ist, wenn die Haut einen Sonnenbrand hat, der irrt sich. Im Unterschied zur natürlichen Sonne enthält die Strahlung der Solarien keine UV-B-Strahlung, die für Sonnenbrände verantwortlich ist. Egal also, wie lange man in der Bräunungskabine liegt, man wird zwar braun, verbrennt sich aber nicht. Trotzdem ist die Strahlung genauso schädlich.

Schließlich fehlt noch Radon in der Aufzählung der krebserregenden Stoffe. Radon ist ein radioaktives Gas, das in kleinen Mengen aus Steinen und Felsen sowie aus den Wänden unserer Häuser entweicht. Berechnungen des Bundesamtes für Strahlenschutz zufolge ist das Radon in Deutschlands Wohnungen für etwa 1900 Todesfälle pro Jahr verantwortlich. Regelmäßiges Lüften ist hier die beste Lösung. Energie sparen hin oder her, zu gute Dämmung sorgt für wenig Luftzirkulation und kann somit die Belastung erhöhen.

Wie Sie sicherlich inzwischen bemerkt haben, sind wir in diesem Kapitel deutlich vom Thema Ernährung abgekommen. Letztlich sollte dieser Exkurs aber verdeutlichen, dass es kaum die Nahrung allein ist, sondern viele andere, schwerwiegendere Faktoren, die das Risiko einer Krebserkrankung erhöhen können.

Krebserregende Stoffe in der Nahrung kommen in diesem Kapitel nicht vor. Alles, was ich als Wissenschaftler gesehen und gelesen habe, deutet darauf hin, dass Zusatzstoffe in Lebensmitteln keine wichtige Rolle bei der Entstehung von Krebs spielen. Wer also sein Krebsrisiko senken möchte, sollte sich auf andere Dinge außerhalb seiner Ernährung konzentrieren:

- Nicht rauchen
- Keinen oder nur wenig Alkohol trinken
- Viel Bewegung
- Sich bei wechselnden Sexualpartnern vor Infektionen schützen
- Impfung gegen das HPV-Virus (bei junge Frauen)
- Vorsorgeuntersuchungen
  (insbesondere Darmkrebsfrüherkennung)
- CT-Aufnahmen nur machen, wenn sie unumgänglich sind
- Sonnenbänke meiden
- Ausgiebige Sonnenbäder meiden und Sonnencreme mit hohem Lichtschutzfaktor benutzen
- In der Wohnung oder im Haus regelmäßig lüften

»Das Gefährlichste sind radioaktive Stoffe«

Von allen giftigen Stoffen, die sich im Essen befinden können, sind radioaktive Stoffe wohl am furchterregendsten. Aber wie gefährlich ist Radioaktivität tatsächlich?

Weihnachten 2014: Ein niederländischer Supermarkt nimmt Wildschwein aus seinem Sortiment. Das Fleisch kam aus Mitteleuropa und in den Nachrichten wurde zuvor berichtet, dass deutsche Wildschweine radioaktiv belastet seien. Die Ursache dafür seien Pilze, die noch von der Tschernobyl-Katastrophe 1986 mit radioaktivem Cäsium belastet waren und von denen die Wildschweine gefressen hatten.

Das Radioaktivität gefährlich ist, steht außer Frage. Wie steht es aber mit Fleisch von Wildschweinen, die radioaktiv belastete Pilze fraßen?

Von den nahezu 600 000 Einwohnern in Hiroshima und Nagasaki kamen bei den Atombomben-Explosionen und in den Monaten danach fast 200 000 Menschen ums Leben, größtenteils durch Verbrennungen oder herabfallenden Trümmer sowie die Folgen der Strahlenbelastung. Die Hälfte der 400 000 Überlebenden war von den Bomben so weit entfernt, dass sie nur wenig Strahlung abbekam (weniger als 5 Millisievert). Die andere Hälfte wurde einer durchschnittlichen Dosis von 240 Millisievert ausgesetzt. (Sievert ist die Einheit, mit der Strahlenbelastung gemessen wird.) Von diesen schwer bestrahlten Überlebenden starben zwischen den Jahren 1950 und 2000 13 Prozent an Krebs – ohne die Strahlenbelastung wären es 11 Prozent gewesen. Die Wahrscheinlichkeit, nicht an Krebs zu sterben, hatte sich also um 2 Prozent verringert, von 89 auf 87 Prozent. Brustkrebs kam bei japanischen Frauen bis dato selten vor, normalerweise lag die Sterblichkeitsrate hierfür bei 0,4 Prozent. Nach der Katastrophe stieg diese Rate auf 0,5 Prozent. Zwei Gläser Wein am

Tag haben die gleiche Wirkung. Eine geringe Dosis radioaktive Strahlung ist also weniger krebserregend als viele Menschen denken.

In Kernreaktoren werden die Uranstäbe in einer Art Schwimmbad gelagert. Auf manchen Bildern ist gut zu sehen, dass von der radioaktiven Strahlung ein blauer Schimmer ausgeht. Die Vorstellung, in so ein »Reaktorbad« zu fallen, dürfte daher zunächst jedem einen kalten Schauer über den Rücken jagen. Wie viel Strahlung bekommt jemand, der eine Minute lang in diesem Wasser oberhalb der Uranstäbe zubringen muss, tatsächlich ab? Das sind 0,004 Millisievert. Genauso viel wie die Menge an Strahlung, der man ausgesetzt ist, wenn man beispielsweise von Berlin nach London fliegt, und sogar weniger als die Strahlung, die wir durchschnittlich an einem Tag aus der Luft, aus dem Weltall und während medizinischer Untersuchungen abbekommen.

Lebensmittel werden grundsätzlich als sicher angesehen und dürfen verkauft werden, solange ihre Strahlenbelastung unter dem Höchstwert von 0,0001 Millisievert liegt. Das ist genauso viel, wie Flugreisende– druch die kosmische Strahlung – pro Minute in einem Flugzeug abbekommen.

Und was die Verstrahlung des beanstandeten Wildschweinfleisches angeht, so hat das Bundesamt für Strahlenschutz folgenden Messwert ermittelt: Sie war geringer als die auf einem Flug von Frankfurt am Main nach Gran Canaria. Die Richtlinien im Umgang mit Radioaktivität sind also extrem streng, und selbst, wenn jemand mehr radioaktiver Strahlung ausgesetzt ist als erlaubt, passiert nichts.

Ähnlich verhält es sich bei anderen Giftstoffen. Auch hier sind die Richtlinien extrem streng. Die Niederländische Lebensmittelsicherheitsbehörde wacht darüber, dass das Essen diesen hohen Anforderungen entspricht, genau wie das Bundesamt für Verbraucherschutz und Lebensmittelsicherheit in Deutschland. Gleichwohl könnte die Überwachung natürlich noch besser sein. Von den strengen Kontrollen ausgenommen sind jedoch Abnehmpillen, muskelwachstumsstimulierende, libidosteigernde oder sonstige Wundermittelchen, die meist nur über das Internet erhältlich sind – für deren Unbedenklichkeit bürgen wohl noch nicht einmal die Hersteller (Seite 27 und 120).

»Fleisch enthält Hormone, die Krebs auslösen können«

Viele Menschen reagieren skeptisch auf das geplante Freihandelsabkommen zwischen Europa und den USA. Eine der häufigsten Sorgen ist, dass durch diesen Vertrag amerikanisches Hormonfleisch auf den europäischen Markt gelangt. Wie schädlich sind die Hormone im Fleisch?

Als ich noch regelmäßig in die USA reiste, aß ich dort immer mindestens einmal ein Steak, denn ich fand, dass ein Beefsteak dort besser schmeckte als hier – zudem ist es billiger als bei uns. Das liegt unter anderem daran, dass amerikanischen Kühen Hormone verabreicht werden, die dafür sorgen, dass eine Kuh 10 bis 15 Prozent mehr Fleisch bekommt. In Europa sind Hormone indes verboten.

Ich werde hier nicht auf das allgemeine Krebsrisiko durch den Verzehr von Fleisch und Fleischwaren eingehen, sondern nur auf die Auswirkungen der Hormonbelastung.

Um das Wachstum von Kühen zu beschleunigen, werden den Tieren oft die gleichen Geschlechtshormone verabreicht, die sie – oder auch wir Menschen natürlicherweise im Körper haben. Anders als bei der Milchproduktion (Seite 70) werden diese Hormone gespritzt, sodass kleine Reste davon im Fleisch zurückbleiben. Vom Hormon Estradiol beispielsweise bleiben in 100 Gramm Fleisch nur etwa eine Milliardstel Gramm zurück. Auch von anderen Hormonen enthält das Fleisch lediglich minimale Spuren.

Estradiol kommt auch im menschlichen Körper vor, jede Frau im ge-
bärfähigen Alter produziert es, schwangere Frauen sogar in großen Mengen: In ihrem Speichel ist genauso viel Estradiol enthalten wie in einem
Kilo hormonbehandeltem Fleisch (siehe Grafik auf Seite 71). Estradiol
wurde zudem jahrelang als Medizin in Tablettenform verkauft, bis sich
herausstellte, dass es die Wahrscheinlichkeit von Brustkrebs und Herzinfarkten erhöht. Dazu muss allerdings gesagt werden, dass eine solche
Tablette gigantische Mengen dieses Hormons enthält. Eine Tablette weist
eine genauso hohe Dosierung auf wie 25 000 Kilogramm amerikanisches
Rindfleisch. Dennoch dürfen Frauen, die in den Wechseljahren unter
Hitzewallungen leiden, diese Tabletten immer noch einnehmen, für eine
bestimmte Zeit. Auch in Verhütungspillen sind viel mehr Hormone als im
Fleisch enthalten. Wer fünfzig Jahre lang jeden Tag ein Pfund amerikanisches Beefsteak isst, nimmt unterm Strich genauso viele Hormone zu
sich, wie in einer Antibabypille stecken. Dort, wo die Hormonspritze in
den Körper der Kuh injiziert wurde, ist der Hormongehalt natürlich viel
höher als im restlichen Fleisch, aber die Wahrscheinlichkeit, dass jemand
regelmäßig genau diese Stelle auf seinem Teller hat, ist nicht groß.

Im Beefsteak aus den USA befindet sich also eine zu vernachlässigende Menge an Hormonen. Darum steht die Europäische Union mit ihrem
Hormonfleisch-Verbot aus wissenschaftlicher Sicht auf dünnem Eis. Po-
litiker und Lobbyisten setzen die Angst vor Hormonen hauptsächlich
ein, um das billige US-Rindfleisch vom europäischen Markt fernzuhal-
ten. Doch woher kommt die Angst vor Hormonen in Europa?

Auslöser war der DES-Skandal. DES ist kürz für Diethylstilbestrol,
eine synthetische, dem Estradiol ähnliche Substanz, die als Wachstumsförderer in der Viezucht eingesetzt wurde. Von 1950 bis 1970 wurde DES
zudem Millionen schwangeren Frauen verschrieben, weil es angeblich
das Risiko einer Fehlgeburt senkte. In Wirklichkeit gab es jedoch keinen

Beweis für seine Wirksamkeit. Wissenschaftlern war das zwar bekannt, von der Pharmaindustrie wurden diese Informationen jedoch zurückgehalten. 1971 stellte sich schließlich heraus, dass es bei Mädchen, deren Mütter während der Schwangerschaft DES einnahmen, häufiger zu Fehlbildungen an den Geschlechtsorganen kam und sie zudem ein höheres Risiko hatten, an Vaginalkrebs zu erkranken. Der Aufschrei und die Entrüstung waren natürlich groß. Und als dann auch noch DES in italienischer Kleinkindernahrung gefunden wurde, war das Maß voll: Europa verbot die Herstellung und Einfuhr von Fleisch, das DES oder andere Hormone enthielt.

Objektiv betrachtet ging von dem Fleisch nur eine geringe Gefahr aus, denn die Menge an DES, die schwangeren Frauen in Tablettenform verschrieben wurde, übertraf die Menge des im Fleisch enthaltenen Hormons um mehrere Millionenfaches. Die Bedenken gegenüber amerikanischem Hormonfleisch waren also deutlich übertrieben – genauso wie bei genetisch modifiziertem Mais oder Soja aus den USA (Seite 199).

Wer kein Hormonfleisch auf dem europäischen Markt haben will, begründet dies hauptsächlich mit den Gefahren für die Gesundheit. Das kommt bei der Bevölkerung am meisten an. Für manche Umwelt- und Tierschutzorganisationen geht es aber um mehr als nur um die Gesundheit der Menschen. Der Einsatz von Hormonen zur Erhöhung der Fleischproduktion ist typisch für die Art der industriellen Viehzucht, in der nur Effizienz und Rendite zählen. Diese Art der Fleischproduktion verbraucht viel Wasser, fruchtbaren Boden, Kunstdünger, Öl und Gas, lässt den Ausstoß an Treibhausgasen steigen und trägt zur fortschreitenden Umweltverschmutzung bei. Weniger greifbar aber nicht weniger wichtig ist zudem der Raubbau an der Landschaft durch die Agrarindustrie, das Leid der Tiere und die Abhängigkeit der selbstständigen Kleinbauern von den mächtigen Agrarkonzernen und den Supermärkten, die nur sehr niedrige Preise bezahlen. Die Rationalisierung der Landwirtschaft und Viehzucht führt darüber hinaus zu einem Überangebot an billigen Lebensmitteln, und fördert damit die Fettsucht.

Aber auch ohne den Einsatz von Hormonen sind Massentierhaltung und Massenproduktion von billigem Fleisch schlecht für unsere Gesundheit, unser Klima und unsere Landschaft. Das beste Heilmittel dagegen ist, weniger Fleisch zu essen.

»Beim Frittieren mit Sonnenblumenöl entstehen schädliche Stoffe«

Wenn Öl zu hoch oder zu oft erhitzt wird, wird ein Teil des Fettes in Abbauprodukte umgewandelt. Sind diese schädlich?

Diese Frage stellt sich nur beim Frittieren, denn in einer Bratpfanne wird das Öl nur einmal verwendet und kühlt außerdem ab, wenn die Lebensmittel dazugegeben werden. Beim Frittieren hingegen ist die Menge an heißem Öl erheblich größer und wird meist mehrfach gebraucht. Pflanzliche Öle wie Sonnenblumen-, Mais- oder Sojaöl enthalten mehrfach ungesättigte Fettsäuren (Linolsäure und Omega-3-Fettsäuren). Daraus entstehen bei langem Erhitzen verschiedene Abbauprodukte mit bedrohlich klingenden Namen: Polymere, Peroxide, Aldehyde, Carbonyle. Bei Olivenöl und gesättigten Fetten wie Kokosfett fallen sie weniger an (Seite 64).

Dass ein erhöhter Verzehr von frittiertem Fastfood wie etwa Pommes dick macht, ist bekannt, sagt jedoch wenig darüber aus, ob Frittieröl gesundheitsschädliche Stoffe enthält. Im Allgemeinen wird kein Zusammenhang zwischen dem Verzehr frittierter Nahrung und der Entstehung von Krebs oder Herz- und Gefäßerkrankungen gesehen. Entsprechende

Untersuchungen wurden jedoch hauptsächlich in Spanien und anderen Mittelmeerländern durchgeführt. Dort wird hauptsächlich in Olivenöl frittiert, und überhaupt ist das Frittieren in Spanien eine normale Art des Kochens und nicht nur typisch für Menschen mit einem weniger gesunden Lebensstil.

Werden große Mengen der Abbauprodukte von hocherhitzten Ölen an Mäuse, Ratten oder Bakterien verfüttert, führt das manchmal zu Veränderungen der Organe oder Zellen, aber die Auswirkungen sind wenig spektakulär. Forscher sehen erst dann einen Effekt, wenn sie den Ratten oder Mäusen Mengen verabreichen, die hundertmal höher sind als die, die ein Mensch aufnehmen kann. Diese niedrige Toxizität ist möglicherweise dadurch zu erklären, dass viele dieser Stoffe nicht aus dem Darm in den Körper aufgenommen werden und wenn überhaupt, werden die aufgenommenen Stoffe durch die Leber unschädlich gemacht.

Ein Nebeneffekt des zu langen und zu heißen Frittierens ist das Entstehen von Seife. Dieser Prozess des Seifesiedens war früher üblich und funktionierte, indem Öl oder Fett mit einer Lauge oder Säure gekocht wurde. Schmeckt das Frittieröl nach Seife, wurde es wahrscheinlich zu oft wiederverwendet. Schädlich für den Körper ist die Seife jedoch nicht.

Ein Märchen ist indes, dass beim Frittieren nennenswerte Mengen an Transfetten entstehen. Transfette kamen früher in großen Mengen im Essen vor, auch im Frittierfett. Sie wurden aus essbarem Öl mittels Wasserstoffgas und einer speziellen Art Nickelpulver, das als Katalysator diente, hergestellt. Härtungsbetriebe machten damit aus flüssigen Ölen harte Transfette, die für Kuchen, Torten, gehärtete Margarine, Croissants und Snacks geeignet waren und zudem für das Frittieren von Pommes und Kroketten verwendet wurden. Vor 25 Jahren wurde dann bekannt, dass Transfette schlecht für Herz und Blutgefäße sind. Seitdem sind sie größtenteils aus der Nahrung verschwunden, zuerst in den Niederlanden und Europa und seit Kurzem auch in den USA. Nur in Butter, Käse und Rinderfett befinden sich noch geringe Mengen davon (Seite 75). Wer Hähnchen frittiert oder Kartoffeln brät, fügt normalerweise aber weder Wasserstoffgas noch Nickelpulver hinzu, und deshalb entstehen dabei auch kaum oder gar keine Transfette. Selbst wenn dasselbe Frittieröl sechzigmal wiederverwendet werden würde, wäre der Transfettgehalt darin nicht mit dem natürlichen Gehalt in Butter zu vergleichen, und selbst der ist schon niedrig.

Öl, das zu lange und zu stark erhitzt wurde, riecht und schmeckt ranzig. Neben der Seifenbildung können daran sogenannte Lipidperoxide schuld sein. Lipidperoxide haben von Natur aus einen so ranzigen Geschmack, dass man nur wenig davon essen könnte. Ranziges Öl erkennt man auch an der bräunlichen Färbung und dem leichten Schäumen. Das scheint mir Grund genug zu sein, um die Temparatur beim Frittieren unterhalb von 180 Grad Celsius zu halten und das gebrauchte Öl regelmäßig zu ersetzen. Wird linolsäurereiches Öl – wie beispielsweise Sonnenblumenöl – lange erhitzt, entstehen Stoffe, die zwar unappetitlich schmecken, für die Gesundheit aber unbedenklich sind.

»Beim Aufwärmen von Gemüse entstehen schädliche Stoffe«

Vor einiger Zeit kursierte der Mythos, dass es ungesund sei, Gemüse aufzuwärmen und dass beim gleichzeitigen Verzehr von Gemüse und Fisch krebserregende Stoffe gebildet würden. Inzwischen sind diese Empfehlungen zwar widerrufen worden, aber es wird sicher noch sehr lange dauern, bis sie auch aus unseren Köpfen verschwunden sind. Wie konnte es zu dieser Fehleinschätzung überhaupt kommen?

Ausgangspunkt war Nitrat. Nitrat kommt in allen lebendigen Organismen vor. Besonders nitratreich sind Mist und Kunstdünger, die auf den Äckern verteilt werden, um das Wachstum der Pflanzen zu unterstützen. Denn Pflanzen stellen aus Nitrat Eiweiß her und je mehr eine Pflanze wächst, umso mehr Nitrat benötigt sie. Da überschüssiges Nitrat in den Pflanzen gespeichert wird, ist es auch im Gemüse enthalten und landet so schließlich auf unserem Teller.

Grundsätzlich ist Nitrat ein harmloser Stoff. Was den Wissenschaftlern jedoch Sorgen bereitete, ist das Nitrit. Nitrit entsteht, wenn nitrathaltiges Gemüse gekocht und danach nicht im Kühlschrank, sondern tagelang bei Zimmertemperatur gelagert wird. Aber auch unser Körper bildet bei der Verwertung nitrathaltiger Lebensmittel kleine Mengen Nitrit. Bio-Gemüse wird übrigens nicht mit Kunstdünger behandelt und ist dadurch auch weniger nitratbelastet als herkömmliches Gemüse.

Ein Übermaß an Nitrit steht im Verdacht, bei Kleinkindern den Sauerstofftransport im Blut zu stören. Das sogenannte Blau-Baby-Syndrom, bei dem Kleinkinder aufgrund der schlechten Sauerstoffversorgung blau anlaufen, wurde vor langer Zeit mehr oder weniger zufällig in den USA entdeckt. Die Ursache lag damals in mit Dünger verschmutztem nitratreichem Brunnenwasser, das für die Herstellung der Flaschennahrung benutzt wurde. Sofort wurden Gesetze erlassen, um die Menge an Nitrat in der Nahrung und im Trinkwasser zu begrenzen. Das hatte zur Folge, dass man nun auch gesetzlich gegen die Überdüngung der Felder Vorgehen konnte.

Leider stand die Gesetzgebung aber auf wissenschaftlich schwachen Beinen: Hauptursache des Blau-Baby-Syndroms waren nämlich in Wirklichkeit Bakterien, und nicht das Nitrat. Diese Bakterien kamen wie das Nitrat über den Dünger in das Brunnenwasser und nachfolgend mit der Flaschennahrung in den Darm des Babys. Dort vermehrten sie sich und produzierten das gefährliche Nitrit.

Nitrit steht zudem im Verdacht, bei Erwachsenen Magenkrebs aus-zulösen. Im Reagenzglas kann Nitrit gemischt mit Stoffen aus Fisch Nitrosamine bilden, die bei Ratten nachweislich Krebs verursachen. War somit ein Nahrungsmittel als Auslöser von Krebs entdeckt worden? Niederländische Toxikologen bejahten dies. Infolgedessen empfahl das niederländische Nahrungsberatungszentrum, zum Fisch keinen Spinat, Rote Beete, Salat oder sonstige nitratreiche Gemüsesorten zu essen. Der Rückschluss vom Reagenzglas über den Tierversuch an der Ratte und so wiederum zum Menschen stellte sich jedoch als übereilt heraus. Vielmehr erkrankten Menschen, in deren Speichel viel Nitrat und Nitrit nachge-wiesen wurde, mit viel geringerer Wahrscheinlichkeit an Magenkrebs.

Das wiederum liegt nicht an der höheren Nitrat- und Nitritmenge im Körper der Menschen, sondern lässt sich ganz einfach damit erklären, dass Menschen, die viel frisches Gemüse essen, insgesamt seltener an Krebs erkranken. Gemüse ist reich an Nitrat, aber offensichtlich verur-sachte das kein Krebs.

Sicher ist jedoch, dass zu viel Nitrat im Essen nicht das Risiko einer Krebserkrankung erhöht. Was die Kombination von nitratreichem Ge-müse mit Fisch betrifft, konnten auch hier keine negativen Auswirkun-gen auf die Gesundheit nachgewiesen werden.

2008 schrieb ich darüber einen Beitrag in einer niederländischen Zeitung, und nach siebenjähriger Diskussion nahm das Nahrungsbera-tungszentrum schließlich alle Empfehlungen zurück. Der Mythos von aufgewärmtem Gemüse, insbesondere Spinat, und dessen Kombination mit Fisch war also aus der Welt geschafft. Und es zeigt sich, dass nicht al-les, was im Reagenzglas und im Tierversuch zutrifft, auf den Menschen übertragbar ist.

Was die Grenzwerte für Nitrat im Trinkwasser und im Gemüse an-geht, werden von Verbraucherschutzbänden und Umweltorganisationen längst strengere Kontrollen gefordert. Nitrat im Trinkwasser kommt durch die Überdüngung der Ackerböden, Nitrat im Gemüse durch Kunstdünger. Beide stehen beispielhaft für eine Form der Landwirtschaft, die Menschen widerstrebt. Auch wenn die gesundheitlichen Auswirkungen von Nitrat unbedenklich sind, sollten der Aspekt der Umweltverschmutzung nicht außer Acht gelassen werden.

»Produkte mit E-Nummern sind ungesund«

Manche glauben, dass E Nummern in Lebensmitteln krank machen und gefährlich sind. Stimmt das wirklich?

Um diese Frage zu klären, ist es wichtig zu wissen, was eine E-Nummer ist. Will ein Hersteller einem Lebensmittel eine neue Substanz zufügen, muss diese zunächst von der EU geprüft werden. Die Europäische Behörde für Lebensmittelsicherheit EFSA untersucht, ob diese Substanz gesundheitlich unbedenklich ist und – wenn ja –, welche Mengen davon in welchem Nahrungsmittel maximal enthalten sein dürfen. Als sicher eingestufte Substanzen bekommen schließlich eine Europäische Nummer zugeteilt, die E-Nummer. Die Hersteller sind dazu verpflichtet, diesen Zusatzstoff auf der Verpackung des Lebensmittels anzugeben.

Ein gutes Beispiel ist Natriumascorbat, das ist der offizielle Name von Vitamin C. Dieser Zusatzstoff darf nur dann als Vitamin C gekennzeichnet werden, wenn es tatsächlich zur Erhöhung des Vitamingehalts eingesetzt wird. Vitamin C verhindert auch die Oxidation und damit ein frühzeitiges Ranzigwerden von Wurst und Schinken. Fügt es ein Hersteller nur mit dieser Absicht dem Lebensmittel zu, muss Natriumascorbat als solches oder mit der entsprechenden E-Nummer (E 301) gekennzeichnet werden.

Ein weiteres Beispiel ist fertige Mayonnaise. Die wesentlichen Bestandteile sind Wasser, Öl und Zucker, aber damit daraus eine fertige Soße wird, die unseren Ansprüchen genügt, sind eine ganze Reihe von Zusatzstoffen nötig: Carotin (E 160a) für die Farbe, Xanthangummi (E 415) für die Dickflüssigkeit, Sorbit (E 202) für die Haltbarkeit und so weiter. Diese Zutaten stehen alle klein gedruckt auf der Verpackung, entweder mit ihrem vollständigen Namen oder als E-Nummern.

Lebensmittel mit vielen E-Nummern kaufe ich nur selten. Solche Produkte finde ich unecht, nicht schmackhaft und sie enthalten oft viel Zucker, Fett, Salz und Kalorien. Aber über die E-Nummern an sich mache ich mir keine Sorgen. Doch es gibt auch kritischere Meinungen über die E-Nummern in unseren Lebensmitteln. Eine davon vertrat Corinne Gouget, die Autorin von *Additifs alimentaires Danger : Le guide indispensable pour ne plus vous empoisonner*, einem Leitfaden, der auf die Gefahr von Lebensmittelzusatzstoffen verweist. Wenn man in diesem Buch liest, bekommt man tatsächlich Angst, denn ein Großteil aller E-Stoffe wird darin als giftig und gefährlich gekennzeichnet. Ihre Begründung wirkt zunächst seriös und wissenschaftlich fundiert. Aber bei gründlichem Lesen zeigt sich, dass das nicht mehr als Panikmache ist.

Wie leicht die Menschen tatsächlich zu verunsichern sind, haben Chemiker mit einem Beispiel auf der Website www.DHMO.org gezeigt. Dort warnten sie vor den Gefahren, die von Dihydrogenmonoxid ausgingen. Das sei, so erklärten sie, eine chemische Substanz, die vielen Nahrungsmitteln zugefügt werde und schon in bösartigen Tumoren nachgewiesen werden konnte. Zudem könne es ernsthafte Verbrennungen verursachen und würde täglich Kindern das Leben kosten, wenn sie es in die Lungen einatmeten. All das ist natürlich richtig. Der Witz ist jedoch, das Dihydrogenmonoxid eine Bezeichnung für Wasser ist, zwar chemisch korrekt, aber überaus ungebräuchlich.

Corinne Gouget jedoch machte keine Witze. Sie wollte seriös aufklären. So hat sie beispielsweise E 507, die E-Nummer für Salzsäure, als giftig und gefährlich gekennzeichnet. Diese E-Nummer ist von ihr rot gekennzeichet. Gouget schreibt, dass es in hoher Konzentration bleibende Verletzungen an den Augen und Verbrennungen der Haut verursache. Bei innerer Anwendung greife es die Schleimhaut von Speiseröhre und Magen an.

Würde man konzentrierte Salzsäure trinken, würde sie natürlich die Speiseröhre und den Magen angreifen. Aber unser Magen stellt selbst fortwährend Salzsäure her. Dies ist notwendig, um das Essen zu verdauen und Bakterien in der Nahrung abzutöten. Um jedoch die Schleimhaut des Magens zu schädigen, ist es viel zu wenig. Und so verhält es sich auch mit der Salzsäure, die unseren Lebensmitteln, beispielsweise Bier oder Käse, zugefügt ist. Die darin enthaltenen Mengen sind unerheblich im Vergleich zu der Menge, die unser Magen selbst produziert. Es ist also auch hier eine Frage der Dosierung (Seite 93).

Ein weiteres Beispiel für eine angeblich gefährliche E-Nummer ist E 290 für Kohlensäure. Das sind die Bläschen im Mineralwasser. Couget kennzeichnet sie als »in der Schwangerschaft zu vermeiden«. Laut Corinne Gouget führe E 290 zu Brechreiz, Benommenheit, erhöhtem Blutdruck und Kurzatmigkeit. Würde das stimmen, könnten wir nicht leben, denn unser Körper produziert 24 Stunden am Tag Kohlensäuregas, das wir über die normale Atmung ausstoßen. Gefährlich wird das Kohlensauregas nur bei einem Unfall, wo sich ein kohlensäurehaltiger Feuerlöscher in einem geschlossenen Zimmer entleert und die Luft mit tödlichen Mengen Kohlensäure anreichert. Allein durch den Zusatz in der Nahrung kann man jedoch nie eine gefährliche Menge an Kohlensäure zu sich nehmen.

Ich habe noch drei weitere, in diesem Buch als »rot« gekennzeichne-
te E-Nummern willkürlich ausgewählt und geprüft. Eine davon ist E 385
(EDTA), eine Substanz, die Metalle bindet. Dem Buch zufolge verursacht
E 385 eine lange Liste an Krankheiten und ist in Australien verboten.
Eine schnelle Prüfung im Internet zeigt jedoch, dass die letzte Aussage
nicht stimmt. EDTA kann sogar gesund sein: kombiniert mit Eisen wird
es zu einem guten Mittel gegen Eisenmangel. Die zweite rote E-Nummer, die ich überprüft habe, ist E 900 (Silikon-Öl). Auch dies soll giftig
und gefährlich sein und allerhand Krankheiten auslösen. In Wirklichkeit
ist Silikon-Öl in großen Mengen an Mäusen, Ratten, Kaninchen, Hunden und Affen getestet worden. Auch Menschen haben es testweise mo-
natelang geschluckt. All diese Studien wurden von der Weltgesundheits-
organisation (WHO) geprüft und diese kam zu der Erkenntnis, dass mit
der Nahrung aufgenommene Silikone unverändert wieder ausgeschieden
werden und keine Schäden verursachen. Zuletzt schaute ich mir E 1520
(Propylenglycol) an. Dieser Stoff ist in Wirklichkeit unschädlich, sogar
dann, wenn mehr davon aufgenommen werden sollte als die minimalen
Mengen, die in der Nahrung vorhanden sind. Menschliche Embryos, die
durch In-Vitro-Fertilisation (IVF) gezeugt wurden, werden in Propylenglycol aufbewahrt – und aus ihnen entstehen gesunde Babys.

Trotz dieser E-Nummern-Hysterie teile ich Corinne Gougets Abneigung
gegen billige Fertigprodukte, die voll mit künstlichen Zusatzstoffen, Kon-
servierungsstoffen, Zucker und Salz sind. Gesünder ist es, selbst zu kochen.
   Aber wenn uns etwas krank macht, dann sind es Alkohol, Zigaretten,
Fettsucht, zu viel Salz und gesättigte Fettsäuren. E-Nummern hingegen
beziehungsweise, was sich dahinter verbirgt, sind in den gängigen Dosie-
rungen vollkommen unbedenklich und kein Grund, auf ein bestimmtes
Lebensmittel zu verzichten.

»Glutamat kann viele Krankheiten auslösen«

Eine der am meisten gefürchteten E-Nummern ist E 621, die Nummer für den Geschmacksverstärker Glutamat. Gibt es einen Grund, Glutamat zu vermeiden?

Glutamat wird Lebensmitteln häufig als Geschmacksverstärker zugefügt. Es wird auch als Mononatrium-Glutamat, kurz MNG, bezeichnet. Das Glutamat im Geschmacksverstärker E 621 ist das gleiche wie in der Aminosäure Glutamat, die von Natur aus in unserem Körper vorkommt. Glutamat ist einer von zwanzig Eiweiß-Bausteinen, den alle lebendigen Organismen enthalten. Im Körper eines erwachsenen Menschen befindet sich ungefähr ein Kilo Glutamat, hauptsächlich in den Muskeln und Organen.

Über die Eiweiße in den Nahrungsmitteln nehmen wir täglich circa 10 Gramm Glutatmat zu uns. Normalerweise ist Glutamat im Eiweiß gebunden und deshalb nicht herauszuschmecken. Isoliertes, ungebundenes Glutamat schmeckt indes herzhaft und ist für den Geschmack von Tomaten, reifem Käse, Champignons, Fleisch oder Sojasoße mit verantwortlich. Dort ist es von Natur aus enthalten.

Manche behaupten, sie würden von Glutamat allergische Reaktionen bekommen, die sich in Kopfschmerzen, Migräne, Asthma, einem unregelmäßigen Herzschlag oder Bauchschmerzen äußern. In einer Studie, die in Form eines Blindversuchs durchgeführt wurde, stellte sich jedoch heraus, dass diese Beschwerden in gleichem Maße bei den Probanden mit Placebos auftraten wie bei denen, die tatsächlich Glutamat zu sich nahmen. Forscher der Harvard Universität wählten für ihren Versuch in Boston, Los Angeles und Chicago 130 Personen aus, die annahmen, Glutamat nicht zu vertragen und krank davon zu werden. In Form von Zitronenlimonade oder verschlossenen Kapseln nahmen die Probanden entweder ein Placebo oder tatsächlich eine größere Menge Glutamat zu sich. Einen Unterschied konnte man nicht herausschmecken. Der Versuch wurde viermal wiederholt. Tatsächlich hatten einige Probanden nach dem Verzehr von Glutamat ein unangenehmeres Gefühl als nach der Einnahme der Placebos. Die Mehrheit bemerkte jedoch keinen Unterschied. Nur zwei Teilnehmer litten in jedem der vier Versuche nach der Einnahme von Glutamat unter Übelkeit, nach Einnahme der Placebos hingegen nicht.

Auch Asthma wird – entgegen der verbreiteten Annahme – nicht durch Glutamat verstärkt, wie ähnliche Blindversuche zeigten.

Bei der Mehrheit der Menschen treten Beschwerden also nur auf, wenn Sie wissen, dass sie glutamathaltige Lebensmittel zu sich genommen haben. Doch auch wenn es reine Kopfsache zu sein scheint, ist nicht auszuschließen, dass es tatsächlich einige seltene Fälle gibt, in denen Menschen überempfindlich auf Glutamat reagieren.

Dass bei Glutamat keine negativen Auswirkungen auf die Gesundheit nachweisbar sind, heißt jedoch im Umkehrschluss nicht, dass Lebensmittel mit E 621 gesund sind. Schließlich handelt es sich dabei um einen künstlichen Geschmacksverstärker, der die Nahrung schmackhafter macht, so ein Bedürfnis nach mehr erweckt und damit Übergewicht fördern könnte. Dasselbe gilt für andere schmackhafte Speisen, ohne E 621. Glutamat an sich hat keinen Einfluss auf die Gesundheit.

»Verschimmeltes Essen kann Krebs verursachen«

Wenn eine Scheibe Brot schimmelig ist, müssen wir dann das ganze Brot wegwerfen? Und kann man Schimmel auf einem Stück Käse einfach wegschneiden?

Die Antwort auf diese Fragen hängt von zwei Dingen ab: Könnte dieser Schimmel in unserem Körper wachsen, sich vermehren und somit krank machen? Oder produziert der Schimmel schädliche Substanzen, die in den Rest des Brotes und des Käses vorgedrungen sind?

Natürlich gibt es auch Schimmel, der unbedenklich ist. Ein Beispiel dafür ist der *Penicillium roqueforti*, der in Blauschimmelkäse enthalten ist. Hier geht es jedoch um den Schimmel, der auf herkömmlichem Käse oder anderen Lebensmitteln wächst, wenn sie zu lange lagern.

Es gibt zwar Schimmelpilze, die auf der menschlichen Haut oder im Körper wachsen, wie beispielsweise Nagel- oder Scheidenpilze. Das sind jedoch andere Arten von Pilzen, die mit denen auf unseren Lebensmitteln nichts zu tun haben. Die Wahrscheinlichkeit, dass Schimmel vom Brot oder vom Käse in unserem Körper wächst, ist glücklicherweise sehr gering. Sonst wäre jeder damit infiziert, denn die Sporen dieser Schimmel befinden sich schließlich überall, nicht nur auf den Lebensmitteln, sondern auch in der Luft. Menschen mit einem gesunden Immunsystem können sie nichts anhaben. Wer aufgrund einer Erkrankung ein geschwächtes Immunsystem hat, ist anfälliger für sogenannte Schimmelpilzinfektionen, dazu gehören auch Diabetiker und Asthmatiker. Jedoch liegt die Ursache für solche Infektionen in der Regel nicht im Verzehr verschimmelter Lebensmittel.

Doch Wachstum von Schimmel im Körper ist nur ein Teil der Geschichte. Schimmelpilze betreiben nämlich chemische Kriegsführung. Sie fabrizieren allerlei Substanzen, um ihre Feinde damit zu attackieren. Bedenklich sind zudem die sogenannten Aflatoxine. Sie werden von Schimmelarten produziert, die auf Erdnüssen oder Getreide wachsen, die vor der Lagerung nicht ausreichend getrocknet wurden. Aflatoxine erhöhen die Wahrscheinlichkeit von Leberkrebs bei Menschen, die mit dem Hepatitis Virus (Seite 98) infiziert wurden. Daher achtet das Bundesamt für Verbraucherschutz und Lebensmittelsicherheit streng darauf, dass sich keine Aflatoxine in den Nahrungsmitteln befinden. Schimmel, der auf Brot und Käse wächst, produziert keine Aflatoxine. Außerdem ist es gesundheitlich unbedenklich, wenn man mal ein bisschen Schimmelgift mit der Nahrung zu sich nimmt. Krank macht es nur, wenn es täglich passiert. Ich würde die schimmelige Brotscheibe wegwerfen, den Schimmel vom Käse wegschneiden und mir keine weiteren Sorgen machen.

»Bisphenol A (BPA) ist gefährlich für Babys«

2011 verbot die Europäische Kommission den Verkauf von Saugfläschchen, die Bisphenol A (kurz: BPA) enthielten. Ist dieses Verbot gerechtfertigt?

BPA ist Basis für eine Kunststoffart, die Polycarbonat heißt. Polycarbonat wird aus Bisphenol A gebaut wie ein Haus aus Backsteinen. Bei der Herstellung bleibt etwas BPA im Kunststoff zurück und gelangt somit auch in die Lebensmittel, die in der Kunststoffflasche oder Verpackung aufbewahrt werden. Menschen sind über mögliche gesundheitliche Folgen einer BPA-Aufnahme besorgt. Entsprechend erscheinen pro Jahr an die 500 Studien, die zu unterschiedlichen Ergebnissen kommen. Vor allem kursiert die Annahme, dass BPA Einfluss auf den Hormonhaushalt im menschlichen Körper habe und somit auch die Fruchtbarkeit von Frauen negativ beeinträchtigen könne.

Polycarbonat ist ein hervorragender Kunststoff: leicht, stark, durchsichtig und äußerst belastbar. Pro Jahr werden etwa sieben Milliarden Kilo davon hergestellt, also fast ein Kilo pro Kopf. BPA findet man nicht nur in Plastikflaschen und Plastikdosen, sondern fast überall: in Mobiltelefonen, Flugzeugfenstern, DVDs, CDs, Autolampen, Kühlschränken, Computern, Brillengläsern, Dialysegeräten oder kugelsicherem Glas. Es wird dafür verwendet, Konservendosen an der Innenseite zu beschichten und steckt sogar im Kassenzettel, den man nach dem Einkauf bekommt. Natürlich kommt vieles davon nicht mit unseren Lebensmitteln in Verbindung, aber bei der Herstellung oder Vernichtung dieser Produkte wird das BPA freigesetzt und gelangt so in den Boden, in Gewässer und in geringen Mengen auch in die Luft.

Doch bevor man in Panik verfällt, sollte geklärt werden, in welchen Mengen BPA überhaupt schädlich ist. Berechnungen dazu hat die Europäische Behörde für Lebensmittelsicherheit (EFSA) vorgenommen. Das war ein langwieriger Prozess, bei dem zunächst viele Meinungen eingeholt wurden.

Was die BPA-haltigen Saugfläschchen betrifft, berechnete die EFSA, dass Babys dadurch höchstens ein Millionstel Gramm BPA pro Tag zu sich nehmen würden und dass das eine gesundheitlich unbedenkliche Menge sei. Für alle anderen Altersgruppen kam die Behörde zum gleichen Ergebnis. Den Wissenschaftlern von EFSA zufolge gibt es also keine Probleme und manche Experten stimmen damit überein. Jedoch nicht alle.

Wie glaubhaft sind die Ergebnisse der EFSA über BPA? Ich selbst kann das nicht beurteilen, denn ich bin auf diesem Gebiet kein Experte. Die EFSA publiziert viele Berichte innerhalb meiner Kompetenz. Meistens finde ich die sehr gut. EFSA Wissenschaftler sind sachverständlich und gründlich, lassen sich nicht bestechen und ignorieren kommerziellen und politischen Druck. Deshalb halte ich die Ergebnisse über BPA für vertrauenswürdig. War das Verbot von BPA also ein Irrtum? So einfach ist das nicht. Die Europäische Kommission ist eine politische Instanz. Wenn die Mehrheit der Wähler unbedingt ein Verbot für BPA wollte, würde die Kommission dem Willen der Bürger folgen, auch wenn das nicht mit dem Stand der Wissenschaft übereinstimmt. Als Großvater habe ich aber keine Bedenken, wenn meine Enkelkinder aus einer BPA-haltigen Flasche trinken.

»Bestimmte Nahrungsergänzungsmittel können die Heilung von Krebs unterstützen«

Ist es sinnvoll, wenn Krebspatienten Nahrungsergänzungsmittel einnehmen? Können solche Supplemente tatsächlich den Heilungsprozess unterstützen?

Die Hälfte der Krebspatienten setzt neben Bestrahlungen, Chemotherapien und Operationen auf alternative Heilmethoden. Dafür wird vor allem auf Nahrungsergänzungsmittel, Pilze, Kräuter und Vitamine zurückgegriffen. Was davon wirklich hilft, ist bisher jedoch unklar.

Nur wenige Supplemente wurden ausführlich auf Ihre Wirksamkeit gegen Tumorzellen getestet, darunter Laetrile aus Aprikosenkernen (Seite 188), Haiknorpel und Vitamin C. In entsprechenden Studien stellte sich jedoch heraus, dass nichts davon wirksam war.

Ein Heilverfahren für Krebs zu finden, ist enorm schwierig. Es gibt zahlreiche Stoffe, deren Wirkung noch nicht getestet wurde. Jeder Patient sollte also selbst entscheiden, ob er an die Wirkung bestimmter Supplemente glaubt. Fakt ist jedoch, dass alternative Therapien nie eine medizinische Behandlung im Krankenhaus ersetzen sollten. Immerhin gibt es inzwischen deutliche Fortschritte in der Schulmedizin, beispielsweise überleben fast vier von fünf Frauen ihre Brustkrebserkrankung dank fortschrittlicher Behandlungsmethoden um mehr als zehn Jahre.

Zudem sollte man auch bei pflanzlichen Präparaten ein Auge auf mögliche Nebenwirkungen haben (Seite 27). Insbesondere ayurvedische und chinesische Kräuter können von Natur aus giftig sein. Öfters werden auch schädliche Mengen Blei, Arsen oder Quecksilber beigemischt – ganz zu schweigen von den experimentellen Heilmitteln, die den Supplementen von kriminellen Händlern heimlich beigemischt werden.

Was man zudem auf jeden Fall bedenken sollte, sind die Wechselwirkungen solcher pflanzlichen Präparate mit herkömmlichen Medikamenten. Das echte Johanniskraut beispielsweise setzt die Wirksamkeit von Chemotherapien herab, ebenso wie Ginkgo biloba, Echinacea, Ginseng und Knoblauchpillen. Es ist daher ratsam, die Einnahme alternativer Heilmittel immer mit dem behandelnden Arzt abzusprechen. Man soll sich dafür nicht schämen – ein guter Arzt versteht, dass ein Krebspatient keine einzige Möglichkeit auf Genesung verpassen will.

Gifte und Krebs: Schlussfolgerung

Wie können wir wissen, ob eine Substanz im Essen unbedenklich ist? Die erlaubte, unschädliche Menge wird oft in Tierversuchen mit Ratten bestimmt. Dabei kommt es häufig zu Hochrechnungen, die mehr auf einer Tradition als auf soliden wissenschaftlichen Erkenntnissen beruhen. Die Versuche und Berechnungen zielen darauf ab, die gesetzliche Grenze immer niedriger zu drücken, sodass Behörden und Wissenschaftler gegen jede Haftung abgedeckt sind.

Es gibt viele Stoffe, die bei Ratten Schaden anrichten, Menschen aber nichts anhaben können. Es kann aber auch umgekehrt funktionieren. Ein gutes Beispiel dafür ist Cafestol, das in Kaffeebohnen enthalten ist und bei Menschen den Cholesterinwert erhöht. Manche Norweger, Schweden und Finnen erlitten dadurch einen Herzinfarkt. Sie tranken nämlich ihr Leben lang große Mengen gekochten Kaffee. Dazu wird gemahlener

Kaffee einige Minuten mit Wasser in einem Topf gekocht und dann abgegossen in eine Tasse – diese Art von Kaffee enthält viel Cafestol. Für Ratten, Mäuse, Hamster und Affen jedoch ist Cafestol unbedenklich. Daher erwies sich gekochter Kaffee in Tierversuchen nie als schädlich.

Dennoch haben wir meist keine andere Möglichkeit als Tierversuche, und dann und wann wird damit möglicherweise eine gefährliche Substanz identifiziert, die Menschen hätte schaden können. Ich denke aber, dass wir von den meisten Stoffen mehr vertragen können, als die gesetzlich erlaubte Maximalmenge zulässt. Meine Empfehlung lautet daher: Wir sollten uns nicht über die minimalen Mengen an Pestiziden, Hormonzerstörern, Farbstoffen, Antibiotika, Alkaloiden, Bisphenol A, Tributyltin, Dioxinen, Polycyclischen Aromatischen Kohlenwasserstoffen, Acrylamiden, Formaldehyden oder anderen grausam klingenden Substanzen mit E-Nummern im Essen aufregen. Wer sein Risiko für Krebs so klein wie möglich halten möchte, sollte sich nicht auf seine Ernährung konzentrieren. Nur Fettsucht und Alkohol erhöhen bewiesenermaßen das Risiko einer Krebserkrankung, doch im Vergleich zu Zigaretten ist ihre Wirkung klein. E-Nummern sind schon ganz und gar unwichtig. Es ist besser, sich auf Maßnahmen zu konzentrieren, mit denen man wirklich das Risiko auf Krebs herabsetzen kann (Seite 100).

GEMÜSE UND OBST

Einleitung

Gemüse und Obst stellen mich vor ein Problem: Offiziell wird empfohlen, viel davon zu essen, weil sie Herz- und Gefäßerkrankungen vorbeugen; manchmal wird auch suggeriert, dass die Wahrscheinlichkeit einer Krebserkrankung dadurch abnimmt. Meiner Meinung nach beruht diese Behauptung auf demselben voreiligen Optimismus wie die Empfehlungen zu fettarmer Kost Ende des letzten Jahrhunderts. Damals wurde aufgrund unvollständiger Untersuchungen dazu geraten, viele Kohlenhydrate und so wenig Fett wie möglich zu essen. Diese Empfehlungen sind inzwischen widerrufen worden (Seite 177).

In den nächsten beiden Kapiteln erörtere ich die Schwächen dieser Gemüse-und-Obst-Hypothese. In den anderen Kapiteln behandle ich einige echte Mythen rund um diese Lebensmittel.

»Nichts ist so gesund wie frisches Gemüse«

Die meisten Ernährungsempfehlungen sind umstritten – bis auf diese: Esst mehr Gemüse. Wie solide ist die wissenschaftliche Basis, auf der sie beruht?

Die Antwort darauf ist befremdlich: Sie ist ziemlich dünn. Die Empfehlung, regelmäßig Gemüse zu essen, ist kein richtiger Mythos. Gemüse ist ohne Frage gesund, da es Vitamine und Ballaststoffe für die Verdauung enthält und gleichzeitig wenige Kalorien. Dennoch ist der Heiligenschein, der Gemüse umgibt, nicht gerechtfertigt. Woher stammt diese Aureole?

In Ernährungsempfehlungen wird hauptsächlich betont, dass Menschen, die viel Gemüse und Obst essen, seltener unter Herz- und Gefäßerkrankungen leiden. Diese Menschen tun aber auch andere Dinge, die das Risiko auf Herzinfarkte oder Schlaganfälle senken. Beispielsweise rauchen sie seltener, essen insgesamt weniger und bewegen sich zwei Mal so viel. Möglicherweise ist der Verzehr von Gemüse und Obst ein Symbol für eine gesunde Lebensweise, das allein aber wenig bewirkt. Verglichen mit anderen Dingen, die man tun kann, um einen Herzinfarkt zu vermeiden, spielt Gemüse allein jedoch eine bescheidene Rolle.

Dass Gemüse den Nimbus des super gesunden Lebensmittels erhalten hat, ergibt sich aber gar nicht aus seiner Wirkung auf Herz und Gefäße, sondern aus unserer Angst vor Krebs.

Vor fünfunddreißig Jahren stellten Richard Peto und Richard Doll, zwei brillante Forscher aus Oxford, in einer aufsehenerregenden Publikation alles zusammen, was über die Ursachen von Krebs bekannt war. Sie schlussfolgerten daraus, dass eine gesündere Kost möglicherweise 35 Prozent aller Krebsfälle vorbeugen könnte. Dies schien besonders auf den Inhaltsstoff Beta Carotin (im Folgenden Carotin genannt) zuzutreffen, wie in Tierversuchen und im Reagenzglas nachgewiesen werden konnte.

Carotin ist eine orangefarbene Substanz, die natürlicherweise in Möhren, Mango, Aprikosen, Spinat, Grünkohl und anderen Gemüse- und Obstarten vorkommt. Bei Menschen, die grundsätzlich viel Gemüse und Obst aßen, konnte man nicht nur mehr Carotin in ihrem Blut nachweisen, sie erkrankten tatsächlich auch seltener an Krebs. Richard Doll war kein Anfänger: Er hatte sein Leben der Suche nach der Ursache für Lungenkrebs gewidmet und gegen jeden Widerstand bewiesen, dass Zigaretten die Hauptübeltäter sind. Seine Publikationen stießen auf große Resonanz.

Belastbare Beweise dafür, welchen Einfluss Gemüse tatsächlich auf unsere Gesundheit hat, liefern nur Experimente. Mit Carotin, das in Kapseln gefüllt werden kann, wurden inzwischen ein Dutzend solcher Versuche durchgeführt. An der ersten Testreihe zu Carotin, in Finnland, nahmen 29 000 Raucher teil. Sie erhielten entweder regelmäßig eine carotinhaltige Kapsel, wobei der Gehalt etwa einem Glas Möhrensaft entsprach, oder ein Placebo. Das Ergebnis jedoch war unerwartet und sehr enttäuschend: Carotin führte sogar zu mehr Krebs, hauptsächlich in Lunge und Magen. Andere große Studien kamen zu dem gleichen Ergebnis, wobei meist solche Versuchspersonen von Krebs betroffen waren, die entweder rauchten, geraucht hatten oder mit Asbest gearbeitet hatten. Große Mengen Carotin verhindern also keinen Krebs, sondern fördern ihn sogar! Dass Menschen, die viel Gemüse essen – in dem Fall Möhren – seltener an Krebs erkranken, liegt also nicht am Gemüse, sondern offensichtlich daran, dass sie generell einen gesünderen Lebensstil haben und beispielsweise nicht oder nur selten rauchen.

Wer jetzt erwartet, dass Carotin-Kapseln mit Bekanntwerden der Untersuchungsergebnisse auf der Stelle verboten wurden, wird enttäuscht sein: Pillen mit einer hohen Dosis Carotin gibt es immer noch zu kaufen. Eine Erklärung hierfür könnte sein, dass die Regelungen für krankheitserregende Substanzen hauptsächlich auf Experimenten mit Versuchstieren zurückgehen. Da Carotin bei Mäusen und Ratten keinen Krebs verursacht, fehlt dem Gesetzgeber offensichtlich die eindeutige Grundlage, es zu verbieten. Vielleicht liegt es aber auch daran, dass der Gesetzgeber Bedenken hat, einerseits einen typischen Bestandteil von Gemüse, eben Carotin, offiziell als krebserregend zu bezeichnen, andererseits aber dafür zu werben, dass die Bevölkerung mehr Gemüse essen soll.

Nach dem enttäuschenden Ergebnis des Carotin-Versuchs kamen einige Wissenschaftler zu dem Schluss, dass Möhren nicht vor Krebs schützen. Andere wiederum wollten die Flinte nicht so schnell ins Korn werfen und suchten nach anderen Erklärungen für das schlechte Ergebnis.

Ein möglicher Ansatz dafür war die Annahme, dass die Carotin-Dosis im Versuch zu hoch war. Oder dass Carotin, um schützend zu wirken, mit anderen Vitaminen, insbesondere E und C, kombiniert werden müsse. Einige Wissenschaftler waren davon überzeugt, dass B-Vitamine in hohen Dosen sehr wohl vor Krebs schützen könnten – und dass der Mineralstoff Selen Prostatakrebs vorbeugen könnte. All diesen Ansätzen gingen die Wissenschaftler in umfangreichen kontrollierten Experimenten mit Menschen nach, aber nichts davon bewahrheitete sich. Zwanzig Jahre und Hunderte Millionen Dollar später war die Schlussfolgerung unumgänglich: Nährstoffe aus Gemüse und Obst helfen nicht gegen Krebs. Sie helfen vielleicht vorbeugend vor Mundhöhlen- und Kehlkopfkrebs. Fakt ist aber, dass weniger Alkohol zu trinken und sich das Rauchen abzugewöhnen einen viel größeren vorbeugenden Effekt gegen Krebserkrankungen hat. Selbst das Risiko von Herz- und Gefäßerkrankungen lässt sich durch Vitamine aus Gemüse und Obst nicht positiv beeinflussen.

Dennoch wollten manche Forscher einfach nicht glauben, dass Obst und Gemüse keinerlei positive Auswirkungen auf diese Krankheiten hat. So wurde mit der Zeit eine neue Theorie aufgestellt, die bisher durch keine Untersuchung widerlegt werden konnte:

Obst und Gemüse enthält einzigartige Kombinationen verschiedenster Inhaltsstoffe, die vielleicht allein keinen Effekt auf die Gesundheit haben, in ihrer Gesamtheit jedoch positiv auf den menschlichen Körper wirken und somit möglicherweise auch vor Krebs schützen.

Das klingt zwar gut, gleicht in der Argumentation aber eher einer Religion als der Wissenschaft.

In meinen Augen sind die Beweise dafür, dass Gemüse und Obst Krebs oder Herz- und Gefäßerkrankungen vorbeugen können, sehr mager. Sogar vor Übergewicht schützen sie nicht wirklich (S. 132). Dennoch werden die Empfehlungen, viel Gemüse (und Obst) zu essen, nicht weniger werden. Und dafür gibt es einen Grund: Ernährungsberater wollen positive Aussagen übermitteln. Es ist einfach sympathischer, zu etwas zu raten, als von etwas abzuraten. Wenn mich jemand fragt, was gesund ist, bin auch ich geneigt, ihm den Verzehr von Vollkornbrot nahezulegen, weil es einfach viel weniger belehrend klingt als der Ratschlag, weniger Wein zu trinken. Und verglichen mit Fleisch und Käse haben Obst und Gemüse natürlich einige Vorzüge: Es müssen keine Tiere dafür sterben und die Umwelt wird weniger belastet. Wenn es aber um die Gesundheit geht, sind andere Lebensmittel mindestens genauso wichtig.

»Am gesündesten ist viel frisches Obst«

Wie Gemüse, so hat auch Obst einen hohen Stellenwert in unserer Ernährung. Mindestens zwei Portionen Obst am Tag, lautet die Empfehlung. Doch wie seriös ist diese Einschätzung untermauert?

Unsere Überzeugung, dass Obst gesund ist, hat ihren Ursprung im Jahr 1747. Damals machte der Schiffsarzt James Lind eine Entdeckung, die unsere Meinung über gesunde Ernährung nachhaltig geprägt hat. Viele Seeleute, die über lange Zeiträume auf dem Meer unterwegs waren, litten unter der damals gefürchteten Krankheit Skorbut. Die englische Marine beispielsweise verlor mehr Matrosen durch Skorbut als in Seeschlachten, und die Hälfte der Besatzung der Ost-Indien-Fahrten starb daran. Typische Symptome von Skorbut sind Blutungen unter der Haut und Zahnausfall sowie starke Schmerzen bis zum Tod.

Natürlich gab es viele Behandlungsmethoden, aber keine einzige davon wurde damals experimentell getestet. Heilkunde beruhte auf Tradition und Autorität, nicht auf Untersuchungen. James Lind jedoch war eine Ausnahme. Er wählte auf dem Kriegsschiff *Salisbury* zwölf Matrosen mit Skorbut aus und schloss sie in der Krankenstation ein. Die Grundversorgung der erkrankten Matrosen war identisch, sie bekamen alle das Gleiche zu essen. Zusätzlich testete Lind an ihnen sechs gängige Behandlungsmethoden. Die einen bekamen täglich einen Liter Cidre zu trinken, andere Schwefelsäure, Essig, Meerwasser oder ein Kräutergemisch mit Gerstenwasser. Zwei der Matrosen durften täglich jeweils zwei Orangen und eine Zitrone essen. Nach sechs Tagen war der Obstvorrat aufgebraucht und das Experiment gelungen: Einer der beiden Matrosen, die Orangen zu essen bekommen hatten, konnte völlig genesen wieder an die Arbeit gehen. Der zweite wurde als Pfleger für die restlichen zehn Erkrankten eingesetzt, weil er ebenfalls gesund geworden war.

Fast 200 Jahre später, 1932, wurde schließlich entdeckt, warum Linds Behandlungsansatz mit Obst erfolgreich war: In Orangen und Zitronen steckte eine »unsichtbare Substanz«, die Skorbut vorbeugen und heilen konnte: Vitamin C.

Die erstaunliche Wirkung von Orangen (und anderen Zitrusfrüchten) trug also wesentlich dazu bei, dass frisches Obst ein Symbol für gesunde Ernährung wurde. Aber ist das auch heute noch gerechtfertigt? Skorbut gibt es bei uns schon lange nicht mehr. Die Vorstellung, dass Obst unsichtbare Substanzen enthält, die Krankheiten vorbeugen können, hielt sich aber und bekam vor 35 Jahren einen kräftigen Impuls durch die Krebsforschung. Damals befragten Forscher Krebspatienten zu ihren Ernährungsgewohnheiten zu der Zeit, als sie noch gesund waren und verglichen ihre Angaben mit denen freiwilliger, gesunder Probanden. Dabei stellte sich heraus, dass diejenigen, die an Krebs erkrankt waren, weniger Obst (und auch weniger Gemüse) gegessen hatten als die gesunden Menschen. Diese Entdeckung wurde begeistert aufgenommen, denn Krebs galt schon damals als fürchterliche Krankheit und wer würde da nicht sofort glauben wollen, dass eine tägliche Ration Äpfel und Bananen ein wirksames Mittel zur Vorbeugung sein könnte?

Einige Jahre später bekam diese Hypothese wieder Risse. Die Ursache dafür waren Zweifel, ob Menschen, die an Krebs erkrankt waren und zu ihrer Ernährung befragt wurden, tatsächlich rückblickend verlässliche Angaben zu ihrer Ernährung machen konnten. Denn wer weiß schon genau, was er zwanzig Jahre zuvor gegessen hat.

Die Angaben der Erkrankten zu ihren Essgewohnheiten wurden folglich infrage gestellt. Um dennoch ein belastbares Ergebnis zu bekommen, wurden Hunderttausende gesunde Menschen zu ihren aktuellen Ernährungsgewohnheiten befragt. Zehn Jahre später wurde überprüft, wer von ihnen an Krebs erkrankt war. Die Wirksamkeit von Obst als verlässliche Krebsprophylaxe erschien danach viel geringer als zuvor angenommen.

Derzeit gehen Experten davon aus, dass Obst gegen die meisten Krebsarten wenig ausrichten kann. Vor Mundhöhlen- und Kehlkopfkrebs schützt es möglicherweise etwas, auf Rauchen und Alkohol zu verzichten schützt aber noch mehr. Gleiches gilt für Lungenkrebs. Wer raucht, sollte also nicht der Illusion verfallen, dass Äpfel und Orangen dieses Laster wieder ausgleichen könnten

Aber was ist mit der Wirkung von Obst auf das Herz-Kreislauf-System? Bekommen Menschen, die viel Obst essen, tatsächlich seltener einen Herzinfarkt? Fakt ist, dass Obstesser in der Regel auch mehr Sport treiben, weniger rauchen und auf ihr Gewicht achten. Neben dem Obst sind natürlich all das Gewohnheiten, die gut für das Herz sind. Es gibt mathematische Modelle, die die Wirkung von Obst bezogen auf die Wahrscheinlichkeit eines Herzinfarktes berechnen können – fraglich ist jedoch, wie gut diese Modelle funktionieren. Jedenfalls sind sie kein belastbarer Beweis dafür, dass Obst das Herz schützt. Aber können im Obst vielleicht spezielle Inhaltsstoffe nachgewiesen werden, die vor Herz-Kreislauf-Erkrankungen schützen? Beispielsweise Vitamin C oder Flavonoide? Flavonoide – auch Polyphenole genannt – kommen in Tee, Obst, Gemüse und rotem Wein vor. Solche Antioxidantien verhüten schädliche Reaktionen von Sauerstoff mit Eiweiß und der DNA. Ein Beispiel dafür sind Vitamin C und E. Lange Zeit wurde gehofft, dass sie auf diese Weise vor Herz- und Gefäßerkrankungen sowie vor Krebs schützen könnten. Nach gründlichen Untersuchungen stellte sich aber leider heraus, dass selbst große Mengen keinerlei Schutz vor Herzinfarkten oder Krebs bieten (Seite 126). Dadurch sind zusätzlich Zweifel an der Wirkung anderer Antioxidantien und Flavonoide laut geworden (immerhin besteht noch eine Möglichkeit, dass Flavonoide einen Einfluss auf den Blutdruck haben, Seite 219).

Ein weiterer Mythos ist die Wirksamkeit von Vitamin C bei Erkältungen und einer Grippe (Influenza). Bei einer Grippe wirkt es nicht. Der tägliche Verzehr einer Riesenmenge an Vitamin C könnte Ihre nächste Erkältung zwar um einen halben Tag verkürzen, um aber eine halbwegs wirksame Dosis zu erreichen, müsste man zum Beispiel achtzehn Orangen pro Tag essen.

Auch Vitamin B11 – besser bekannt als Folsäure – ist in Obst enthalten. Junge Frauen nehmen über Obst und Obstsäfte durchschnittlich 30 Mikrogramm Folsäure pro Tag auf. Für Frauen mit Kinderwunsch ist aber auch das viel zu wenig. Um hier den notwendigen Bedarf von 400 Mikrogramm pro Tag zu decken, raten Frauenärzte zu Folsäuretabletten. Denn ausreichend Folsäure ist wichtig für die gesunde Entwicklung ungeborener Kinder und vermindert nachweislich das Risiko von Fehlbildungen.

Letztendlich scheint Obst also tatsächlich nicht mehr das Wundermittel zu sein, das es für die Seefahrer im 17. Jahrhundert war. Und unsere wohl beliebteste Frucht, der Apfel, hat beispielsweise genauso wenig Vitamin C wie eine Kartoffel oder eine kleine Scheibe gebackene Leber. Obstarten wie Beeren oder Bananen sind reicher an Nährstoffen als Äpfel. Immerhin enthält ein Apfel Ballaststoffe, mit einem Vollkornbrot kann er jedoch nicht mithalten. Auch Kalium, das gut für den Blutdruck ist, ist in ganz geringen Mengen in Äpfeln enthalten.

Die drei wichtigen Nährstoffe, von denen viele Menschen zu wenig zu sich nehmen, enthält jedoch kein Obst: Vitamin D, Vitamin B12 und Jod. Eine weitere Tatsache, die tatsächlich sogar gegen zu viel Obst spricht, ist der Zucker. Demnach entspricht eine Banane etwa vier Stück Würfelzucker, ein Apfel und eine Orange je drei Stück.

Obst ist eigentlich hauptsächlich gesund wegen der Stoffe, die es nicht enthält. Es ist eine harmlose Zwischenmahlzeit oder ein Nachtisch mit wenigen Kalorien. Ein Apfel enthält weniger als ein Viertel der Kalorien eines Mars-Schokoriegels. »Nasche mit Verstand, iss einen Apfel« bleibt deshalb ein guter Ratschlag, der natürlich nur funktioniert, wenn der Apfel den Schokoriegel ersetzt und nicht ergänzt. Wenn ich als Kind um etwas zu essen quengelte, während meine Mutter die Mahlzeit zubereitete, pflegte sie zu sagen: »Nimm einen Apfel, der verdirbt dir den Appetit nicht«. Stillt Obst tatsächlich den Appetit und ersetzen Menschen mit dem Obst Süßigkeiten oder essen sie trotzdem genauso viel? Bei Probanden, die in Experimenten täglich Obst und Gemüse erhielten, konnte kein Gewichtsverlust nachgewiesen werden. Die Bereitschaft, für Obst wesentlich auf Kuchen, Süßigkeiten und Kekse zu verzichten, zeigt sich bisher in den Forschungsergebnissen nicht.

Und das nur zusätzlich am Rande: Kuchen mit Obst ist nicht gesünder als Kuchen ohne Obst.

Was ist mit Fruchtsaft? Zählt das auch noch als Obst? Nein, Obstsaft ist eine flüssige Süßigkeit. Saft enthält genauso viele Kalorien wie Softdrinks, in frisch gepresstem Orangensaft befindet sich genauso viel Zucker wie in Cola und zudem genauso viel Säure, die den Zahnschmelz auflöst. Vor allem in Saugfläschchen für kleine Kinder ist Obstsaft daher schlecht für die Zähne.

Die beste Alternative ist deshalb Leitungswasser, vor allem für unsere Figur und für unsere Zähne.

Welchen Einfluss Smoothies aus ganzen Früchten auf unsere Gesundheit haben, ist bisher noch nicht ausreichend untersucht worden. Aber auch davon sollten wir nicht zu viel erwarten. Obst ist besser als Süßigkeiten, aber die Vorteile werden übertrieben.

»Verschiedenfarbiges Gemüse ist gesund«

Vor einigen Jahren brachte die Firma Knorr Gemüsesuppen in fünf Farben auf den Markt. Damit verfolgte sie die Idee, dass die Farbe einer Gemüse- oder Obstsorte aussagt, vor welcher Krankheit dieses Gemüse schützt. Ist da etwas dran?

Es gibt diesbezüglich tatsächlich seriöse Studien: Wissenschaftler aus Wageningen in den Niederlanden untersuchten den Zusammenhang zwischen der Farbe eines Gemüses oder Obstes und seinen Auswirkungen auf die Entstehung eines Herzinfarkts. Untersucht wurden 20 000 Testpersonen in Doetinchem, Maastricht und Amsterdam, die über einen Zeitraum von zehn Jahren wissenschaftlich untersucht wurden und deren Essverhalten dokumentiert wurde. Es stellte sich heraus, dass diejenigen, die viel Gemüse und Obst aßen, seltener einen Herzinfarkt erlitten. Das beweist nicht, das Gemüse und Obst Herzinfarkten vorbeugt, denn die Obst- und Gemüseesser rauchten weniger und bewegten sich mehr. Und ob das von ihnen verzehrte Gemüse und Obst grün, rot oder orange war, machte kaum etwas aus.

Eine ähnliche Theorie gab es zur Vorbeugung von Schlaganfällen. Hier meinte man zu sehen, dass farbloses Gemüse wie Blumenkohl oder Obst mit farblosem Fruchtfleisch wie Äpfel, Birnen oder Bananen das Risiko einer Erkrankung senken.

Doch lange hielt sich das Thema »Farbe« nicht auf der Agenda der Wissenschaftler. Denn die Farbe sagt tatsächlich wenig über die Inhaltsstoffe aus. Ein Beispiel dafür ist die Paprika: Eine grüne Paprika enthält am wenigsten Vitamine und Mineralien, eine rote am meisten. Grünkohl und Spinat sind auch grün, allerdings sehr reich an Vitaminen und Mineralien. Salat ist ebenfalls grün, enthält aber wiederum wenige Nährstoffe. Und bei Äpfeln macht es gar keinen Unterschied, ob sie rot oder grün sind, der Vitamingehalt unterscheidet sich nicht nach den Farben der Schale. Die rote Substanz in der Apfelschale ist übrigens eine ganz andere als die rote Substanz in Tomaten, und die ist wiederum eine andere als in Erdbeeren. Und was natürlich noch spannender ist: Ein und dieselbe Substanz kann, abhängig vom Säuregrad, in verschiedenen Früchten verschiedene Farben erzeugen.

Wir sollten uns also nicht von den Farben täuschen lassen und daraus auch keine Rückschlüsse ziehen, wie gesund ein Obst oder Gemüse ist.

»Bei Eisenmangel hilft Spinat«

Viele denken, dass Spinat reich an Eisen ist. Aber stimmt das auch?

Eisenmangel ist keine Seltenheit, vor allem bei Frauen – wie auch eine Studie der US-Armee herausfand. In ihrem Dienst stehen rund 300 000 Frauen, die wie ihre männlichen Kollegen dazu fähig sein müssen, an der Front zu kämpfen. Da sie sich den gleichen Anforderungen stellen müssen, bekommen sie das gleiche Basistraining wie ihre männlichen Kollegen: zwei Monate lang marschieren, rennen und schießen. Eines Tages stellte die Armee die Frage in den Raum, ob Frauen die Belastung besser verkraften könnten, wenn sie zusätzliches Eisen bekämen. Um das herauszufinden, wählte die Army 200 Soldatinnen aus, die am Anfang ihres Basistrainings standen. 40 der 200 Ausgewählten litten schon zu Beginn des Trainings an Blutarmut und Eisenmangel. Das ist an sich nichts Ungewöhnliches und wird vor allem auch durch die monatliche Menstruation bedingt.

Im Rahmen dieser Studie bekam nun die Hälfte der Frauen jeden Tag ein Eisenpräparat verabreicht, die andere Hälfte schluckte ein Placebo. Natürlich wusste keine der Frauen, ob Sie Eisen bekam oder lediglich ein Placebo.

Bei den Frauen mit Blutarmut hatte das zusätzliche Eisen tatsächlich eine starke Wirkung. Nach zwei Monaten waren sie beim Laufen deutlich flotter unterwegs als diejenigen, die die Placebos eingenommen hatten. Außerdem schien das Eisen ihre Stimmung zu verbessern: Sie fühlten sich wacher und hatten mehr Energie. Dieses Ergebnis deckte sich mit dem früherer Studien, die ebenfalls zu dem Ergebnis gekommen waren, dass sich Frauen tatkräftiger fühlten, wenn sie zusätzliches Eisen einnahmen.

Vor allem für Frauen, die viel Sport treiben, ist Eisen wichtig. Sport ist gesund, erhöht bei Frauen aber die Wahrscheinlichkeit von Blutarmut. Warum, ist noch unklar. Ich nehme an, dass die Frauen, die sich für eine Laufbahn als Soldatin entschieden, schon früher sehr viel Sport getrieben haben. Die Wahrscheinlichkeit einer Anämie wird noch größer, wenn man sich vegetarisch ernährt, denn die beste Eisenquelle ist Fleisch. Wer jetzt denkt, dass Spinat bei Eisenmangel hilft, weil Popeye von ihm so kräftig wurde, irrt sich leider, denn Eisen aus Gemüse wird schlecht vom Körper aufgenommen und somit zu einem Großteil wieder ausgeschieden.

Aber es kommt noch besser: Dass Spinat seinen Ruf als Kraftspender überhaupt erst bekommen hat, geht auf einen Fehler des Comiczeichners Elzie Segar zurück, des Erfinders von Popeye, dem kräftigen Matrosen. Dieser wiederum schrieb Spinat deshalb Wunderkräfte zu, weil er angeblich Vitamin A enthielt – nicht wegen des Eisens. Doch das ist falsch: Spinat enthält gar kein Vitamin A, nur Provitamin A – auch Betacarotin genannt. Und weder von Carotin noch von Vitamin A wird man stärker. Es stimmt auch nicht, dass Segar durch ein falsch gesetztes Komma in einer alten deutschen Nahrungsmitteltabelle fehlgeleitet wurde, die den Eisengehalt von Spinat vermeintlich höher erscheinen ließ. Diesen Tippfehler gab es tatsächlich nie! Das ganze Geflecht falscher Behauptungen und Mythen um Popeye und Eisen wurde übrigens von dem englischen Kriminologen Mike Sutton entschlüsselt und aufgeklärt.

Die Behauptung, dass Spinat bei Eisenmangel hilft, entstammt also einer Anhäufung von Mythen. Fakt ist, dass es für unsere Eisenversorgung besser ist, einige Male in der Woche ein Stückchen Fleisch zu essen.

Blutwurst enthält viel Eisen, ein Stückchen gebackene Leber ebenfalls. Empfehlenswert ist auch Pferdefleisch – oder eben eine Eisen-Tablette, wie die US-Soldatinnen sie eingenommen haben.

»Durchs Kochen gehen Nährstoffe verloren«

Verliert unsere Nahrung durch das Erhitzen tatsächlich viele Nährstoffe und sollten wir daher besser mehr rohe Lebensmittel zu uns nehmen?

Um diese Frage zu beantworten, ist ein Blick auf die Rohkost-Bewegung hilfreich. Deren Anhänger essen nur Lebensmittel, die nicht über 40 bis 48 Grad erhitzt wurden. Rohkost heißt: rohes Gemüse und Obst, und manchmal auch Nüsse und Getreide, über die warme Luft geblasen wurde. Reis, Nudeln, Brot, Kartoffeln oder Bohnen sind ohne Kochen oder Backen ungenießbar, weil sie Stärke in einer unverdaulichen Form enthalten. Werden sie roh verzehrt, bekommt man Bauchschmerzen, Durchfall und Blähungen. Das kommt daher, dass diese Kohlenhydrate in Form von roher Stärke nicht gut im Dünndarm abgebaut werden können. So verschiebt sich die Stärke vorwärts in den Dickdarm, wo sich Bakterien befinden, die sich dann schnell vermehren und die Stärke abbauen. Während dieses Prozesses entstehen eine Menge Gase – was die typischen Bauchbeschwerden zur Folge hat. Rohes Fleisch, rohe Milch und ungekochte Eier dürfen ebenfalls nicht verzehrt werden, da sie Infektionsrisiken bergen (Seite 75). Den Rohköstlern bleiben also hauptsächlich Gemüse und Obst.

Die Zahl der Rohkost-Anhänger in den Niederlanden und in Deutschland ist begrenzt, bekommt aber immer mehr Zulauf. Smoothies sind ebenfalls eine Form von Rohkost und inzwischen sehr populär. Menschen, die ausschließlich Rohes essen, haben nahezu eine religiöse Überzeugung, dass das gesund sei, doch wie so häufig ist zu viel des Guten gerade ungesund. Und wer nur Gemüse und Obst ist, wird ziemlich an einem Nährstoffmangel leiden, egal ob er es vorwiegend gekocht oder roh ist. Rohköstler haben deswegen häufig einen Mangel an Vitamin B12, Eisen, Zink und Kalzium. Knochenmessungen zeigen, dass ihre Knochen zu wenig Kalk enthalten. Auch Jodmangel ist eine wahrscheinliche Folge dieser Ernährungsform, da in Deutschland die wichtigsten Jodquellen neben jodiertem Speisesalz Fleisch und Wurst sowie Milch und Milchprodukte sind. Im Gegensatz zu den Niederlanden wird in Deutschland dem Brot oft kein Jod hinzugefügt. Seetang (und Seefisch) enthalten auch Jod, was aber nicht jeder Rohköstler weiß.

Außerdem können Menschen durch eine Ernährungsumstellung auf Rohkost stark an Gewicht verlieren, was für manche sicher von Vorteil ist, aber auch schnell ein ungesundes Maß annehmen kann.

Durch den ausschließlichen Verzehr von Gemüse und Obst sowie etwas Getreide ist eine Mangelversorgung sozusagen vorprogrammiert. Auf Dauer ist das nicht gesund.

Für Kinder ist eine extrem vegane Diät sogar gefährlich. In den 1970er-Jahren wurde folgender Fall bekannt: Sektenführer Adelbert Nelissen brachte Eltern dazu, ihre kleinen Kinder 100 Prozent makrobiotisch, also vegan, zu ernähren. Mit der Zeit fielen diese Kinder in einen gesundheitsgefährdenden Zustand der Mangelernährung, den sie ihr Leben lang nicht wieder aufholen konnten. Ihre Gehirne beispielsweise funktionierten durch den Vitamin-B12-Mangel in ihrer Kindheit schlechter und als Teenager hatten sie noch immer Osteoporose.

Möglicherweise beruht der Trend zur Rohkost auf dem Missverständnis, dass alle Vitamine im Gemüse beim Kochen verloren gehen. Dabei ist das ein Irrtum. Folsäure beispielsweise büßt beim Kochvorgang nur 20 Prozent ein, 80 Prozent bleiben erhalten. Von Vitamin C geht zwar tatsächlich ein Großteil verloren, dennoch befindet sich in gekochtem Grünkohl immer noch mehr davon als in rohem Salat. Übrigens wird die Bedeutung von Vitamin C generell überschätzt. Kaum einem Menschen mangelt es an diesem Vitamin, hingegen gibt es viele Menschen mit einer Vitamin-D- und Vitamin-B12-Unterversorgung. Diese Vitamine sind aber gar nicht in Gemüse oder Obst enthalten. Vitamin D wird von der Haut gebildet, wenn Sonnenlicht darauf fällt. Die Hauptquelle aus der Nahrung ist Fisch. Vitamin B12 ist in tierischen Nahrungsmitteln wie Fleisch, Fisch, Milch und Eiern enthalten. Wie die meisten Vitamine überstehen auch diese beiden das Kochen oder Backen und müssen nicht roh verzehrt werden.

Und tatsächlich gibt es sogar umgekehrte Fälle, in denen Vitamine durch den Kochvorgang aus den Zellwänden herausgelöst werden und so leichter vom Körper aufgenommen werden können, ein Beispiel dafür ist Carotin, aus dem der Körper Vitamin A herstellen kann. Außerdem ist gekochtes Gemüse für kleine Kinder leichter zu zerkauen und zu verdauen.

Rohes Gemüse eignet sich prima zum Abnehmen, wenn man aber genügend Nährstoffe zu sich nehmen muss, wie ein Kind im Wachstum, funktioniert das einfacher in gekochtem als in rohem Zustand.

Die Idee, dass rohes Essen natürlich ist und deshalb gesund, beruht auf einer Illusion. Es gibt sogar bestimmte Gemüsesorten, die roh giftig sind und erst gekocht essbar werden. Die Natur hat diese bestimmten Pflanzen mit natürlichen Schutzstoffen versehen, um sie vor Fressfeinden wie dem Menschen zu schützen. Bohnenpflanzen beispielsweise speichern in ihren Früchten, also in den Bohnen, giftige Substanzen (Seite 186). Durch das Kochen der Bohnen machen wir diese Giftstoffe unschädlich.

Auch die Idee, dass die Enzyme aus Gemüse uns helfen, das Gemüse zu verdauen und unseren Körper zu entgiften, ist eine Illusion. Diese Enzyme sind lediglich für den Aufbau neuer Pflanzen geeignet und werden von unserer Magensäure nutzlos gemacht.

Die Rohkost-Bewegung ist an sich gut gemeint – im Extremfall aber schaden sich die Menschen damit. Für eine gesunde Ernährung sind Kochen und Backen unentbehrlich.

»Spargel steigert die Potenz«

Schon seit der Antike wird Spargel als ein libido- und potenzsteigerndes Nahrungsmittel gesehen. Aber ist das gerechtfertigt?

Ein kräftiger Spargel sieht mit viel Fantasie einem steifen männlichen Glied ähnlich. Das gleiche gilt für Stangensellerie und Lauch – einem Favoriten von Kaiser Nero, wenn wir das glauben dürfen – und mit noch mehr Fantasie auch für die Ginsengwurzel. Eier sehen gut geratenen Testikeln ähnlich, und ihre Popularität als Aphrodisiakum verdanken Muscheln und Austern möglicherweise ihrer Ähnlichkeit mit dem weiblichen Geschlechtsorgan. Das alles ist lustig und harmlos. Der Glaube, dass der Verzehr vom Horn eines Rhinozerosses und vom Penis eines Tigers die Potenz erhöht, entspringt der gleichen Gedankenwelt, ist allerdings deutlich weniger harmlos. Er trägt vielmehr dazu bei, diese Tiere auszurotten.

Der Glaube an die Magie von Nahrungsmitteln ist so alt wie die Menschheit selbst. In der alternativen Heilkunde lebt er in der Signaturenlehre weiter. Diese besagt beispielsweise, dass nierenförmige Blätter gut für die Nieren seien und Walnüsse gut für das Gehirn. Der Gedanke dahinter ist: Du bist, was du isst. Aber ein Mensch ist gerade nicht, was er isst. Die Verdauung zerlegt jedes Nahrungsmittel in dieselben 100 oder mehr Bestandteile: Eiweiße werden zu Aminosäuren abgebaut, Kohlenhydrate zu Zucker und Fette zu Fettsäuren. Vitamine und Mineralien müssen nicht abgebaut werden. Des Weiteren enthalten Pflanzen allerlei Stoffe, die wir nicht benötigen. Die meisten davon werden mit dem Urin oder dem Stuhlgang schnell aus dem Körper ausgeschieden. Verschiedene Nahrungsmittel liefern also verschiedene Mengen immer gleicher Untereinheiten. Von der Einzigartigkeit des Spargels bleibt am Ende des Verdauungsvorgangs nichts übrig. Ungeachtet dessen kann eine sinnlich anregende Mahlzeit aus Austern und Spargel trotzdem wirken. Denn Potenz basiert zu einem großen Teil auf Emotionen – schon allein deshalb kann auch Einbildung wahre Wunder bewirken (S. 56). Auch wenn man es kaum glauben mag, aber selbst die Wirksamkeit von libidosteigernden Kräutern und Präparaten beruht zu einem Großteil auf Einbildung.

Neben der Emotion sind Durchblutung und Innervierung ein weiterer Faktor für Potenz. Eine Erektion entsteht, wenn das Glied stark durchblutet wird. Wenn Arterien im Laufe des Alters verstopfen und somit keine optimale Durchblutung mehr stattfinden kann, sind auch Erektionsprobleme die Folge. Ebenso können Nervenschädigungen im Unterleib zu Impotenz führen. Die Hälfte aller Männer über vierzig Jahre hat Probleme damit, eine Erektion zu bekommen. In manchen Fällen können natürlich auch Beziehungsprobleme die Ursache dafür sein.

Mit der richtigen Ernährung und einem gesunden Lebensstil kann Potenzproblemen frühzeitig entgegengewirkt werden. Denn Verschlüsse der Blutgefäße im männlichen Geschlechtsorgan haben meist dieselbe Ursache wie Verschlüsse der Arterien von Herz oder Gehirn: Nämlich Rauchen, hohe Cholesterinwerte, hoher Blutdruck und Diabetes. Um den Cholesterinwert im Blut auf einem gesunden Niveau zu halten, müssen streichfähige Fette und Öle aufgenommen werden – aber nicht zu viel fetthaltige Wurst, Vollmilch und Käse. Für den Blutdruck sind Gemüse, fettarme Milch und fettarmer Joghurt gut, das Ersetzen des üblichen Salzes durch Kaliumsalz hilft ebenfalls. Und es ist ratsam, den Alkoholkonsum einzuschränken, da Alkohol den Blutdruck ebenfalls steigen lässt.

Das Allerwichtigste für den Erhalt der Potenz ist aber, auf das eigene Gewicht zu achten. Ein dicker Bauch erhöht nicht nur den Cholesterinspiegel und den Blutdruck, sondern auch die Wahrscheinlichkeit, an Diabetes zu erkranken. Bei Diabetikern befindet sich zu viel Zucker im Blut, der Blutgefäße und Nerven schädigt. Das Nachlassen der Nervenleitfähigkeit bemerkt der Diabetiker erst dann, wenn er beispielsweise kein Gefühl mehr in seinen Füßen hat. Allerdings nimmt auch die Leitfähigkeit der Reize zu seinem Penis ab. Zu hohe Blutzucker- und Cholesterinwerte und ein zu hoher Blutdruck führen im Laufe mehrerer Jahrzehnte zu Engstellen in den Schlagadern im Penis.

Vor allem übergewichtige, rauchende Männer haben ein erhöhtes Risiko für Impotenz, Schlaganfälle und Herzinfarkte.

Wer gesund isst, schlank bleibt und nicht raucht, hat eine große Chance, auch im hohen Alter noch gut lieben zu können. Spargel kann jeder nach Belieben genießen, die Buttersoße dazu sollte allerdings sparsam verwendet werden. Und wenn Ihnen die Vorstellung hilft, Spargel habe eine erotisierende Wirkung, glauben Sie ruhig weiter daran. Schließlich kann auch unser Glaube Berge versetzen.

Gemüse und Obst: Schlussfolgerung

Rund um Gemüse und Obst kursieren allerhand kuriose Mythen, wie etwa der Glaube an die Segnungen von Rohkost. Die wichtigste Frage aber ist, ob viel Gemüse und Obst vor Herz- und Gefäßerkrankungen sowie vor Krebs schützen kann. Meiner Meinung nach ist die wissenschaftliche Basis dafür, dies zu bejahen, schwach.

Eine ähnliche Situation hatten wir vor rund 20 bis 30 Jahren beim sogenannten Kohlenhydrat-Fiasko (Seite 178). Damals war die vorherrschende wissenschaftliche Meinung, dass eine Ernährung, die arm an Fett, aber reich an Kohlenhydraten ist, Herz- und Gefäßerkrankungen, Krebs und noch vielem mehr vorbeugen kann. Kritische Wissenschaftler – wie ich selbst – wiesen darauf hin, dass diese offizielle Empfehlung nicht ausreichend untermauert war. Schließlich wurde sie verworfen und die Ernährungswissenschaft verlor mit dieser Blamage deutlich an Prestige. Ich fürchte, dass sich diese Geschichte in ähnlicher Weise wiederholen könnte und wir uns in 20 Jahren fragen, warum so viele Menschen all den Behauptungen über die Heil bringende Wirkung von Gemüse und Obst Glauben schenkten.

Die meisten Ernährungswissenschaftler sind hier anderer Meinung als ich. Sie schätzen die Beweise dafür, dass Obst und Gemüse vor Herzinfarkt und Krebs schützen, als ausreichend ein. Am Ende ist es jedoch am sinnvollsten, wenn jeder für sich selbst entscheidet, wie ernst er die aktuellen Ernährungsempfehlungen nimmt. Täglich frisches Gemüse und Obst zu essen kann jedenfalls nicht schaden.

GESUNDHEIT AUS DER DROGERIE

Einleitung

Vitamine sind Wundermittel. Bekommt sie ein Patient verabreicht, der todkrank im Bett liegt, ist er innerhalb kurzer Zeit genesen – zumindest, wenn er an einem Mangel exakt dieses Vitamins gelitten haben sollte.

Solche Vitaminmangelerkrankungen kommen in unserem Teil der Welt kaum vor. Allerdings klagen viele Menschen über Bauch- oder Kopfschmerzen, Müdigkeit, Erkältungen, Schlaflosigkeit und Stress, ihre Haut ist schlaff, ihre Haare stumpf, ihr Gedächtnis lässt nach und sie wiegen zu viel. Die Hersteller von Vitaminpräparaten versprechen, dass all das verschwindet, wenn man ihre Vitamintabletten oder Nahrungsergänzungsmittel regelmäßig schluckt. In den nächsten Kapiteln nehme ich einige dieser Versprechen genauer unter die Lupe.

»Eigentlich sollte jeder täglich eine Multivitamintablette zu sich nehmen«

Viele Menschen haben ein anstrengendes Leben und nicht immer Zeit oder Lust, gesund zu essen. Aber ist es dann eine gute Idee, täglich eine Multivitamintablette einzunehmen?

Ein Viertel der Niederländer und auch viele Deutsche schlucken Multivitaminpräparate. Sie sollen Müdigkeit, Lustlosigkeit und Reizbarkeit vertreiben, Immunsystem und Energiehaushalt unterstützen (was auch immer das sein mag), für eine schöne Haut und kräftige Nägel sorgen, gut für das Gedächtnis und das Herz sein, und insgesamt zu einem fröhlicheren Leben beitragen.

Auf den ersten Blick könnte das sogar stimmen. Denn wer von bestimmten Vitaminen zu wenig zu sich nimmt, wird in der Tat müde, lustlos und reizbar, seine Haut wird welk und fleckig, seine Zähne fallen aus, Gehirn und Herz werden angegriffen, er kann im Dunkeln nicht mehr gut sehen und erblindet schließlich (Seite 162). Aber das geschieht nur bei einer extremen Vitaminunterversorgung, die in Deutschland kaum vorkommt. Ist jemand müde, lustlos und reizbar, hat das hierzulande meist andere Ursachen. In seltenen Fällen findet man sie aber bei Alkoholikern, bei verwahrlosten älteren Menschen und bei extremen Veganern, die sich sehr einseitig ernähren.

Das ist wie mit einem Handy: Wenn der Akku leer ist, kann man nicht mehr telefonieren oder ins Internet gehen, das Handy muss regelmäßig mit Strom »gefüttert« werden. Wenn wir es zwölf Mal am Tag aufladen, wird die Internetverbindung davon aber auch nicht schneller. Wenn wir das Handy an einer Ladestation für Elektro-Autos aufladen, bekommt es eine Überdosis Strom und geht kaputt. Kein vernünftiger Mensch würde sowas mit seinem Handy machen, aber manche Menschen muten Vergleichbares sehr wohl ihrem Körper zu: Sie schlucken viel zu hohe Dosen Vitamine, nach dem Motto »je mehr, desto besser«. Dabei geht dieser Gedanke völlig in die falsche Richtung. Eine Vitaminpille kann sogar so viele Vitamine oder Mineralien enthalten, dass sie dem Körper schadet (siehe auch Vitamin C, Seite 153).

Vitamin B6 ist ein gutes Beispiel dafür. Wir brauchen davon 1 Milligramm täglich, mehr nicht. Normalerweise nehmen wir diese Menge mit der Nahrung auf. Wer langfristig viel größere Mengen schluckt, läuft Gefahr, die Nerven in seinen Beinen zu schädigen, man spricht dann von einer sogenannten Neuropathie. Die Europäische Behörde für Lebensmittelsicherheit rät Erwachsenen dazu, nicht mehr als 25 Milligramm Vitamin B6 pro Tag zu sich zu nehmen – bei Kindern sollte es noch weniger sein. Tatsächlich gibt es aber im Internet Multivitaminpräparate zu kaufen, die 100 bis 500 Milligramm B6 pro Kapsel enthalten, und das kann dauerhaft natürlich schädlich sein.

Die Zusammensetzung von Multivitamintabletten entspricht schon seit Jahren nicht dem Stand der Wissenschaft. Die Menge an Vitaminen und Mineralstoffen ist oft unverantwortlich hoch oder aber viel zu gering. Ich habe 18 Multivitaminpillen von bekannten holländischen Drogerien und Supermärkten untersucht und bin zu einem beunruhigenden Ergebnis gekommen. Bei einigen Herstellern ist tatsächlich das Zwanzigfache der als unbedenklich geltenden Menge an Vitamin B6 enthalten. Eisen dagegen ist viel zu gering dosiert: Man müsste bis zu zwanzig Tabletten pro Tag schlucken, um die empfohlene Menge davon zu sich zu nehmen. Drei Tabletten hingegen liefern bereits eine so hohe Tagesdosis an Vitamin E, dass die Wahrscheinlichkeit für Prostatakrebs dadurch steigt.

Vitamin D indes ist in den meisten Multivitaminpillen zu wenig enthalten. Um den Knochenbau damit positiv zu beeinflussen, müsste ein älterer Mensch bis zu zwölf solcher Tabletten pro Tag einnehmen. Diese wiederum würden ihn aber mit einer fünffachen Dosis Chrom versorgen. Kalzium ist in allen getesteten Multivitaminpräparaten zu gering dosiert, manchmal in einer Menge, die auch eine Scheibe Käse liefern würde, und manchmal sogar nur ein Drittel davon.

Die Zeitschrift Öko-Test berichtete, dass viele in Deutschland erhältliche Vitamintabletten die Empfehlungen des Bundesinstituts für Risikobewertung (BfR) zu den Höchstmengen bei Nahrungsergänzungsmitteln überschreiten. Geradezu unverantwortlich ist es, wenn Rauchern Tabletten mit Betacarotin empfohlen werden. Denn Betacarotin, das steht fest, erhöht das Lungen- und Magenkrebsrisiko.

Multivitamintabletten sind also nur für die Menschen sinnvoll, die aufgrund einer Erkrankung mangelernährt sind. Dazu gehören auch Alkoholiker, die nichts anderes zu sich nehmen als Bier, Wein oder andere alkoholische Getränke. Allerdings sollten auch sie darauf achten, dass von den enthaltenen Vitaminen immer die richtigen Mengen geliefert werden, also 100 Prozent der empfohlenen Tagesdosis. Alles andere bringt nichts.

Für alle anderen Menschen gilt: Nehmen Sie nur die Vitaminsupplemente ein, die Sie wirklich brauchen, und wenn, dann in der empfohlenen Menge. Frauen, die schwanger werden möchten, sollten einen Monat vorher mit der Einnahme von Folsäure beginnen, Säuglingen, die gestillt werden, ist zusätzliches Vitamin K zu empfehlen, Kleinkinder, ältere Menschen und Menschen mit dunkler oder immer durch Kleidung bedeckter Haut ergänzendes Vitamin D, und Veganer brauchen Vitamin B12, denn das kommt nur in tierischen Lebensmitteln vor. Wer sich niedergeschlagen fühlt, müde, lustlos oder leicht reizbar, wird wahrscheinlich keine Abhilfe durch eine Vitaminpille bekommen. Im Gegenteil: Solche Mittel sind verschwendetes Geld und können sogar ernsthaften Schaden anrichten.

»Antioxidantien können Krebs- sowie Herz- und Gefäßerkrankungen vorbeugen«

Über die positive Wirkung von Antioxidantien wird viel berichtet. Ist es sinnvoll, sie zusätzlich einzunehmen?

In der Wissenschaft werden regelmäßig prachtvolle Theorien durch hässliche Tatsachen entzaubert. Die Antioxidantien-Theorie ist ein gutes Beispiel dafür: Antioxidantien setzen sich der schädlichen Wirkung von Sauerstoff im Körper entgegen. Sauerstoff ist für das Leben zwar einerseits unentbehrlich, auf der anderen Seite kann er jedoch auch Schäden verursachen. Um das zu verhindern, hat der Körper spezielle Enzyme, die den Sauerstoff unschädlich machen. Auch Vitamin E aus der Nahrung wird dafür eingesetzt. Vitamin E nehmen wir mit Margarine, Gemüse, Brot, Fleisch, Öl und Mayonnaise zu uns. Ein Mangel an Vitamin E führt zu Schäden an Nerven und Gehirn, kommt aber nur bei Menschen mit außergewöhnlichen Darmerkrankungen vor, die kein Vitamin E aus der Nahrung absorbieren können.

In den achtziger Jahren des letzten Jahrhunderts kam dann die Theorie auf, dass sehr hohe Dosen von Antioxidantien Herz- und Gefäßerkrankungen sowie Krebs vorbeugen können. So gab es zum Beispiel Hinweise darauf, dass zusätzliches Vitamin E gegen Prostatakrebs helfen könnte. Um das zu untersuchen, wurde Anfang dieses Jahrhunderts ein Test durchgeführt. Hierzu wurden 35 000 Männer in zwei Gruppen aufgeteilt. Die eine Gruppe bekam täglich 400 Milligramm Vitamin E verabreicht – das ist eine Menge, die man über die Nahrung nur innerhalb eines ganzen Monats zu sich nehmen kann – die andere Gruppe bekam eine Pille ohne Vitamine. Nach fünf Jahren wurde die Studie gestoppt, weil sich herausstellte, dass Vitamin E Prostatakrebs sogar förderte. Einer von hundert Männern der Vitamin-E-Gruppe war als Folge der zusätzlichen Vitamingabe an Prostatakrebs erkrankt.

Frühere Studien hatten bereits gezeigt, dass Vitamin E und andere Antioxidantien oder Mischungen davon keine positive Wirkung auf das Risiko einer Herz- und Gefäßerkrankung oder einer Krebserkrankung hatten. Das Antioxidans Betacarotin vergrößerte sogar die Wahrscheinlichkeit für Magen- und Lungenkrebs bei Rauchern (Seite 125). Daher lautet mein Ratschlag: Finger weg von Antioxidantien!

»Vitamin C stärkt die Abwehrkräfte«

Ein viel verkauftes Vitamin ist Vitamin C. Menschen nehmen es hauptsächlich gegen Erkältung und Grippe ein. Aber ist das wirklich sinnvoll?

Eine Unterversorgung mit Vitaminen kann ernsthafte Erkrankungen verursachen, allerdings kommen diese Mangelerkrankungen in der westlichen Welt schon lange nicht mehr vor. Der bekannte amerikanische Wissenschaftler Linus Pauling brachte vor fünfzig Jahren eine neue Idee auf: Wenn kleine Mengen an Vitaminen nötig seien, um Mangelerkrankungen vorzubeugen, könnten sehr große Mengen, sogenannte Megadosen, womöglich noch ganz anderen Krankheiten vorbeugen oder diese sogar heilen. Auf der Grundlage dieser Vermutung gründete er die Orthomolekulare Medizin.

Im Kollegenkreis stießen Paulings Ideen auf Widerstand und Kritik, aber darum scherte er sich nicht. Er ging immer seinen eigenen Weg, was ihm letztlich bedeutende Erfolge bescherte. Als einer von nur vier Wissenschaftlern gewann er gleich zwei Mal einen ungeteilten Nobelpreis: 1954 erhielt er für seine Forschungen über die Natur der chemischen Bindung und ihre Anwendung bei der Aufklärung der Struktur komplexer

Substanzen den Nobelpreis für Chemie. 1962 gewann er den Friedens-
nobelpreis für seinen Wiederstand gegen Atomwaffentests.

Was mich betrifft, hätte er noch einen dritten Nobelpreis verdient,
nämlich für seine Entdeckung des Mechanismus der Sichelzellenanämie,
der ersten vererbbaren Krankheit, die auf molekularer Ebene erklärt
wurde.

Ebenso groß wie Paulings Verdienste waren aber auch seine Miss-
erfolge: Was die DNA-Struktur betrifft, lag er beispielsweise gründlich
daneben. Darüber spricht heute aber niemand mehr, da Watson und
Crick zur gleichen Zeit die richtige DNA-Struktur entschlüsselten, die
nun in den Lehrbüchern steht.

Paulings inzwischen widerlegte Vorstellungen über den Nutzen von
Vitamin C sind dagegen noch immer weit verbreitet. Gegen Ende seiner
Karriere veröffentlichte er ein Buch, in dem er behauptete, dass zusätzliches Vitamin C eine Erkältung vorbeugen und heilen könne. Als Reaktion darauf kam es zu einer regelrechten Flut an Experimenten, in denen
andere Wissenschaftler dies nachprüfen wollten.

Der Finne Harri Hemilä widmete sein Leben der Analyse dieser
Studien. Er kam zu dem Ergebnis, dass eine Erkältung nicht durch Vitamin C verschwindet. Vitamin C verhindert auch nicht den Ausbruch einer Erkältung. Es könnte lediglich dazu beitragen, dass eine Erkältung
etwas schneller verschwindet als gewöhnlich, vielleicht einen halben
Tag. Für diesen halben Tag, den man früher gesund wird, muss man aber
viel Vitamin C schlucken, nämlich ein Gramm pro Tag, über den ganzen
Herbst und Winter.

Fraglich ist aber noch, ob Hemilä tatsächlich alle Vitamin-C-Studien
gefunden und ausgewertet hat. Vielleicht hat hie und da ein enttäuschter
Forscher seine Ergebnisse ganz unten in die Schublade geworfen, nachdem er festgestellt hatte, dass bei seinen Probanden die Erkältung mit

Vitamin C sogar länger dauerte anstatt kürzer. In diesem Fall könnte der durchschnittliche Effekt von Vitamin C sogar gleich Null sein. Zu große Mengen sind für den Körper außerdem nicht ganz ungefährlich (Seite 153).

Aber es gibt eine Gruppe von Menschen, bei denen zusätzliches Vitamin C sinnvoll zu sein scheint, nämlich bei Marathonläufern und anderen Topsportlern – und zwar vor allem dann, wenn sie in der Kälte trainieren. Bei ihnen ist die Wahrscheinlichkeit einer Erkältung höher. Wer also im Winter einen Marathon laufen möchte oder in den Bergen auf ausgiebige Skitouren geht, ist vielleicht gut damit beraten, präventiv Vitamin C zu schlucken.

Die Annahme, dass gesunde Nahrung die Abwehrkräfte stärkt, ist weit verbreitet und wird von Verkäufern von Vitaminpillen, Gemüse und Obst begeistert weitergesponnen. Die Beweise dafür, dass Nahrung die Wahrscheinlichkeit einer Infektionskrankheit beeinflusst, sind aber äußerst schwach. Tuberkulose scheint ernsthafter zu verlaufen, wenn der Patient unterernährt ist, aber Tuberkulose kommt bei uns nur noch selten vor. Hungersnöte treten oft in Kombination mit Typhus und Cholera-Epidemien auf, aber Hungersnöte bedeuten auch Chaos oder Krieg und damit zwangsläufig schlechte hygienische Bedingungen. Wenn das Trinkwasser oder die Nahrung mit den Ausscheidungen kranker Menschen infiziert werden, verbreiten sich Infektionskrankheiten schnell. Unter guten hygienischen Bedingungen ist das kaum der Fall. Gegen Ende des zweiten Weltkrieges wurde eine Anzahl Freiwilliger in einem amerikanischen Labor auf eine Diät aus Brot, Kartoffeln, Rüben und Kohl plus minimaler Mengen Obst, Fleisch und Milch gesetzt. Mit dem Test sollte herausgefunden werden, wie den Millionen Opfern der Hungersnot im gerade befreiten Europa geholfen werden konnte. Nach sechs Monaten waren die Freiwilligen stark abgemagert, Infektionskrankheiten bekamen sie aber nicht.

Natürlich bedeutet das nicht, dass Nahrung überhaupt keinen Einfluss auf die Verbreitung von Infektionskrankheiten hat. Kinder in den Tropen, die nur mit Reis ernährt werden, können einen ernsten Mangel an Vitamin A bekommen. Das macht sie anfälliger für Masern. Eine stattliche Dosis Vitamin A würde das Risiko einer Erkrankung deutlich verringern. In unseren Breitengraden nehmen wir genug Vitamin A mit der Nahrung zu uns – mehr davon ist nicht notwendig und würde auch nichts bringen.

Behauptungen, wonach Vitamine die Abwehrkräfte stärken, gehen meist auf Tests zurück, die im Reagenzglas oder mit Tieren gemacht wurden. Dabei wurde untersucht, was die Vitamine im Immunsystem bewirkten. Das Immunsystem besteht aus mehreren Teilsystemen, tausenden Zellarten und Eiweißen. Einige davon reagieren und verändern sich tatsächlich, wenn im Reagenzglas Vitamine zugefügt werden.

Die alles entscheidende Frage ist aber, ob Menschen seltener erkranken, wenn sie Vitamine schlucken, und diesbezüglich sind die Studienresultate enttäuschend. So war nach Versuchen im Reagenzglas die Hoffnung aufgekeimt, dass Vitamin E gegen Atemwegsinfektionen helfen könnte. Als dies dann an Menschen getestet wurde, verursachte Vitamin E bei älteren Testpersonen sogar mehr Atemwegsinfektionen statt weniger.

Gesunde Ernährung in Kombination mit dem ordnungsgemäßen Verzehr bestimmter Vitamine (Seite 146) kann einer Menge Krankheiten vorbeugen – vom offenen Rücken bei ungeboren Babys bis hin zu Osteoporose bei Älteren. Es ist aber nicht bewiesen, dass Vitaminpillen gegen Erkältung und Grippe helfen. Sie sorgen auch nicht für mehr Energie, glänzendes Haar und eine strahlende Haut (Seite 160). Diese Geschichten dienen nur dazu, den Verkauf entsprechender Produkte anzukurbeln.

Andere Möglichkeiten, einer Grippe wirksam vorzubeugen, sind zum Beispiel Grippeschutzimpfungen (vor allem für ältere Menschen) sowie regelmäßiges und gründliches Händewaschen.

Die Vitamin-C-Hypothese von Pauling war eine schöne Idee, die sich leider als falsch herausstellte, genauso wie viele andere schöne wissenschaftliche Ideen. Wir müssen der Wahrheit ins Auge blicken: Vitamin C stärkt die Abwehrkräfte fast gar nicht.

»Überschüssiges Vitamin C ist harmlos und wird vom Körper einfach ausgeschieden«

Manche Menschen schlucken große Mengen Vitamin C in Tablettenform. Nach aktuellen Empfehlungen benötigt unser Körper täglich weniger als 100 Milligramm, in Vitaminpräparaten ist aber tatsächlich oft viel mehr als ein Gramm enthalten, also mehr als zehn Mal so viel, wie eigentlich benötigt.

Die Frage ist nun, was mit dem überschüssigen Vitamin C im Körper passiert? Kann es beispielsweise Nierensteine verursachen? Nierensteine sind eine ernsthafte Angelegenheit, sie sind gefährlich und entsetzlich schmerzhaft.

Die meisten Menschen mit Nierensteinen haben diese natürlich nicht durch zu viel Vitamin C bekommen. Es gibt zahlreiche andere Faktoren, die die Entstehung begünstigen können, dazu gehört zum Beispiel die genetische Veranlagung. Aber auch, wer zu wenig Flüssigkeit zu sich nimmt, erhöht sein Risiko für Nierensteine.

Mit Vitamin C verhält es sich allerdings so, dass es die Konzentration an Oxalat (Oxalsäure) im Urin steigen lässt. Das liegt daran, dass der Körper Vitamin C in Oxalat umwandelt. Nierensteine bestehen aus einer Verbindung von Oxalat und Kalzium. Ein wenig Oxalat hat jeder in seinem Urin, es wird über die Nahrung, wie beispielsweise Spinat, aufgenommen. Normalerweise wird Oxalat mit dem Urin auch wieder ausgeschieden. Ist die Menge im Urin allerdings zu groß, kann es sich nicht mehr auflösen und bildet so kleine Kristalle oder Steine in den Nieren.

Inzwischen gibt es ziemlich viele Berichte von Patienten, die einen Zusammenhang von Nierensteinen und der Einnahme von Vitamin C vermuten lassen. Allerdings sind Nierensteine eine relativ häufige Erkrankung, hinzukommt, dass viele Menschen hin und wieder Vitamin-C-Präparate einnehmen. Ein Zusammenhang könnte aufgrund der Häufigkeit hier also auch Zufall sein.

Dennoch gibt es systematische Untersuchungen, die tatsächlich ein höheres Risiko für Nierensteine nachweisen, wenn die Patienten zusätzlich Vitamin C zu sich genommen haben. Das zeigte sich erstmalig in einer Studie, an der 40 000 amerikanische Zahnärzte, Physiotherapeuten und Tierärzte teilnahmen. Zu Beginn der Studie waren alle kerngesund, 14 Jahre später aber hatten diejenigen Männer, die mehr Vitamin C geschluckt hatten als die anderen Probanden häufiger Nierensteine. Zudem zeigte sich, dass das Risiko mit der Höhe der Dosis stieg. Zum gleichen Ergebnis kam man bei einem Test in Schweden, wo 50 000 Männern elf Jahre lang beobachtet wurden. Diejenigen, die regelmäßig Vitamin-C-Tabletten schluckten, erkrankten mit zweimal höherer Wahrscheinlichkeit an Nierensteinen als die anderen Teilnehmer. Multivitamintabletten dagegen hatten keinen Einfluss auf die Entstehung von Nierensteinen. So könnte man natürlich auch annehmen, dass andere Lebensgewohnheiten wenig oder keinen Einfluss auf die Bildung von Nierensteinen haben, sondern die Hauptursache im Vitamin C liegt.

Wer schon von Natur aus eine Veranlagung für Nierensteine hat, sollte sicher keine Vitamin-C-Präparate einnehmen. Ob man jedoch solch eine Veranlagung hat, zeigt sich öfters erst dann, wenn es zu spät ist.

Vitamin-C-Präparate sind generell überflüssig. Wer sich einigermaßen ausgewogen und gesund ernährt, hat seinen Bedarf auch so reichlich gedeckt.

Und glauben Sie nicht, dass Überdosen anderer wasserlöslicher Vitamine unschädlich seien. Sie werden zwar wieder ausgeschieden, können aber auf ihrem Weg vom Mund zur Blase großen Schaden anrichten.

»Medizinische Diätnahrung verringert das Risiko des Wundliegens und beugt Alzheimer vor«

Die Firma Nutricia stellt ein Vitamingetränk her, das gegen Alzheimer im Frühstadium helfen soll und verkauft dieses weltweit. Das Produkt Souvenaid enthalte Vitamine, Mineralien, Fischöl, Cholin und Uridinmonophosphat (UMP). Aber kann man damit tatsächlich etwas bewirken?

Experten aus den Niederlanden glauben nicht an dieses Produkt. Ärzte haben dort offiziell beschlossen, es ihren Patienten nicht zu verschreiben, und die Krankenkassen entschieden, es nicht zu bezahlen. Für den Hersteller Nutricia ist das natürlich schlecht, da das Produkt als »diätetisches Lebensmittel für besondere medizinische Zwecke« gilt und demnach auch als solches verordnet werden muss. Wie aber kann es überhaupt passieren, dass medizinische Nahrung auf den Markt kommt, die keinerlei Wirkung zu haben scheint?

Soll ein neues Medikament auf den Markt kommen, erhält es nur dann eine Zulassung, wenn der Hersteller die Wirksamkeit und medizinische Sicherheit dieses Mittels nachgewiesen hat. Auch Nahrungsmittel, von denen behauptet wird, dass sie die Gesundheit fördern, müssen gegenwärtig hohen wissenschaftlichen Anforderungen entsprechen. Was aber medizinische Nahrung betrifft, also beispielsweise mit Kalorien und Nährstoffen angereicherte Drinks, werden merkwürdigerweise kaum Anforderungen an die Hersteller gestellt. Diese müssen lediglich eine Aufstellung der Zusammensetzung sowie das entsprechende Etikett an das Bundesamt für Verbraucherschutz und Lebensmittelsicherheit senden. Dort wird dann untersucht, ob das Produkt geltende Vorschriften einhält und keinen negativen Einfluss auf die Gesundheit haben kann. Aber ob ein Produkt die versprochene Wirkung tatsächlich herbeiführt, wird kaum untersucht. Solche Untersuchungen überlässt man den Krankenkassen und Ärzten. Das Problem liegt allerdings darin, dass sich Krankenkassen selten damit befassen, sondern einfach das erstatten, was Ärzte verschreiben. Was medizinische Nahrung betrifft, sind Ärzte jedoch meist auch nicht ausreichend auf dem Gebiet der Ernährungswissenschaft informiert, um beurteilen zu können, ob die optimistischen Prognosen der Herstellerfirmen zutreffen.

Die Entwicklung neuer medizinischer Flüssignahrung ist für Hersteller im Vergleich zu echten Medikamenten relativ einfach, da sie keine anspruchsvollen Zulassungsverfahren durchlaufen müssen. Einerseits ist das natürlich auch gut so, denn ältere Patienten, Patienten mit Chemotherapie oder einer Darmkrankheit leiden häufig unter Unterernährung. Die Trinknahrung liefert diesen Menschen auf einem schnellen und einfachen Weg viel Eiweiß und Nährstoffe. Es scheint plausibel, dass diese Produkte zur Genesung der Patienten beitragen, ist aber noch unsicher.

Vor allem in Krankenhäusern wurde das Thema »Unterernährung« lange vernachlässigt. Seit 2012 ist es aber zumindest in den Niederlanden ein Leistungs-Indikator, der eine Rolle bei der Bewertung der Qualität einer Klinik spielt.

Um aber wieder zur Kehrseite der schlechten Kontrollen zurückzukommen, muss erwähnt werden, dass sich die Herstellung von Flüssignahrung zum Profitgeschäft entwickelt hat. Da die Produkte verhältnismäßig teuer sind, sind im Gesundheitssystem auch die Ausgaben für medizinische Trinknahrung gestiegen. Die eigentlichen Produkte sowie die einzelnen Inhaltsstoffe kosten in der Herstellung nicht viel. Umso höher ist jedoch der Verkaufspreis und somit auch die Marge für die Firmen.

Ein Beispiel dafür ist Cubitan, eine Trinknahrung von Nutricia, die gegen Wundliegen helfen soll. Viele Patienten in niederländischen Pflegeeinrichtungen bekommen täglich Cubitan. Es enthält Vitamin C und E, Arginine und Zink. Das Mittel kostet 12,40 Euro pro Liter. Cubitan besteht aus Wasser, Zucker, Milcheiweiß, Vitaminen und Mineralien, deren Materialwert etwa bei 1,00 Euro pro Liter liegt. Die anderen 11,40 Euro sind neben den Ausgaben für Forschung, Verpackung und Marketing wohl hauptsächlich der Gewinn für den Hersteller.

Mutterkonzern von Nutricia ist die Firma Danone. Danone musste auf Anweisung der EU Aussagen unterlassen, wonach ihre probiotischen Getränke positive Auswirkungen auf die Gesundheit hätten. Die vorgelegten Studien, so die Begründung, entsprächen nicht den Erfordernissen der EFSA. Nutricia kann sich glücklich schätzen, dass die EFSA keine medizinische Nahrung beurteilen darf, denn die Studien zu Cubitan beweisen überhaupt nicht, dass die enthaltenen Bestandteile tatsächlich etwas gegen Wundliegen bewirken können. Es ist also höchste Zeit, dass an medizinische Nahrung die gleichen Anforderungen gestellt werden wie an die Zulassung von Medikamenten.

Und Souvenaid? In der ersten wissenschaftlichen Veröffentlichung darüber wurde behauptet, dass Souvenaid, nachdem es zwölf Wochen lang getrunken wurde, das Gedächtnis von 106 Alzheimerpatienten spürbar verbessern konnte. Das ist bemerkenswert. Vitamine und Fischöl sind schon früher in jahrelangen Studien bei tausenden Demenz-Patienten untersucht worden, und die Resultate waren durchwachsen. Natürlich gab es auch Kritik an der Souvenaid-Studie: Die Patienten hätten an zahlreichen Gedächtnistests teilgenommen, doch nur bei einem hätten sie irgendwann deutlich besser abgeschnitten. Außerdem seien fünf von den acht Verfassern der Studie Berater oder Mitarbeiter des Herstellers Nutricia gewesen. Und als wäre das noch nicht genug, sei der Artikel von einem von Nutricia beauftragen Ghostwriter verfasst und von den namentlich erwähnten Autoren lediglich bearbeitet worden. Auch das spricht nicht für das Produkt.

Später veröffentlichte Studien zu Souvenaid konnten ebenfalls nicht überzeugen. Die Ergebnisse der letzten großen europäischen Studie wurden nach jahrelanger Verzögerung schließlich im Jahr 2017 veröffentlicht. Dort hieß es, dass in der Studie kein signifikanter Nutzen für die kognitiven Fähigkeiten nachgewiesen werden konnte.

Medizinische Nahrung kann als Zusatznahrung nützlich sein, aber ich glaube nicht, dass sie etwas gegen Alzheimer, Wundliegen oder andere Krankheiten ausrichten kann, obwohl sie mit derartigen Versprechen verkauft wird.

»Ginkgo und Vitamin E können gegen Demenz helfen«

Die Hälfte der Menschen über 85 Jahre ist mehr oder weniger dement. Die meisten von ihnen leiden unter der Alzheimer Krankheit. Diese Erkrankungen sind sowohl für die Betroffenen als auch für deren Angehörige oft mit viel Leid verbunden. Es gibt nichts Traurigeres, als wenn eine Mutter oder ein Vater zu seiner Tochter sagt: »Ich kenne Sie nicht, gnädige Frau«.

Gibt es Supplemente, die tatsächlich bei Demenz helfen?

Wer den Wunsch hat, klarer denken und sich Dinge besser merken zu können, greift gern zu Präparaten mit Ginkgo Biloba, einem Kräuterheilmittel, das aus den Blättern des Ginkgo-Baumes hergestellt wird. Es gibt wissenschaftliche Studien, die behaupten, dass Ginkgo auch bei Alzheimer hilft. Wer sich aber die Mühe macht und das Kleingedruckte in diesen Studien liest, wird feststellen, dass sie allesamt von der Firma Schwabe in Karlsruhe finanziert wurden. Sie stellt das meistverkaufte Ginkgo-Produkt her. Das heißt zwar nicht automatisch, dass diese Studien in irgendeiner Form beeinflusst wurden, jedoch wäre ein vergleichbares Ergebnis bei herstellerunabhängigen Studien nicht schlecht.

Doch das gibt es leider nicht, im Gegenteil. Unabhängige Studien kamen vielmehr zu dem Ergebnis, dass Menschen mit Alzheimer durch Ginkgo nicht gesünder wurden. Auch der geistige Verfall von Probanden, deren Gedächtnis noch gut war, konnte durch die täglich zweimalige Einnahme von Ginkgo-Präparaten nicht aufgehalten werden. In den USA bekamen 3000 gesunde ältere Menschen sechs Jahre lang Ginkgo oder ein Placebo verabreicht. Am Ende der Untersuchung war die Anzahl der an Demenz erkrankten Probanden in beiden Gruppen nahezu identisch, in der Ginkgo-Gruppe sogar noch etwas höher. Ich denke, man kann also davon ausgehen, dass Ginkgo wirkungslos ist.

Etwas Grund zur Hoffnung gibt es bezüglich Vitamin E. Zwei Studien kamen zu dem Schluss, dass Vitamin E das Fortschreiten einer Alzheimererkrankung etwas verzögern kann. Die Wirkung ist zwar nicht allzu groß, da aber Medikamente gegen Alzheimer bisher auch kaum anschlagen, ist jede Hilfe willkommen. Um solch einen Erfolg zu erzielen, muss der Patient allerdings eine gigantische Menge an Vitamin E schlucken: 2 Gramm pro Tag. Normalerweise würde ich niemandem zu einer so hohen Dosis Vitamin E raten, da dadurch das Risiko von Prostatakrebs steigt.

Mangels anderer Alternativen kann man diese Option bei einer beginnenden Alzheimererkrankung immerhin in Erwägung ziehen.

Am sinnvollsten ist es jedoch, einer Demenzerkrankung vorzubeugen, solange man noch gesund ist. Je früher man das macht, desto mehr kann man damit bezwecken. Nach aktuellem Forschungsstand lässt sich nämlich eine Verbindung zwischen einer Alzheimererkrankung und schlechten Blutgefäßen erkennen. Ob unser Gehirn gesund bleibt, hängt also unter anderem davon ab, ob es gut mit Blut versorgt wird. Eine gute Durchblutung kann jedoch nur erfolgen, wenn die Gefäße elastisch bleiben und nicht verstopfen. Das heißt vor allem: nicht rauchen, schlank bleiben, sich viel bewegen und für einen normalen Blutdruck und einen gesunden Cholesteringehalt sorgen (Seite 140–141). Wer sich an all diese Regeln hält, hat eine bessere Aussicht, mit 85 Jahren immer noch zu wissen, wo er seinen Schlüssel hingelegt hat und wie die eigenen Kinder heißen.

Wer sich also frühzeitig einen gesunden Lebensstil aneignet, hat gute Chancen sein Risiko einer Demenzerkrankung im Alter zu senken. Von Vitamin E, geschweige denn von Ginkgo, sollte man sich keine Wunder erwarten.

»Wer sich gesund ernährt, bekommt eine schöne Haut«

Macht gesundes Essen schöner? Gibt es Nahrungsergänzungsmittel, die für eine straffere Haut und schöneres Haar sorgen?

Gesundes Essen kann Krankheiten vorbeugen. Aber wer will schon bei jeder Mahlzeit daran denken, dass er in ferner Zukunft einen Herzinfarkt oder einen Schlaganfall bekommen könnte? Wäre es nicht motivierender, wenn wir wüssten, dass Brokkoli, fetter Fisch und Vitaminpillen unsere Haut straffer machen und uns attraktiver aussehen lassen? Und zwar schon in ein paar Wochen und nicht erst in zehn Jahren? Frauenzeitschriften und Diätbücher sind voll mit Tipps zu Speisen und Mittelchen, die uns schöner und jünger machen sollen.

Leider ist das reines Wunschdenken. Es gibt keine Beweise dafür, dass die Haut von gesunder Nahrung oder Nahrungsergänzungsmitteln schöner wird. Natürlich gibt es einige Studien, bei denen sich gezeigt hat, dass Menschen, die mehr Obst und Gemüse aßen, am Ende etwas weniger Falten hatten und das Hautbild insgesamt jünger erschien. Doch diese Probanden hielten sich zudem seltener in der Sonne auf und rauchten vermutlich weniger. Sie waren im Schnitt wohlhabender, besser gebildet und trieben mehr Sport. Wer weiß, was sie noch alles für ihren makellosen Teint unternahmen.

Dass vor allem Sonnenlicht und Zigaretten einen besonders negativen Einfluss auf unsere Haut haben, ist bekannt. Was die Ernährung betrifft, sind kontrollierte Experimente notwendig, um herauszufinden, welchen Einfluss sie auf unsere Haut hat.

Bei einem solchen Experiment werden die Probanden willkürlich in zwei verschiedene Gruppen aufgeteilt. Eine Gruppe bekommt die Lebensmittel zu essen, von denen man glaubt, dass sie die Haut schöner machen. Die andere Gruppe bekommt herkömmliche Speisen. Nach einigen Wochen, Monaten oder Jahren wird dann die Qualität der Haut untersucht und beurteilt.

Bisher wurden jedoch nur wenige Experimente dieser Art durchgeführt. Und selbst die durchgeführten Experimente lieferten keine belastbaren Fakten. Zudem hatten sie sich lediglich mit den Auswirkungen von Nahrungsergänzungsmitteln befasst. Was Gemüse, Obst, Olivenöl oder Fisch bewirken, ist indes nie getestet worden.

Wenn es so wenige wissenschaftliche Beweise gibt, warum glauben die Menschen dann immer noch, dass sie durch gesundes Essen schöner werden? Ein Grund dafür ist der Glaube an »je mehr, desto besser«. Immerhin stimmt es, dass zu wenig auch nicht gut ist. Ein ernsthafter Mangel an Vitaminen und Mineralien führt zu Hautkrankheiten, sprödem Haar und Haarausfall. Bei ernsthafter Austrocknung wird zudem die Haut schlaff. Es ist also logisch, dass einige denken, mit der Einnahme von mehr Vitaminen und vielem Trinken eine schönere Haut und gesündere Haare zu bekommen. Inzwischen wissen wir aber, dass mehr eben nicht automatisch auch besser ist (Seite 144–145). Ein Drucker druckt nicht, wenn er kein Papier mehr hat, aber er wird nicht besser drucken, wenn er mit zwei Packungen Papier anstatt mit einer vollgestopft wird. Oder ein weiterer Vergleich: Ohne Bettdecke schläft man nicht gut, aber mit fünf Decken schläft man nicht besser als mit einer. Es gibt für alles eine richtige Menge, und mehr von etwas ist häufig nicht besser, sondern sogar schlechter. Auf Nahrung und ihre Wirkung auf unsere Haut trifft das ebenfalls zu. Die meisten von uns werden weder dehydriert sein noch an einem ernsten Vitaminmangel leiden. Deshalb werden Haut und Haare auch nicht schöner, wenn sie viel Wasser trinken (Seite 215) oder Vitamintabletten schlucken.

Allerdings kann uns Essen eine braune Hautfarbe bescheren: Wer jeden Tag einen Liter Möhrensaft trinkt, wird einen braun-orangefarbenen Hautton bekommen. Diese Farbe kommt vom Farbstoff Carotin. Wird zu viel davon aufgenommen, sammelt er sich in der Haut. Zu Carotin und seiner Wirkung auf Krebs gab es mehrere Studien. Vor dreißig Jahren dachte man, dass Ergänzungsmittel mit Carotin die Wahrscheinlichkeit für Krebserkrankungen verringern würden. Das war allerdings falsch. Später stellte sich nämlich heraus, dass genau das Gegenteil der Fall war. (Seite 125). Carotin als Bräunungsmittel ist also keine gute Idee.

Gesund zu essen, ist vernünftig, nur wird man nicht schöner davon, und von Nahrungsergänzungsmitteln erst recht nicht.

»Vitamin A ist gut für die Augen«

Vitamin A ist unentbehrlich für die Augen. Darum denken einige Menschen, es sei gut, reichlich von dem Gemüse zu essen, das viel Carotin enthält, Möhren beispielsweise. Carotin wird im Darm in Vitamin A umgewandelt. Können wir also besser sehen, wenn wir viele Möhren essen?

Ein Vitamin-A-Mangel führt unter anderem dazu, dass die Funktion der Netzhaut hinter dem Auge beeinträchtigt ist, was dazu führt, dass die Betroffenen im Dunkeln schlechter sehen. Unter Vitamin-A-Mangel leiden häufig Kleinkinder in den Tropen. Werden diese nicht rechtzeitig mit Vitamin A versorgt, wird neben der Netzhaut auch ihre Hornhaut angegriffen, die feuchte Vorderseite des Auges. Im schlimmsten Fall erblinden diese Kinder.

Vitamin-A-Mangel ist also eine wesentliche Ursache für die Erblindung von Kindern in Entwicklungsländern. Der Verzehr von Karotten würde helfen, solch einem Vitaminmangel vorzubeugen. In unseren Breiten kommt dieser Mangel jedoch nicht vor. Ausgeschlossen ist deshalb, dass unsere Augen besser werden, wenn wir mehr Karotten verzehren.

Hierzulande erblinden meist nur sehr alte Menschen, was an einer sogenannten Makuladegeneration liegen kann. Die Makula – oder der gelbe Fleck – ist eine kleine Stelle mitten auf der Netzhaut, kaum größer als das kleine Kamera-Auge eines Handys. Diese Stelle lässt uns scharf sehen. Wird sie beschädigt oder degeneriert, können wir nicht mehr lesen und auch keine Gesichter mehr erkennen. Die gelbe Farbe hat die Makula von den Stoffen Zeaxanthin und Lutein. Sie sind hauptsächlich in grünem Gemüse enthalten. Vor allem Spinat und Grünkohl sind reich daran. Zeaxanthin und Lutein werden auch als Farbstoff in Lebensmitteln (E-Nummer E 165) eingesetzt. Dass man diese gelbe Farbe in dem grünen Gemüse nicht sieht, liegt an dem grünen Farbstoff Chlorophyll, das in grünem Gemüse noch viel reichlicher enthalten ist.

Was unsere Augen betrifft, wäre es möglich, dass man einer Makuladegeneration vorbeugen kann, indem man viel Gemüse isst, das die gelben Farbstoffe Zeaxanthin und Lutein enthält. Wissenschaftlich bewiesen ist das aber längst nicht. Unzweifelhaft ist jedoch, dass ein Cocktail aus Vitamin C, Vitamin E, Carotin und einer großen Menge Zink die altersbedingte Zerstörung der Netzhaut lindern kann. Die Wirksamkeit dieses sogenannten AREDS-Cocktails wurde im Rahmen der amerikanischen AREDS-Studien entdeckt.

Nachdem sich jedoch herausgestellt hat, dass Carotin in großen Mengen Lungenkrebs verursachen kann, werden stellvertretend inzwischen die gelben Farbstoffe Lutein und Zeaxanthin beigemischt. Sie scheinen noch besser zu wirken als Carotin. Wie genau, ist aber noch nicht ganz klar. Die Vitamine und Farbstoffe in dem AREDS-Supplement sind alle sogenannte Antioxidantien. Antioxidantien schienen vor dreißig Jahren das Allheilmittel überhaupt zu sein. Am Ende wurden sie ihrem Ruf jedoch nicht gerecht (Seite 147). Allerdings konnte das AREDS-Supplement allen wissenschaftlichen Prüfungen standhalten. Makuladegeneration ist somit die einzige Krankheit, gegen die Antioxidantien wirklich helfen. Wer eine beginnende Makuladegeneration hat, sollte sich daher auf jeden Fall von seinem Augenarzt das AREDS-Supplement verschreiben lassen. Ob Gemüsearten, die reich an Lutein und Zeaxanthin sind, unsere Augen vor altersbedingten Krankheiten schützen ist unsicher aber nicht ausgeschlossen. Ein schöner Grund, Grünkohl zu essen.

Und Fischöl? Die Netzhaut ist zu einem großen Teil aus Omega-3-Fettsäuren aufgebaut, die sich auch im Fisch befinden (Seite 65). Wir wissen, dass ein Fötus während des Wachstums ausreichend Fischfettsäuren für die Entwicklung seiner Augen braucht. Vermutlich werden die Fettsäuren auch nach der Geburt noch benötigt, da die Netzhaut bei einem Neugeborenen ja noch nicht fertig entwickelt ist, weshalb ein Baby schlecht sieht. Es gibt Hinweise, dass das Hinzufügen von Fischfettsäure in die Flaschennahrung dazu beiträgt, dass Babys ihr Sehvermögen schneller entwickeln. In Muttermilch kommen Fischfettsäuren von Natur aus vor. Bei Erwachsenen ist die Netzhaut indes bereits fertig entwickelt und somit helfen Fischfettsäuren nicht, wenn man schlecht sieht; die Ursache ist dann eine andere.

Ich fasse zusammen: Gegen schlechte Augen helfen also weder Karotten noch Fischöl. Was können wir dann tun, um unsere Sehkraft so lang wie möglich zu erhalten? Auch hier kann ich mich nur wiederholen: nicht rauchen, Übergewicht vermeiden und sich viel bewegen. Rauchen verursacht ein zwei- bis vierfach erhöhtes Risiko auf Makuladegeneration, also der Abbau des gelben Fleckes. Eine andere Krankheit der Netzhaut, die diabetische Retinopathie, führt bei vielen Diabetespatienten zu teilweiser oder völliger Blindheit. Diabetes entsteht häufig durch eine Kombination aus erblicher Veranlagung und Übergewicht. Gegen die Veranlagung kann man nichts tun, gegen das Übergewicht hingegen schon.

»Fischöl ist gut für das Herz«

Vor 20 Jahren glaubte auch ich, dass Fischöl gut für das Herz sei. Aber der Glaube ist eine Sache, der Beweis dafür eine andere. Daher starteten meine Kollegen und ich in acht Ländern und 26 Krankenhäusern eine große Untersuchung an Herzpatienten. Zehn Jahre später hatten wir die Antwort auf unsere Frage gefunden: Fischöl schien nicht vor Herz-erkrankungen oder plötzlichem Herzversagen zu schützen. Und wir waren nicht die einzigen, die zu diesem Schluss kamen. Die meisten großen Studien der letzten zehn Jahre konnte ebenfalls keinen positiven Effekt von Fischöl auf Herzerkrankungen nachweisen.

Dabei fing alles so vielversprechend an: Dänische Forscher stellten vor 45 Jahren fest, dass die Inuit keine Herzinfarkte bekamen, obwohl sie sich nahezu ausschließlich von Seehundfleisch und -fett ernährten. Das war befremdlich, da Fleisch und tierische Fette üblicherweise als schlecht für das Herz gelten. Aber Seehundspeck ist kein üblicher Speck: Seehunde fressen Fisch, weshalb ihr Speck viele mehrfach ungesättig te Omega-3-Fettsäuren enthält (Seite 65). Diese hemmen die Blutgerin-nung – zumindest im Reagenzglas. Eine überaktive Blutgerinnung verur-sacht Thrombose und Herzinfarkte.

Inuit bleiben also deshalb vor Herzinfarkten verschont, weil Fisch-fettsäuren Thrombose verhinderten. Entsprechende Untersuchungen schienen das zu bestätigen. So entdeckten niederländische Forscher, dass Männer, die regelmäßig Fisch aßen, eine geringere Wahrschein-lichkeit hatten, an einer Herzerkrankung zu sterben, als diejenigen, die Fisch nicht mochten und somit nie aßen. In Italien wurde außerdem in einem groß angelegten Versuch festgestellt, dass Herzpatienten länger lebten, wenn sie Fischöl schluckten.

Bei Tierversuchen wurden inzwischen noch andere günstige Auswir-kungen von Fischöl auf das Herz entdeckt: Unser Herz pumpt Blut, weil alle Herzmuskelfasern sich koordiniert zusammenziehen und wieder entspannen. Wenn sich aber jede kleine Muskelfaser so zusammenzieht, wie sie es für gut befindet, gleicht ein Herz einer Dose voller wimmeln-der Regenwürmer – Ärzte nennen das Fibrillieren. Das Herz pumpt das Blut dann nicht mehr effektiv weiter und der Patient stirbt am plötzlichen Herztod. Im Tierversuch sorgte Fischöl dafür, dass die Herzmuskelfasern besser im gleichen Rhythmus arbeiteten. Das stimmte mit dem Ergebnis aus dem italienischen Experiment überein, wo der plötzliche Herztod seltener bei Patienten eintrat, die Fischöl zu sich nahmen.

Der Versuch, die Effektivität von Fischfettsäuren bei Herzpatienten nachzuweisen, schlug leider fehl. Die Behandlung mit Fischöl hatte in mehreren großen Experimenten keinen Effekt auf die Möglichkeit eines Herzversagens durch fibrillieren, also auf einen möglichen Herzstillstand. Andere Experimente in den vergangenen zehn Jahren erbrachten auch keine positiven Ergebnisse. Ich war an zwei dieser Studien beteiligt und sehr enttäuscht, dass die Fischfettsäuren nicht wirkten. Der spektakuläre Erfolg der italienischen Untersuchung ließ sich nicht wiederholen, selbst in Italien nicht. War vielleicht bei dem italienischen Experiment etwas schiefgelaufen?

Tatsächlich, es gab nämlich keine Kontrollbehandlung ohne Fischöl, und die Untersuchung wurde nicht blind durchgeführt. Doch das sind keine triftigen Gründe. Bekommen Herzkranke heutzutage möglicherweise so wirksame Medikamente, dass ihnen Fischöl keinen weiteren Nutzen mehr bringt? Auch das scheint mir nicht zuzutreffen. Wenn ein Herzpatient ein Medikament bekommt, um damit seinen Blutdruck zu senken, verringert sich seine Wahrscheinlichkeit für einen Herzinfarkt. Nimmt er noch ein weiteres Blutdruckmittel zu sich, wird die Wahrscheinlichkeit noch geringer. Zwei unterschiedliche Pillen gegen einen zu hohen Cholesterinwert bewirken mehr als eine, und wird noch ein Mittel gegen Thrombose und gegen einen zu hohen Puls verabreicht, sinkt die Wahrscheinlichkeit für einen Herzinfarkt noch weiter. Das ist der Grund, warum Herzpatienten so viele verschiedene Medikamente bekommen und gegenwärtig auch eine so hohe Lebenserwartung haben. Warum also sollte Fischöl nur bei Menschen wirken, die keine Medikamente zu sich nehmen, und nicht bei Patienten, die Pillen für ihren Blutdruck und gegen Cholesterin bekamen? Ich sehe keinen Grund zu der Annahme, dass Fischöl seine Wirkung in dem Moment verliert, in dem es zusammen mit anderen Mitteln gegen Herzerkrankungen eingesetzt wird.

Aber warum kommt denn ein Herztod weniger häufig bei Menschen vor, die Fisch essen? Auch in diesem Fall wird es wohl so sein, dass es ein Zusammenspiel vieler weitere Faktoren ist. Womöglich machen Menschen, die Fisch essen noch andere Dinge, durch die ihr Herz gesund bleibt – beispielsweise weniger rauchen und sich mehr bewegen? In manchen Studien lautet die Antwort darauf ganz klar »ja«, in anderen aber eher »nein«.

Dass Fischöl keine positive Wirkung nachgewiesen werden kann, lässt die Wissenschaft bisher noch rätseln.

Viele Studien zum Fischöl laufen zwar derzeit noch, aber ich befürchte, dass sie letztendlich den gleichen Weg gehen werden wie die Antioxidantien (Seite 147): Eine attraktive Theorie, die durch zahlreiche Experimente widerlegt wurde und von der wir uns, zu unserem großen Bedauern, verabschieden müssen. Wissenschaft geht vier Schritte vorwärts und drei wieder zurück. Es sieht so aus, als ob Fischöl letztendlich wenig oder keinen Einfluss auf das Herz hat. Leider.

Gesundheit aus der Drogerie: Schlussfolgerung

Drogerien, Supermärkte, Spezialgeschäfte und Webshops sind voll von Töpfchen und Töpfen, deren Inhalt uns Gesundheit verspricht, mehr Muskelmasse, mehr Energie, ein längeres Leben und alles andere, was uns zu unserem Glück fehlen könnte. Aber egal, worum es sich handelt, im besten Fall bewirkt der Inhalt dieser Töpfchen nichts, im schlimmsten Fall macht er uns krank. Mein Ratschlag lautet daher: Finger weg von all dem Zeug! Ausgeschlossen davon sind einige ganz bestimmte Vitamine, die kleine Kinder sowie manche Erwachsene und ältere Menschen brauchen (Seite 146).

NATÜRLICH UND GESUND

Einleitung

Wir leben in einer künstlichen Welt. Wir wohnen und arbeiten hinter Glas und Beton, statt zu Fuß zu gehen, reisen wir mit Autos und Flugzeugen und anstatt zu hungern, essen wir viel zu viel. Der Wunsch nach einer natürlicheren Umgebung wird bei vielen Menschen immer größer, und tatsächlich hilft uns die Natur, Stress abzubauen.

Die Hersteller von Nahrungsmitteln, Supplementen und Diätnahrung nutzen diesen »Naturtrend« und werben gern mit der Bezeichnung »natürlich«. Die Vorstellung, dass die Natur das Beste für uns ist, liegt auch all den Theorien zugrunde, die Gefahren in genetischer Modifikation, in Kunstdünger und in Mikrowellenherden sehen.

Aber wie gut es die Natur wirklich mit uns meint, davon handeln die 14 Mythen in den folgenden Kapiteln.

»Wir sollten essen wie die Urmenschen«

Blieben wir länger gesund, wenn wir wie die Steinzeitmenschen essen würden? Warum spricht uns diese Vorstellung überhaupt an?

Wer einfach nur gesund essen will, braucht sich eigentlich bloß an die wissenschaftlich anerkannten Empfehlungen zu halten: keine Chips, Tee statt Bier, Vollkornbrot mit weicher Margarine und ab dem fünfzigsten Geburtstag täglich Vitamin-D-Tabletten. Aber solch eine konsequente Ernährung kann schwierig und langweilig sein. Viel spannender ist es hingegen, sich von Naturvölkern und deren traditioneller Küche inspirieren zu lassen: zum Beispiel vom Eskimo, der durch den Verzehr von Fisch vor Herzinfarkten verschont bleibt, vom Kreter, der täglich zum Frühstück ein Glas Olivenöl trinkt und deswegen einhundert Jahre alt wird oder vom Kuna-Indianer, der sich durch das Essen von Kakaobohnen vor Schlaganfällen schützt.

Der Inbegriff für Natürlichkeit ist aber die Paläo-Diät, eine Diät auf der Grundlage der Ernährungsform unserer Vorfahren in der Altsteinzeit. Die Paläo-Diät ist inzwischen weit verbreitet und hat viele Anhänger gefunden. Die Idee dahinter ist wie folgt: Unsere Vorfahren aßen Fleisch von wilden Tieren, Beeren, Nüsse und Pflanzen. Ihre Gene passten sich im Laufe der Evolution dieser Ernährung perfekt an. Seitdem dann vor zehntausend Jahren die Landwirtschaft erfunden wurde, steht auch Getreide auf unserem Speiseplan. Unsere DNA jedoch war und blieb auf den Verzehr von Bisonfleisch und Heidelbeeren ausgerichtet und **nicht** auf Brot und Reis.

Es gibt Wissenschaftler, die behaupten, dass wir vor Krankheiten wie Krebs, Diabetes oder Herz- und Gefäßerkrankungen verschont bleiben könnten, wenn wir zu der Ernährungsform unserer Vorfahren zurückkehrten. In New York gibt es sogar eine Gruppe Enthusiasten, die diese

Idee konsequent umsetzt. Sie nennen sich *Cavemen* (Höhlenmenschen), essen große Mengen rohes Fleisch und rennen Sommer wie Winter mit entblößtem Oberkörper von Manhattan nach Brooklyn und zurück.

Die Annahme, dass wir gesund blieben, wenn wir wie in der Steinzeit essen würden, beruht auf einem Missverständnis davon, wie Evolution und natürliche Auslese funktionieren. Die Evolution selektiert nämlich nicht nach Lebensdauer, sondern nach Fortpflanzung und somit nach der Überlebensfähigkeit von Kindern und jungen Menschen. Das heißt, je mehr Kinder wir zeugen, desto besser verbreiten sich unsere Gene beziehungsweise Genvarianten. Wird jemand nach dem fruchtbaren Alter krebskrank oder dement, hat das keinen Einfluss mehr auf seinen Fortpflanzungserfolg. Außerdem ist Evolution nicht fehlerfrei. Sie ist keine Kreuzung aus Gott und Steve Jobs, sondern eine lange Serie von Zufällen – und das Endprodukt, unser Körper, ist voller Defekte.

Wenn das Überleben junger Menschen auf dem Spiel steht, kann die Evolution schnell handeln: Die Verdauung von Laktose – also Milchzucker (Seite 66) – ist ein gutes Beispiel dafür. Der primitive Homo sapiens konnte als Baby Laktose verdauen, das Verdauungsenzym wurde aber im Kindesalter ausgeschaltet. Wer danach noch Milch trank, bekam Bauchschmerzen und Durchfall. Das war damals aber egal, da es ja nach der Muttermilch keine Milch mehr zu trinken gab. Viehzucht, und somit auch die Kuhmilch, kamen erst viel später auf. Nämlich vor etwa achttausend Jahren. Es ist naheliegend, dass damit die Zahl der Menschen, die nach dem Genuss von Kuhmilch Bauchschmerzen bekamen, anstieg. Diese Menschen mussten auf Kuhmilch verzichten. Aber zu jedem Stamm, der Milchkühe hielt, gehörte auch jemand mit genetischen Abweichungen, die es zuließen, dass sie auch als Erwachsene Laktose gut verdauen konnte. Für sie war Milch eine Art Kraftfutter, das ihnen beim Überleben half und somit auch für mehr Nachwuchs sorgte. Daher verbreitete sich diese genetische Abweichung in den nächsten Generationen immer mehr. Ein Beispiel sind die Milchvieh haltenden Hirtenvölker aus Ost-Afrika und Nordwest-Europa. Bei ihnen – also bei unseren Vorfahren – rückten die Laktoseverdauer von Generation zu Generation vor. Gegenwärtig können in diesen Völkern die mit Abstand meisten Erwachsenen Laktose verdauen, während die Bevölkerungsgruppen in den anderen Regionen der Welt laktoseintolerant blieben.

Auf dieselbe Weise haben sich unsere Gene auch an das Essen von Brot und sonstigen Getreideprodukten mit vielen Kohlenhydraten angepasst.

Da die Evolution nur nach dem Überleben der Jüngeren und somit nach der Fortpflanzungsmöglichkeit selektiert, spielt die Überlebensfähigkeit und Gesundheit der Älteren Menschen keine Rolle bei der Evolution.

Unsere DNA enthält Gene, die Brustkrebs und Herzinfarkte verursachen, aber in dem Alter, in dem die Krankheiten in der Mehrheit der Fälle auftreten, haben die Betroffenen ihre Kinder schon in die Welt gesetzt und die Veranlagung für Krebserkrankungen und Herzinfarkte bereits weitergegeben. Das wiederum heißt, dass wir mit einer durch die Evolution selektierte Ernährungsform nur wenig Einfluss auf altersbedingte Erkrankungen nehmen können, auch nicht mit Paläo.

Großmütter können sich noch mit Untersuchungen der Amerikanerin Kirsten Hawkes trösten. Sie behauptet, dass die Omas in der Steinzeit eine entscheidende Rolle für den Fortbestand der Menschheit spielten. Denn sie gruben reichlich Knollen aus, die letztlich für die Kinder und Kleinkinder nahrhafter waren als der Auerochse, den der Vater so selten von der Jagd nach Hause brachte. Hawkes Publikationen ist die Entrüstung über Männer regelrecht anzumerken, die lieber zur Jagd gingen, als die Familie beim viel nützlicheren Sammeln von Pflanzen und Würmern zu unterstützen. Dass die Menschheit überlebt habe, sei also im Wesentlichen der Verdienst der Großmütter, behauptet Hawkes – mehr als eine Hypothese ist das aber nicht.

Folgt man dieser Logik, hat eine lange Lebensdauer einen evolutionären Vorteil, nämlich die, dass die Älteren das Überleben des Nachwuchses sichern. Tatsache ist aber, dass in der Steinzeit alte Menschen selten anzutreffen waren. Noch ist unklar, ob der paläolithische Mensch 30, 40 oder 50 Jahre alt wurde. Verglichen zur heutigen Lebenserwartung kann man da natürlich nicht von »alt« sprechen. Wahrscheinlich ist, dass ein Mensch damals vor Erreichen eines hohen Alters an einer Infektion oder einer Verletzung starb. Sogar von den Jägern und Sammlern des zwanzigsten Jahrhunderts, wie den afrikanischen Hadza oder den melanesischen Kitavas, erreichten weniger als 10 Prozent ein Alter von 60 Jahren. Das wiederum spricht dafür, dass ein Stamm nicht viele ältere Menschen braucht, um fortzubestehen.

Bevor Sie nun Ihren Gefrierschrank mit rohem Elchfleisch füllen, ist es auch gut zu bedenken, dass wir nicht wirklich wissen, was der Homo sapiens im Paläolithikum aß. So wird von vielen Wissenschaftlern angezweifelt, dass sie wirklich so viel Fleisch aßen, wie behauptet wird. Vermutungen darüber, woraus sich die Paläo-Diät zusammensetzt, ändern sich von Jahr zu Jahr. Zuerst meinten die Paläo-Anhänger, dass der Steinzeitmensch fast die Hälfte seiner Nahrung mit Kohlenhydraten abdeckte und keinen Fisch aß. Inzwischen gehen sie jedoch davon aus, dass er kaum Kohlenhydrate zu sich nahm und sich regelmäßig von Fisch ernährte. Welche Annahmen es auch immer gibt, wir werden wahrscheinlich nie genau wissen, wie sich unsere Vorfahren ernährt haben. Es ist auch unwichtig. Mit der paläolithischen Diät konnte man 40 oder 50 Jahre alt werden, wenn man den ganzen Tag nackt durch den Dschungel rannte. Na und?

Ein Blick auf die Lebensumstände der Steinzeitmenschen kann uns dabei helfen, unser Leben etwas anders zu gestalten – mehr aber nicht. Ausreichend Bewegung ist immer gut. Zudem sollten wir weniger Salz, Zucker und Kalorien zu uns nehmen. Aber vieles, was die Paläo-Diät empfiehlt, ist ungesund. Viel Fleisch erhöht womöglich das Risiko für Darmkrebs, und die enorme Menge an Eisen, die wir uns damit zuführen würden, wäre schädlich für Menschen mit einer Eisenüberladungskrankheit. Außerdem bestehen zurecht Bedenken darüber, was all das Eiweiß aus dem Fleisch auf Dauer mit unseren Nieren und Knochen anrichtet. Wir dürften also gesünder bleiben, wenn wir den langweiligen und nachweisbaren Empfehlungen der Wissenschaft folgen anstatt der *Cavemen*-Methode und anderen Verfechtern der Steinzeit-Diät.

Die Paläo-Kost hat einige gute Ansätze, aber machen wir uns keine Illusionen über das Leben in der Urnatur: Es war elend, karg und kurz.

»Mehrkornbrot ist besser als normales Brot«

Bäckereien und Supermärkte nehmen immer wieder neue Brotsorten mit ansprechenden Namen in ihr Sortiment auf. Aber welche der zahlreichen Brotsorten ist die gesündeste?

In einem normal sortierten Supermarkt gibt es rund 20 000 verschiedene Produkte, die größtenteils aus immer den gleichen dreißig oder vierzig Zutaten zusammengesetzt sind. Gleiches gilt für die Brot-Ecke: Dort werden dutzende Sorten Brot angeboten, die uns alle zuzurufen scheinen, wie besonders sie sind. Größtenteils bestehen sie aus Vollkornmehl, Weißmehl oder einer Mischung daraus. Weißmehl ist fein gemahlener Weizen oder Roggen. Ein Weizen- oder Roggenkorn enthält einen winzigen Keim und der Rest des Korns enthält die Nährstoffe für den

Keim. Die Außenwand des Korns nennt sich Kleie. Kleie und Keime sind braun. Sie enthalten Ballaststoffe, Vitamine und Mineralien. Wenn man das Mehl siebt und Kleie und Keime dadurch entfernt, bleibt bei Weizen Weißmehl übrig. Das enthält zwar weniger Nährstoffe, ist aber einfacher zu kauen.

Dinkel ist eine Weizenart. Er enthält genauso wie andere alte Weizensorten ein wenig mehr Eiweiß und auch etwas mehr von manchen Mineralien (Seite 193). Die Unterschiede zwischen Weizen und Dinkel sind jedoch kaum von Belang. Dinkelähren sind so gut wie nicht von üblichem Weizen zu unterscheiden, und die Behörde für Lebensmittelsicherheit kontrolliert auch nicht, ob ein Brot nun Dinkel oder üblichen Weizen enthält. Ob sich also in einem Dinkelbrot tatsächlich echtes Dinkelmehl befindet oder doch nur Weizen, kann der Kunde nicht herausschmecken – er muss seinem Bäcker schlichtweg vertrauen. Roggenvollkorn ist etwas reicher an Ballaststoffen als Weizenvollkorn und dadurch etwas besser gegen Verstopfung.

Außer Mehl befindet sich im Brot noch Salz und Hefe, Letzteres lässt den Teig aufgehen. In den Niederlanden verwenden Bäcker spezielles Bäckersalz mit einem hohen Gehalt an zugesetztem Jod. Wenn deutsche Bäcker Jodsalz benutzen, ist das ein Salz mit niedrigem Jodgehalt, die meisten benutzen sogar Salz ohne Jod. Das ist ein Grund, warum die Jodversorgung in Deutschland manchmal unzureichend ist. Außer dem Salz zugesetzt, befindet sich Jod sonst nur in kleinen Mengen in Milch und Wurst, in größeren Mengen in Seefisch und Schalentieren. Regelmäßig Fisch zu essen, trägt daher zur Vermeidung eines Jodmangels bei. In wechselnden und manchmal auch zu hohen Mengen findet man Jod ebenfalls in Algen und Seetang. Meersalz enthält kaum Jod.

Doch zurück zum Brot. Dass es Dutzende verschiedene Sorten Brot gibt, ist eine Täuschung. Tatsächlich unterscheiden sie sich nur marginal: Die eine Sorte enthält ein wenig Sesamsaat und die andere etwas Gerste oder Sonnenblumenkerne. Die Hersteller geben ihren Broten ausgefallene Namen wie Mehrkornbrot, Bauernbrot oder Weltmeisterbrot, um den Verkauf anzukurbeln. Aber auch diese Brote enthalten nahezu dieselben Zutaten wie herkömmliches Brot. Die Bezeichnungen sind nicht gesetzlich geschützt und daher wie Werbeslogans zu sehen, die uns ein gutes Gefühl vermitteln sollen. Der einzige gesetzlich geschützte Begriff ist übrigens die Bezeichnung »Vollkornbrot«. Ein Vollkornbrot, das diesen Namen zurecht trägt, muss mindestens 90 Prozent Roggen- oder Weizenvollkornmehl enthalten, mit allen Ballaststoffen, Vitaminen und Mineralien aus den Keimen und der Kleie.

Und Braunbrot? Diesen Begriff können Sie getrost vergessen. Bäcker wissen, dass ihre Kunden Brot möchten, das gesund aussieht, aber einfach zu kauen ist. Deshalb färben sie Weißbrot mit Malz oder Karamell braun. So sieht es gesünder aus und lässt sich genauso leicht kauen wie ungefärbtes Weißbrot. Vollkornbrot kann zwar auch braungefärbt sein, doch dann enthält es immer noch das ganze Korn. Was ein Mehrkornbrot enthält, liegt letztlich im Ermessen des Bäckers selbst. Hierzu gibt es keine gesetzlichen Vorschriften. Wer gesundes Brot essen möchte, sollte sich also beim Kauf nicht von vielversprechenden und wohlklingenden Namen in die Irre führen lassen, sondern stattdessen zu einfachem Vollkornbrot greifen.

»Weizen ist nicht gesund«

Gleich nach dem Zucker gilt Weizen im Internet und in Diätbüchern als Bösewicht schlechthin. Aber ist dieser schlechte Ruf tatsächlich gerechtfertigt?

Denken Sie, dass Sie sich auch ohne Brot gesund ernähren könnten? Diese Frage stellte das Nahrungsberatungszentrum der Niederlande auf seiner Webseite. Das erweckt fast den Eindruck, als hätten selbst die Ernährungsberater keine eindeutige Antwort darauf. Letztendlich empfehlen sie uns aber doch, sechs Scheiben Brot am Tag zu essen. Wenn man in Diskussionsforen im Internet recherchiert oder die Ausführungen einzelner Ernährungsgurus verfolgt, merkt man, dass es zum Thema Brot verschiedene Meinungen gibt. Die Kohlenhydrate aus Weizen und daher aus Brot würden Fettsucht, Herz- und Gefäßerkrankungen, Diabetes, Müdigkeit (Seite 50) und vorzeitige Alterung verursachen, ist eine Annahme. Von wissenschaftlicher Seite wird das zwar dementiert, trotzdem lässt sich der schlechte Ruf nicht bannen. Wie konnte es dazu kommen?

Um das zu verstehen, müssen wir 40 Jahre zurückgehen. Damals lautete die Ernährungsempfehlung »weniger Fett und mehr Kohlenhydrate«. Beweise dafür, dass eine solche Ernährung vor den gängigen Zivilisationskrankheiten schützen würde, waren noch begrenzt. Ernährungsexperten wurden von der neuen Idee allerdings derart mitgerissen, dass sie völlig belastbare wissenschaftliche Ergebnisse einfach nicht abwarten wollten. Sie waren der Ansicht, dass es verantwortungslos sei, den Menschen ihre Erkenntnisse über Fett als Ursache von Krebs vorzuenthalten. Weniger Fett zu essen würde außerdem gegen Fettsucht helfen. Dass Fettsucht von Fett verursacht wird, zweifelten die Wissenschaftler damals gar nicht erst an.

Was aber waren die Konsequenzen der Wenig-Fett-Empfehlung? Die Kalorien im Essen stammen vom darin enthaltenen Fett, den Kohlenhydraten und dem Eiweiß. Weniger Fett zu essen bedeutete daher, mehr Kohlenhydrate zu sich zu nehmen. Kohlenhydrate ist hier der Sammelbegriff für Stärke und Zucker. Stärke kommt in Brot und Kartoffeln vor und Zucker von Natur aus in Obst. In der Praxis hieß das dann beispielsweise mehr Kartoffeln mit weniger Soße, Marmelade statt Käse und Wurst oder mehr Brot mit weniger Butter zu essen. Stärke und Zucker werden im Darm zu Glukose abgebaut, die als Brennstoff des Körpers bezeichnet werden kann. Erfrischungsgetränke, Torten und Schokolade enthalten viele Kohlenhydrate in Form von Zucker, aber diese Art Verköstigung wurde nicht empfohlen. Die Botschaft lautete vielmehr, dass wir uns von Rüben, Bohnen, Vollkorn und Obst ernähren sollten, genau wie primitive Völker.

Unterstützung fand dieser Ansatz durch den Ballaststoff-Hype dieser Jahre. Ballaststoffe wurden im Wesentlichen von zwei Ärzten empfohlen, Dennis Burkitt und Hugh Trowell, die jahrelang in Uganda gearbeitet hatten. Sie beobachteten, dass die armen Menschen in Afrika weder Herzinfarkte noch Darmkrebs oder Diabetes bekamen und führten das auf die dort vorherrschende ballaststoffreiche Ernährung zurück. Die beiden sprachgewandten Ärzte versprachen damit ein Heilmittel für alle Erkrankungen und untermauerten ihre These mit noblen wilden Einwohnern, die vor Gesundheit nur so strotzten. Niemand konnte sich dem widersetzen. Ballastreiche Nahrungsmittel sind zumal Getreide, Bohnen, Gemüse, Kartoffeln und Obst. Daher impliziert ballaststoffreich immer auch reich an Kohlenhydraten.

So entstand der Glaube daran, dass weniger Fett und mehr Kohlenhydrate sowie Ballaststoffe die Lösung für alle Zivilisationskrankheiten waren. Wohlhabende Westvölker hätten tatsächlich abgenommen von Bohnen und Vollkorngetreide, aber Menschen wollen keine Bohnen, sie wollen leckeres Essen. Die Lebensmittelindustrie nahm diese Anregung auf und stellte sich der Herausforderung, leckere Nahrungsmittel mit weniger Fett herzustellen. So wurden Chips und Kuchen mit reduziertem Fett- aber höherem Stärke- oder Zuckergehalt auf den Markt gebracht. Diese Produkte hatten allerdings meist genauso viele Kalorien wie ihre herkömmlichen Pendants, jedoch kamen sie in diesem Fall von den Kohlenhydraten statt vom Fett. Führende Wissenschaftler der damaligen Zeit behaupteten, dass Kohlenhydrate nicht dick machten, da der Körper sie zum einen nicht in großen Mengen speichern und zum anderen nur unter extremen Umständen in Fett umwandeln würde.

Ich selbst war in den Achtzigerjahren noch unerfahren auf dem Gebiet der Ernährungsforschung und ließ mich von den prominenten Verfechtern dieser Idee regelrecht einschüchtern. Obwohl das, was sie erzählten, offensichtlich Unsinn war. Ja, Kohlenhydrate werden nicht in Fett umgewandelt, aber das ist auch nicht nötig. Eine Ernährung aus wenig Fett und vielen Kohlenhydraten liefert immer noch nahezu fünfzig Gramm Fett pro Tag. Wenn jemand große Mengen an Kohlenhydraten zu sich nimmt, zieht der Körper alle benötigten Kalorien daraus. Das Fett, das er zu sich genommen hat, wird dann nicht mehr als Brennstoff benötigt und als Körperfett gespeichert. Wenn man zu viele Kohlenhydrate isst, nimmt man also trotzdem an Gewicht zu.

Erst Jahre später fand ich den Mut zu widersprechen und zu verkünden, dass eine Kost aus wenig Fett und vielen Kohlenhydraten keineswegs vor Herz- und Gefäßerkrankungen schütze. Und auch die Behauptung, dass sie Krebs vorbeugen könnte, war nach gründlichen Untersuchungen nicht mehr zu halten. Ihren Todesstoß erhielt diese Ernährungsempfehlung schließlich bei der Obesitasepidemie in den USA, als Amerikaner fettreduzierte Chips und Kuchen in großen Mengen verdrückten und dennoch massenweise an Gewicht zunahmen.

Die Reaktion darauf ließ nicht lange auf sich warten: Der neue Dickmacher hieß nun Kohlenhydrate und nicht mehr Fett. Weizen, der Grundstoff für Brot und Pasta, geriet auch in Verdacht. Menschen wichen daher zunehmend auf exotische Getreidearten wie Quinoa und Dinkel aus. Zumal Zucker zur Verkörperung des Bösen wurde, weil er für die Entstehung von Übergewicht, Krebs, Diabetes, Leberverfettung, Kraftlosigkeit und Falten verantwortlich gemacht wurde.

Seriöse wissenschaftliche Grundlagen für die Behauptung, dass Kohlenhydrate im Allgemeinen und Weizen im Speziellen krank machen, fehlen bis heute. Manche Menschen vertragen Weizen schlecht, aber das heißt nicht, dass er für alle ungesund ist, zumindest nicht in normalen Mengen. Das Gluten-Eiweiß im Brot verursacht bei weniger als 1 Prozent der Bevölkerung Zöliakie. Für Diabetiker können große Mengen an Kohlenhydraten schädlich sein, denn sie erschweren es, den Blutzuckergehalt unter Kontrolle zu halten. 95 Prozent der Bevölkerung haben aber keinen Diabetes und können Kohlenhydrate problemlos verarbeiten. Und das war es dann auch schon mit den schädlichen Auswirkungen von Brot, Pasta und sonstigen Produkten aus Weizen.

Übertrieben wird auch, was die Schädlichkeit von Zucker betrifft. Schließlich macht nicht alles, was Zucker enthält, auch dick. Essen macht vor allem dann dick, wenn es lecker, billig und ohne großen Aufwand zuzubereiten ist. Viele Produkte, die diese Anforderungen erfüllen, sind reich an Zucker, da Zucker nun einmal lecker schmeckt. Orangen enthalten jedoch ebenfalls viel Zucker, und dennoch wird niemand von Orangen adipös. Das liegt vielleicht auch daran, dass es etwas Mühe bereitet, eine Orange zu schälen und zu essen. Außerdem sind Orangen, im Gegensatz zu einem Fläschchen Orangensaft, nicht so einfach zu transportieren und auch nicht endlos lange haltbar. Man isst keine Orangen während der Zugfahrt oder auf der Straße. Der Bösewicht ist also nicht der Zucker, sondern die schnelle Verfügbarkeit unseres Essens.

Ironischerweise beruht die Abneigung gegen Weizenbrot und der Erfolg von Dinkel, Quinoa und Acai-Beeren (Euterpe oleracea) auf den gleichen Emotionen, die der Ballaststoff-Hype vor vierzig Jahren ausgelöst hatte und Brot zum gesunden Lebensmittel schlechthin erklärte. Es ist die Sehnsucht nach einem verloren gegangenen Paradies, nach dem Urmenschen, der Mammuts jagte, lange bevor Brot und moderne Verfahren zur Nahrungsmittelproduktion erfunden waren. Doch man kann der Sehnsucht nach der heilen Welt von früher auch etwas Positives abgewinnen: Sie öffnet uns die Augen dafür, dass die Nahrungsmittelindustrie ein großes Interesse daran hat, unseren Appetit auf ihre dickmachenden Produkte zu steigern. Um dem nicht zum Opfer zu fallen, sollte man die Finger von solchen Produkten lassen und nicht auf die Marketingtricks der Hersteller hereinfallen. Dinkel ist nahezu das Gleiche wie Weizen (Seite 175) und das Versprechen um Acai-Beeren beispielsweise ist Betrug (Seite 190).

Weizen ist nicht schlecht, und Vollkornbrot ist gesund. Kuchen ist dagegen weniger gesund, aber nicht, weil er Weizenmehl enthält, sondern weil er lecker ist und sich auch unterwegs gut essen lässt.

»Biologisch angebaute Lebensmittel sind besser«

Biologisch angebaute Lebensmittel sind auf dem Vormarsch. Sind sie aber auch wirklich gesünder?

Ich selbst komme gelegentlich auf einen Bauernhof, der seine Produkte nach biologisch-dynamischen Gesichtspunkten anbaut. Diese Urform der Bio-Landwirtschaft geht auf den österreichischen Philosophen Rudolf Steiner und seine anthroposophische Weltanschauung zurück.

Auf diesen Bauernhöfen finde ich etwas, von dem ich gar nicht richtig realisierte, dass ich es verloren hatte: Alles strahlt eine angenehme Ruhe und Gelassenheit aus, weit weg von all dem Stress, der Eile und dem Chaos, die wir sonst in der Gesellschaft vorfinden. Auf den Feldern wachsen Wildblumen, die Kühe haben Namen, die Nahrung der Bewohner wird an Ort und Stelle angebaut. Aber sind biologisch angebaute Lebensmittel deshalb auch nachweislich gesünder und besser für die Umwelt? Die Beantwortung dieser Frage bringt uns an die Grenzen dessen, was man wissenschaftlich messen kann.

Damit Produkte als Bio-Produkte deklariert werden können, müssen sie folgende vom Gesetzgeber vorgegebene Bedingungen erfüllen: Es dürfen weder Kunstdünger oder synthetische Pestizide noch gentechnisch veränderte Organismen eingesetzt werden. Für Bio-Fleisch gelten außerdem Vorschriften, was Unterbringung und Bewegungsfreiheit der Tiere angeht. Als die Öko-Bewegung noch vom Idealismus getragen wurde, waren diese Regeln nicht so wichtig. Ein Bioladen verkaufte Gemüse und Obst eines Bio-Bauernhofes aus der Nachbarschaft sowie Vollkorngetreide. Fleisch wurde sicher nicht verkauft. Inzwischen ist Bio »big business« geworden und im Bio-Supermarkt werden genauso viele industriell gefertigte Produkte angeboten wie in normalen Supermärkten. Was als »Bio« verkauft wird, erfüllt zwar die drei gesetzlichen Bedingungen, gesünder ist es deshalb aber nicht unbedingt.

Dank des Verbots von Kunstdünger enthält biologisch angebautes Gemüse weniger Nitrat als konventionelles Gemüse. Ob und ab welchen Mengen Nitrat Auswirkungen auf die Gesundheit hat, ist bisher unklar (Seite 109). Es gibt sogar Hinweise darauf, dass es gut für den Blutdruck ist. Unter diesem Aspekt wäre konventionelles Gemüse sogar besser als biologisch angebautes. Was die Pestizide betrifft, ist die enthaltene Menge in Bio-Produkten niedriger. Aber selbst in herkömmlichen Produkten ist die Pestizidbelastung schon so winzig, dass sie keine Gefahr für die Gesundheit darstellt. Gentechnisch verändertes Getreide, Bohnen, Gemüse und Obst dürfen in Europa nur verkauft werden, wenn sie sehr strengen Bestimmungen entsprechen. Was die Gesundheit angeht, sind sie unbedenklich.

Manche Biobauern setzen alte Pflanzenarten ein, die durch die moderne Landwirtschaft ausgestorben sind, weil sie zu langsam wachsen. Diese alten Sorten enthalten in einigen Fällen mehr Nährstoffe als moderne, aber auch hier sind die Unterschiede kaum nennenswert (Seite 193). Beispielsweise nützt es nichts, von modernen zu alten Apfelsorten zu wechseln, da beide kaum Vitamin C enthalten. Wer mehr Vitamin C möchte, kann einfach Orangen anstatt Äpfel essen, egal ob es sich dabei um alte oder um modernere Sorten handelt (zu Bio-Milch und Bio-Käse siehe Seite 74).

Gesunde Ernährung wird also hauptsächlich durch die Auswahl der Produkte bestimmt. Vollkornbrot ist besser für die Verdauung als Weißbrot – egal, ob das Brot aus Bio-Zutaten hergestellt worden ist oder nicht. Zwar sagen manche Verbraucher, dass ihnen die biologischen Produkte besser schmeckten, mit einer Augenbinde merken die meisten jedoch keinen Unterschied.

Was man auch bedenken sollte ist, dass biologische Landwirtschaft nicht automatisch nachhaltiger ist als konventionelle. Das Kunstdünger-Verbot führt zwar zu einem geringeren Verbrauch von Erdgas und Phosphat (eine begrenzte Ressource), aber weniger Kunstdünger bedeutet meistens auch, weniger Ertrag pro Hektar zu generieren. Deshalb braucht die biologische Landwirtschaft mehr Boden und Brennstoff für landwirtschaftliche Maschinen als konventionelle, um die gleiche Menge an Nahrung zu produzieren. Zählt man das alles zusammen, schrumpfen die Vorteile der biologischen Landwirtschaft weiter.

Wer sich wirklich nachhaltig ernähren möchte, sollte häufiger vegetarische Kost wählen – unabhängig davon, ob es Bio ist oder nicht. Kühe auf einem Bio-Bauernhof scheiden genauso viel vom Treibhausgas Methan aus wie Kühe aus konventioneller Haltung, und sie sind genauso ineffizient in der Umwandlung von Futter zu Fleisch. Für das Klima ist eine Tüte pflanzlicher Chips tatsächlich besser als ein Bio-Kotelett. Auch die Käseproduktion verursacht einiges an Treibhausgasen, und biologisch oder konventionell macht hier kaum einen Unterschied. Im Endeffekt bietet das Öko-Gütesiegel deswegen keine Garantie für ein gesünderes oder nachhaltigeres Produkt.

Aber auch das ist nicht die ganze Geschichte. Unsere Gesundheits- und Umweltprobleme fordern einen Weitblick, der mehr umfasst als Vitamine, Kunstdünger und Traktorenbrennstoff. Das größte nahrungsbezogene Gesundheitsproblem ist die Fettsucht. Dagegen gibt es keine technologische Lösung. Wir brauchen eine Veränderung der Denkweise, um das Angebot an Kalorien unter Kontrolle zu bekommen und um Bewegung im Alltag selbstverständlich zu machen. Das Verbot oder eine Verteuerung von Fastfood stößt allerdings auf viel Gegenwehr. Auch das Umwandeln von Straßen in Fahrradwege und Spielplätze ist kein leichter Prozess. Um unsere Umwelt- und Klimaprobleme zu lösen, müssen wir alle umdenken.

Solch einen alternativen Ansatz sehen wir bei der ökologischen Bewegung: Menschen, die sich für gesunde Ernährung und eine bessere Umwelt, für einen geringeren Fleischkonsum, eine Einschränkung des Autoverkehrs und mehr Biodiversität einsetzen wollen, finden in ihrer Sympathie für die biologische Landwirtschaft zueinander. Das erklärt, warum diejenigen, die vorwiegend Bio-Lebensmittel essen, gesünder sind und länger leben. Nicht, weil sie ihre Lebensmittel im Bioladen kaufen, sondern weil sie Linsen statt Hamburger wählen und mit dem Fahrrad statt dem Auto zur Arbeit und zum Einkaufen fahren.

Wenn die ökologische Landwirtschaft ihren Einfluss ausbauen will, wird sie auf einiges verzichten müssen. Die Behauptung, dass Produkte gesünder sind, wenn sie biologisch angebaut werden, ist jedenfalls nicht haltbar. Tatsächlich ist nicht alles im Bio-Anbau besser als in der herkömmlichen Produktion. Hier werden meiner Meinung nach die Vorteile überhöht dargestellt und die Nachteile nicht erwähnt. Das ist auf Dauer nicht glaubwürdig, denn eine gute Sache muss nicht mit an den Haaren herbeigezogenen Argumenten verteidigt werden.

Und dass Bio-Essen gesünder zu sein scheint als konventionelles, liegt vor allem daran, dass die Menschen ihre Lebensmittel generell bewusster wählen. Sie essen beispielsweise öfter Gemüse als Fleisch.

Bio-Lebensmittel könnten besser für unsere Umwelt sein, aber dazu ist eine neue Definition des Begriffes »biologisch« notwendig. Aktuell versteht man darunter nur den Verzicht auf Kunstdünger, Pestizide und gentechnisch verändertes Saatgut – doch für die Umwelt ist das nicht das Wichtigste. Bei vernünftigem Gebrauch ist Kunstdünger nicht schädlich, und außerdem können wir die Welt unmöglich ohne den Einsatz von Kunstdünger ernähren. Pestizide waren vor fünfzig Jahren ein Problem, aber auch hier haben sich die Regelungen und Kontrollen beträchtlich verbessert. Das Gleiche gilt für gentechnisch veränderte Lebensmittel.

Die wirklich ernsten Umweltprobleme heutzutage sind der massenhafte Fleischkonsum, Treibhausgasproduktion, der Verbrauch natürlicher Ressourcen, Erosion, Wasservergeudung und die Abnahme der Biodiversität. All dies spielt zurzeit keine Rolle bei der Vergabe von Öko-Gütesiegeln, und das muss sich ändern. Es müssen höhere Ansprüche an die Bezeichnungen »ökologisch« und »biologisch« gestellt werden. Beispielsweise ist meiner Meinung nach dann eine Landwirtschaft als biologisch oder ökologisch einzustufen, wenn sie die Fleischproduktion senkt, Erosion vermeidet, weniger Wasser verbraucht als in der konventionellen Landwirtschaft, weniger Treibhausgase produziert, Biodiversität fördert und vieles mehr. Die Bezeichnung »biologisch« hat erst dann einen Wert, wenn all dies gesetzlich festgelegt ist und kontrolliert wird. Erst dann können wir auch davon überzeugt sein, dass eine Ernährung mit biologisch angebauten Produkten besser ist – zumindest für unsere Umwelt. Was unsere Gesundheit angeht, macht es allerdings wenig Unterschied.

»Natürlich belassene Lebensmittel sind am gesündesten«

»Natürlich« und »gesund« scheinen synonym verwendet zu werden. Ist das gerechtfertigt?

Täglich gehen bei den Giftinformationszentren Notrufe ein, weil Kleinkinder Efeu, Taxus, Traubenhyazinthen oder sonstige giftige Pflanzen gegessen haben. Jedes Jahr leiden Erwachsene unter Vergiftungen nach dem Pilzesammeln.

Pflanzen enthalten von Natur aus Gifte, um sich vor Tier und Mensch zu schützen, denn was giftig ist, wird auch nicht gefressen. Oft sammelt sich das Gift in den nahrhaften Teilen der Pflanze, zum Beispiel in den Bohnen. Die Menschen lernten schon früh, dass sie manche dieser Giftstoffe durch Erhitzen unschädlich machen können, so zum Beispiel rohe Sojabohnen. Sie enthalten Lektine, die unseren Darm schädigen. Werden sie aber gut gekocht, verlieren die Lektine ihre Wirkung.

Eine andere Art, Giftstoffe aus Pflanzen zu eliminieren, ist, ihre DNA zu verändern. Das nennt man züchten oder veredeln. Wilde Limabohnen enthalten zum Beispiel so viel Zyanid, dass ein Esslöffel davon tödlich sein kann. Züchter haben diese Pflanze genetisch dahingehend verändert, dass sich in den veredelten Limabohnen kein Zyanid mehr befindet.

Manchmal gelingt das aber nur für den essbaren Teil einer Pflanze, nicht für das komplette Gewächs. So enthalten die Blätter der Kartoffelpflanze, der Tomate und der Aubergine immer noch giftige Alkaloide. Nahrung, die wir als natürlich bezeichnen, stammt also in Wirklichkeit fast immer von Pflanzen und Tieren, die in der freien Natur nicht lebensfähig wären. Normale Kühe beispielsweise würden in der afrikanischen Savanne innerhalb eines Tages gefressen werden, denn im Gegensatz zu afrikanischen Büffeln sind Kühe so gezüchtet worden, dass sie nicht kämpfen können, sie können sogar kaum laufen. Nahrungspflanzen sind durch Züchter ihrer chemischen Waffen beraubt worden und müssen deshalb jetzt, mit Pestiziden und unter Gewächshäusern, vom Bauer verteidigt werden. Unser Salat, Blumenkohl und Mango sind einfältige Riesen, die durch Züchter mit Engelsgeduld, radioaktiver Strahlung und krebserzeugenden Chemikalien veredelt wurden. In der Natur hätten sie in dieser Form keine Überlebenschance. Ein weiteres Beispiel: Gibt es etwas Unnatürlicheres als Trauben ohne Kerne? Trauben ohne Kerne heißt nämlich Trauben ohne die Möglichkeit zur Fortpflanzung! Was die Radioaktivität und die krebserregenden Chemikalien angeht, muss sich der Mensch beim Verzehr der Früchte allerdings keine Sorgen machen. Diese verbleiben nämlich innerhalb streng bewachter Laboratorien. Nur die Nachkommen der neu fabrizierten Samen kommen in den Umlauf, und darin befindet sich keine Radioaktivität.

Im Obstgarten oder auf dem Acker wächst der Samen dann zur neuesten Sorte Apfel, Salat oder Soja heran. Der Ursprung all dieser Pflanzen ist hingegen alles andere als natürlich. Das ähnelt unseren Hunden, auch sie sind durch Züchtung ihrer natürlichen Kampflust entledigt.

Auch Zierpflanzen sind oft giftig. Ilex, Goldregen, Taxus, Pfefferbäumchen, Tollkirsche und Bittersüß sind alle gefährlich für uns. Auch sogenannten Heilkräutern sind hin und wieder giftige Pflanzenarten untergemischt. Auf den Etiketten dieser Kräutertöpfchen steht oft, dass sie rein natürlich seien. Ist das wirklich der Fall, sollten Sie sich besser davor hüten.

»Aprikosenkerne haben einen Inhaltsstoff, der Krebs heilen kann«

Synthetische Arzneimittel haben zum Teil starke Nebenwirkungen. Sind natürliche Mittel besser?

Wer den Stein einer Aprikose aufbricht, wird darin einen Kern entdecken, der wie eine Mandel aussieht und auch genauso schmeckt. Aus der Türkei ist ein Fall bekannt, in dem ein zweijähriges Mädchen zehn dieser Kerne hintereinander aß. Kurz darauf bekam sie Kopfschmerzen, ihr wurde schwindelig, sie verlor das Bewusstsein und starb schließlich im Krankenhaus. Und das war nicht der einzige Fall einer Vergiftung durch Aprikosenkerne. Um Aprikosenkerne genießbar zu machen und das darin enthaltene Gift zu neutralisieren, müssen sie auf eine bestimmte Art gemahlen und erhitzt werden. Auf diese Weise sind Aprikosenkerne inzwischen ein günstige Alternative zu Mandelkernen und werden für die Herstellung von Marzipan genutzt, was dann genau genommen als Persipan bezeichnet wird. Die Zubereitung sollte jedoch Fachleuten überlassen werden.

Das Gift in den Kernen ist Zyanid, auch als Blausäure oder Zyankali bekannt. Blausäure ist ein Gas und Zyankali ein Salz, der giftige Anteil ist jedoch bei beiden der gleiche, nämlich Zyanid. Dieses Gift ist ein schönes Beispiel für Evolution in Aktion: Der Aprikosenbaum bringt Aprikosen hervor, um seine Samen und seine DNA zu verbreiten. Die Aprikosen sind farbig und süß, damit Tiere sie gern fressen und durch das Ausscheiden die Kerne verbreiten. Das Zerkauen des Kerns vernichtet die DNA und das wäre kontraproduktiv für die Fortpflanzung des Aprikosenbaumes – wer es dennoch tut, wird auf fantasievolle Weise bestraft. Der Kern enthält Zyanid in einer unschädlichen, nicht-aktiven Art. Zusätzlich enthält er aber ein Enzym, das dieses Zyanid aktivieren kann. Wer den Kern ganz lässt, bemerkt nichts davon. Wer den Kern aber zerkaut, bringt das Enzym und das inaktive Zyanid in einer tödlichen Mischung zusammen.

Zyanid befindet sich auch in Bambussprossen und in Maniok, den dicken braunen Wurzeln, die man in Asialäden kaufen kann. Wird Maniok gut geschält, fein geraspelt, lange eingeweicht und danach ausgepresst und getrocknet, ist das meiste Zyanid entfernt und die Wurzeln somit genießbar. Nicht jeder in Afrika und Asien bereitet Maniok aber immer derart sorgfältig zu, sodass die Menschen dort regelmäßig Zyanid-Vergiftungen bekommen.

Weil wir schon so lange keinen richtigen Bezug mehr zur Natur haben, ist uns der Respekt davor abhandengekommen. Wir haben zwar Angst vor Pestiziden und E-Nummern, aber nicht vor giftigen Pflanzen. Das macht verzweifelte Krebspatienten für haltlose Versprechen empfänglich, wonach sie Heilung in der Natur finden können – ein Fall dafür sind die Aprikosenkerne. Der Zyanid enthaltende Stoff in den Aprikosenkernen wird seit 1970 in den USA unter dem Namen Laetril als Mittel gegen Krebs verkauft, zum Teil auch mit der Bezeichnung »Vitamin B17«. Kriminelle Händler verdienten damit Millionen. Einige Menschen wurden durch den Konsum dieser Produkte getötet, darunter ein elf Monate altes Mädchen, das von den Pillen seines Vaters genascht hatte. Fünf große amerikanische Krankenhäuser fühlten sich damals sogar moralisch zu einer seriösen Untersuchung zur Wirksamkeit von Laetril verpflichtet. Ihr Ergebnis: Es wirkte nicht, die Tumore wuchsen weiter und nach einem Jahr waren 80 Prozent der Krebspatienten gestorben. Verkauft wurden die Mittel natürlich trotzdem weiterhin. Auch heute stoßen manche Krebspatienten noch immer auf Laetril. Von dem reinen Verzehr von Aprikosenkernen ganz zu schweigen, sollte die heilende Wirkung von natürlichen Wirkstoffen also nicht nur mit Skepsis, sondern auch mit Vorsicht betrachtet werden.

»Superfood heißt so, weil es besonders gesund ist«

Leinsaat ist ein schönes Beispiel für Superfood. Ihm werden eine Menge heilender Kräfte nachgesagt und sein Name klingt natürlich, wenn nicht sogar nostalgisch. Leinsaat-Öl wurde schon von Albrecht Dürer benutzt, allerdings aß er es nicht, sondern verwendete es zum Malen. Ölfarben bestehen nämlich aus Leinsaat-Öl. Es enthält dreifach ungesättigte Fettsäuren, die, wenn man Leinöl mit Farbstoffpuder mischt und dünn ausstreicht, durch den Sauerstoff aus der Luft miteinander verbunden werden. Nach einigen Wochen ist die Farbe trocken und das Gemälde fertig. Aber nun zurück zur Ernährung:

Heutzutage kaufen Menschen Leinöl nicht zum Malen, sondern für ihre Ernährung. Manche versprechen sich davon einen Abnehmerfolg. Einige essen sogar die Samen, aus denen das Öl hergestellt wird. Tatsächlich ist es auch nicht abwegig, von großen Mengen Leinsaat abzunehmen, denn wer den Bauch voll Leinsaat hat, dürfte nur noch wenig Appetit auf etwas anderes haben. Das wiederum gilt natürlich nicht nur für Leinsaat, sondern für alle Lebensmittel, auch Brot und Gänseleberpastete. Substanzen aus Leinsaat haben keine spezifische Wirkung auf das Körpergewicht. Und nach einigen Wochen Leinsaatdiät, kann wahrscheinlich niemand mehr Leinsaat sehen. Die Folge: Der Weg zurück zur normalen Ernährung und dem alten Gewicht.

Leinsaat enthält auch Ballaststoffe. Die helfen zwar gegen Verstopfung, aber die abführende Wirkung ist nicht sonderlich groß. Dreißig Gramm Leinsaat – also eine ordentlich große Portion – liefern nur acht Gramm Ballaststoffe. Die Leinsaat-Ballaststoffe sind nur halb so wirksam wie Ballaststoffe aus Vollkornbrot. Für einen besseren Stuhlgang ist es daher eher zu empfehlen, Vollkornbrotscheiben statt Leinsaat zu essen. Wer dennoch Leinsaat essen möchte, sollte sie auf keinen Fall trocken verzehren, sondern viel dazu trinken, denn trockene Ballaststoffe können einen unbeweglichen Pfropfen im Darm bilden, der zu schlimmen Verstopfungen führen kann. Ich habe nichts gegen Leinsaat, es enthält neben Ballaststoffen gesunde Fette. Dennoch sollte man nicht alles glauben, was über Leinsaat und viele andere Samen und Beeren der alten Inkas verbreitet wird. Denn geschäftstüchtige Verkäufer erzählen so einiges über das angebliche Superfood, wenn sie mit dem Verkauf Gewinne erzielen können.

Der Begriff »Superfood« wurde zum ersten Mal als Titel eines Diätbuchs verwendet, um das Jahr 1990. Die ersten kommerziellen Produkte, die so bezeichnet wurden, waren aber weder Beeren noch Samen, sondern Säfte, die auf der Antioxidantien-Welle der Neunzigerjahre mitschwammen. Noni-Saft ist ein gutes Beispiel dafür. Er besteht aus dem Saft der Noni-Frucht, Trauben, Heidelbeeren und natürlichen Geschmacksstoffen. Auf der entsprechenden Website wird der Eindruck erweckt, dass Noni-Saft gegen Schlaflosigkeit und Rheuma und zur Förderung der Wundheilung sowie zur Tumorrückbildung (Krebs), Harmonisierung der Meridian-Energien und noch vielem mehr hilft. Wissenschaftliche Daten, die dies belegen, gibt es jedoch nicht.

Produkte dieser Art werden hauptsächlich im Netz vertrieben. Und zwar gern nach folgendem Schema: Ein Händler verkauft es an Freunde und Familie und versucht gleichzeitig, diese zu Zwischenhändlern zu machen. So wächst eine Pyramide aus Verkäufern und Wiederverkäufern an. Innerhalb der Pyramide fließt das Geld von unten nach oben; die Verkäufer unten leisten die Arbeit und die Menschen oben werden steinreich. In den USA heißt das Multi-Level-Marketing oder Ponzi-Schema, benannt nach dem Hochstapler Ponzi, der vor hundert Jahren dank eines solchen Verkaufssystems reich wurde.

Wie aber kommt jemand dazu, über 40 Euro für eine Flasche Fruchtsaft zu bezahlen? Das ist eine Sache des Vertrauens. Wir haben mehr Vertrauen in Bekannte als in Fremde. Bei all diesen Geschichten im Internet und im Fernsehen weiß ja sowieso keiner mehr, was und wem man noch glauben soll. Wenn die Nachbarin oder Schwägerin davon schwärmt, wie unglaublich gesund und naturbelassen dieser teure Saft ist, sind wir geneigt, das zu glauben, genauso, wie es die Nachbarin selbst auch glaubt.

Beeren oder Leinsaat können gesund sein, aber wir sollten auf der Hut vor sogenanntem Superfoods sein. Oft steckt nämlich gar nichts dahinter.

»Die Lebensmittel von heute enthalten zu wenige Nährstoffe«

Befinden sich in unserem Essen weniger Mineralien und Nährstoffe als früher? Und wenn ja – ist das schlimm? Was kann man dagegen unternehmen?

Der Gedanke, dass der Vitamin- und Mineraliengehalt in den Lebensmitteln von heute stark zurückgegangen ist, ist in der Tat gar nicht so abwegig.

Saatbetriebe stehen in mörderischer Konkurrenz zueinander. An die Entwicklung neuer Pflanzenarten werden hohe Anforderungen gestellt: höhere Erträge, größere Widerstandsfähigkeit gegen Schädlinge, längere Haltbarkeit und ein schöneres Aussehen. Der Nährstoffgehalt spielt im Vergleich dazu eine untergeordnete Rolle, denn weder die Bauern noch die Supermarktketten würden davon profitieren. Die Verbesserung des Äußeren, des Ertrags und der Haltbarkeit könnten deshalb auf Kosten des Nährwertes gehen.

Aber funktioniert das auch so? Unsere Blattgemüse beispielsweise enthalten nur ein Viertel des Eisens und halb so viel Kalzium und Vitamin C wie traditionelles Gemüse in Tansania. Gleichwohl sind Vergleiche dieser Art zwischen zwei unterschiedlichen Ländern kein starker Beweis, da man möglicherweise irgendwann auch bei uns im Wald noch essbare Blätter entdeckt, die sehr viel Eisen und Vitamin C enthalten. Um aber tatsächlich zu beurteilen, ob der Nährstoffgehalt unserer Lebensmittel zurückgegangen ist, brauchen wir kontrollierte Experimente.

Seit fast zwei Jahrhunderten sammeln Agrarwissenschaftler die Samen von verschiedenen Weizensorten und anderen Getreidearten. Um einen direkten Vergleich zu erlangen, säten sie auf ein und demselben Acker alte und moderne Weizensorten aus.

Das Ergebnis war wie vermutet. Zwar erbrachten die alten Getreidesorten 50 Prozent weniger Ertrag als die modernen, enthielten jedoch wohl ein Viertel mehr an Eisen, Zink und anderen Mineralien, ebenso mehr Eiweiß. Beim Vitamingehalt gab es keinen Unterschied.

Für Gemüse und Obst gibt es bisher nur wenige Experimente dieser Art. Früheren Nahrungsmitteltabellen zufolge befanden sich aber Mitte des letzten Jahrhunderts mehr Mineralien und weniger Wasser im Gemüse als heutzutage. Das kann zum Teil an veränderten Messmethoden liegen, aber möglicherweise hat auch einfach der Mineraliengehalt im Gemüse abgenommen. Die beobachteten Rückgänge betreffen hauptsächlich Eisen, Kalzium und Zink in Getreide und Gemüse. Für die meisten Deutschen ist dieser Verlust aber nicht wichtig. Kalzium beispielsweise nimmt man zu einem Großteil aus Milchprodukten und Käse zu sich. Für Eisen und Zink ist Fleisch eine bessere Quelle als Getreide und Gemüse. Aber selbst erwachsene Veganer müssen keinen Mineralmangel befürchten, solange sie die richtigen Kombinationen von Getreide, Bohnen, Gemüse und Obst für ihre Ernährung wählen. Wem das zu kompliziert ist, der kann Fleischersatz mit zusätzlich zugefügten Mineralien kaufen. Dort sind dann auch die Vitamine enthalten, die in pflanzlicher Nahrung fehlen.

Letztlich hat es also keinen Einfluss auf unsere Gesundheit, ob Getreide und Gemüse heute weniger Nährstoffe oder Mineralien enthalten als früher, da wir diesen Mangel gut durch andere Lebensmittel ausgleichen. Menschen in Indien und Afrika haben diesen Luxus indes nicht. Sie sind unabhängig vom Nährstoffgehalt froh, wenn sie überhaupt ausreichend Weizen, Hirse, Reis und Bohnen zu essen haben. Da aber beispielsweise der Eisengehalt im Weizen so niedrig ist, dass man für die notwendige Tagesdosis vierzig Vollkornbutterbrote essen müsste und ihnen für Fleisch das Geld fehlt, leiden diese Menschen häufig an einem Mangel, der zur Blutarmut führt.

Aber selbst der Nährstoffgehalt der alten Getreidesorten aus dem 19. Jahrhundert könnte diesen Mangel nicht ausgleichen. Denn auch davon müsste man dreißig Butterbrote essen, um den Tagesbedarf an Eisen zu decken.

Aus heutiger Sicht wäre der Ertrag des Getreides aus dem neunzehnten Jahrhundert zudem so gering, dass eine Hungersnot ausbrechen würde. Um den jetzigen Bedarf der Gesellschaft an Getreide zu decken, sind die modernen Technologien des 21. Jahrhunderts unverzichtbar. Die moderne Biotechnologie ist zudem in der Lage, Weizen und Reis zu kreieren, der die erforderlichen Mengen an Eisen und Zink enthält und zusätzlich noch Vitamine liefert, die die Natur im Getreide eigentlich nicht vorgesehen hat. Für die Menschen in den Entwicklungsländern kann Gentechnik also von großer Bedeutung sein. Dank solcher Fortschritte könnten Sie ertragreiche und resistente Sorten anbauen und würden zudem mit allen notwendigen Nährstoffen versorgt. Aus Angst vor der Gentechnik wird dies aber leider unmöglich gemacht.

»Die Strahlung einer Mikrowelle zerstört Vitamine«

Mikrowellenherde arbeiten mit Strahlung. Das hört sich zunächst einmal unheimlich an, aber welche Art von Strahlung ist das und schadet sie wirklich unserem Essen?

Es gibt viele Arten von Strahlung, manche sind hart wie Gewehrkugeln, andere so weich wie Federn. Eine Atombombe produziert die härteste Strahlung, Gammastrahlung. Ihre Frequenz, das heißt die Kraft der Strahlung, beträgt einhundert Milliarden Gigahertz. Gammastrahlung geht quer durch den Körper und zerstört ihn – siehe Hiroshima (Seite 101).

Röntgenstrahlung ist weicher als Gammastrahlung, sie durchdringt Fleisch aber keine Knochen. Deshalb kann ein Arzt auf einem Röntgenbild die Knochen sehen und beispielsweise Frakturen feststellen. Röntgenstrahlung hat eine Stärke von zehn Milliarden Gigahertz. Nach Röntgenstrahlung kommt ultraviolettes Licht, mit einer Frequenz von einer Million Gigahertz. Das wird durch die Sonne, durch Sonnenbänke und durch Schwarzlicht, das in der Disko unsere weiße Kleidung strahlen lässt, ausgesendet. Ultraviolettes Licht dringt einen Millimeter tief in die Haut – tief genug, um die DNA der Hautzellen zu schädigen und Hautkrebs zu verursachen (Seite 99).

Normale Lichtstrahlen sind schwacher als ultraviolette, sie haben eine Stärke von einer halben Million Gigahertz. Durch das Loch in der Pupille fallen sie durch das Auge auf die lichtempfindliche Netzhaut, sodass wir sehen können. Unsere Haut schädigen sie nicht.

Noch schwächer als normale Lichtstrahlen ist Infrarotlicht. Infrarotstrahlung spüren wir als Wärme auf der Haut, zum Beispiel an einem Lagerfeuer.

Auf dieser Grundlage können wir nun zurück zur Mikrowelle kommen. Mikrowellenherde strahlen mit einer Frequenz von 2,45 Gigahertz. Eine vergleichbare Strahlung wird ebenso für das Fernsehen und Mobiltelefone genutzt. 2,45 Gigahertz reichen aus, um Wasser oder Fett zu erhitzen und somit auch Essen aufzuwärmen.

Effekte des Mikrowellenherdes auf den Vitamingehalt und auf die Bildung unerwünschter Stoffe im Essen sind umfassend untersucht worden. Dabei konnten keine Unterschiede zum üblichen Kochen oder Backen festgestellt werden. Man nimmt sogar an, dass Vitamin C und Folsäure im Gemüse bei einer Zubereitung im Mikrowellenherd etwas besser erhalten bleiben als beim üblichen Kochen. Auch Babyfläschchen und abgepumpte Muttermilch können sicher im Mikrowellenherd aufgewärmt werden.

Mikrowellen sind also völlig unbedenklich für unser Essen.

Woher stammen die hartnäckigen Bedenken über die schlechte Qualität von aufgewärmtem Essen aus der Mikrowelle? Eine häufig zitierte Quelle dazu ist Ulrich Hertel. Hertel war Priester und Verschwörungstheoretiker einer Kirche, die von der schweizerisch-amerikanischen Foundation for Natural Science verwaltet wurde. Hertels Bericht über die Gefahren der Mikrowellenherde werden häufig von Menschen zitiert, die die Mikrowellenstrahlung für bedenklich halten. Tatsächlich handelt es sich aber bei diesem Bericht von Hertel auch nicht um mehr als um eine Verschwörungstheorie. Mit Mikrowellen kann man sein Essen nämlich sehr wohl auf gesunde und ungefährliche Weise zubereiten.

»Gesunde Ernährung ist teuer«

Wenn es um gesunde Ernährung geht, denken die meisten Menschen an teures Bio-Gemüse. Aber sind gesunde Lebensmittel auf Dauer wirklich teurer?

Vor einiger Zeit aß ich zum ersten Mal in meinem Leben Lamm-Nieren. In großen Städten sind solche exotischen Fleischsorten problemlos bei türkischen Metzgern erhältlich. Sie kosten etwa 20 Cent pro 100 Gramm, um zu zweit satt zu werden, kauften wir Lamm-Nieren für insgesamt 55 Cent ein. Als ich neulich mit einem Kollegen darüber diskutierte, ob es wirklich so teuer ist, gesund zu essen, fielen mir die Lamm-Nieren wieder ein. Natürlich kann man sich bei Fastfoodketten mit einem fettigen Burger für einen Euro den Bauch vollschlagen. Für eine Schale Heidelbeeren aus dem Supermarkt hingegen zahlt man fast drei Euro. Doch der Fehler im Denken liegt auch hier darin, dass »gesunde Ernährung« nicht ausschließlich mit frischem Obst und Gemüse in Verbindung gebracht werden sollte – auch wenn Obst oft eine gute Alternative zu Süßspeisen ist.

Aber Obst und Gemüse ist ebenso gesund, wenn es nicht biologisch angebaut wurde. Das Gleiche gilt für Gemüse aus der Dose oder Tiefkühlgemüse, das wesentlich billiger ist und etwa genauso gesund wie frisches. Die einzigen Abstriche, die man bei Dosen-Gemüse macht, ist der Gehalt an Vitamin C, aber daran mangelt es den Deutschen nicht.

Oft ist die gesunde Wahl gleichzeitig auch die billigste. Wasser aus dem Wasserhahn ist supergesund und kostet fast nichts, Magermilch ist billiger als Vollmilch, weniger Bier und Wein tun Körper und Geldbeutel gut, Halbfettmargarine ist billiger als Butter und Vollkornbrot genauso günstig wie Weißbrot. Fleisch ist teuer, aber nicht gesund, zumindest nicht in den Mengen, in denen es vom durchschnittlichen Deutschen gegessen wird. Ernährungsexperten empfehlen einstimmig, Fleisch hie und da durch Hülsenfrüchte zu ersetzen. Eine Dose braune Bohnen, eine Dose Tomaten, Tomatenpüree, Zwiebeln und ein wenig Hackfleisch für den Geschmack sowie etwas Chilipfeffer – alles in Sonnenblumenöl gebacken ergibt ein gesundes und leckeres Chili con Carne – und das zu einem Spottpreis. Grünkohl beispielsweise ist ein sehr reichhaltiges Gemüse, das so viele Vitamine liefert wie sonst keine Obstsorte – und in der Tiefkühlkostabteilung ist Grünkohl nicht teuer. Auch Fisch ist gesund. Frischer Fisch ist natürlich teuer und schmeckt etwas besser, aber alles, was einen Fisch gesund sein lässt, befindet sich auch in günstigeren Varianten, nämlich in Tiefkühlfisch, Sardinen und sonstigem Dosenfisch.

Gesundes Essen muss also gar nicht unbedingt mehr kosten als 2,50 Euro bis 5,00 Euro pro Tag und Person.

Und es gibt sogar Fälle, in denen die gesündesten Nahrungsmittel die billigsten sind. Ein Beispiel dafür ist Weizenkleie. Darin befinden sich alle wertvollen Bestandteile des Weizenkorns: B-Vitamine, Mineralien und Ballaststoffe. Doch weil viele Menschen Weißbrot, Kuchen und Torten wollen, wird ein großer Teil der Weizenkleie aus dem Mehl entfernt und dem Viehfutter zugefügt.

Dasselbe gilt für die Innereien, die beim Schlachten der Tiere übrig bleiben. Ein großer Teil davon wird zu Hunde- und Katzenfutter verarbeitet, obwohl darin viele wertvolle Nährstoffe enthalten sind. Das Herz eines Kalbs oder Lammes beispielsweise enthält drei Mal so viel Eisen

wie mageres Kalb- oder Lammfleisch. Die Leber ist im Ganzen eine er-
nährungsphysiologische Schatzkammer. Darin speichern Tiere – genau
wie wir Menschen auch – ihren Vorrat an Vitaminen und Mineralien.
Über Giftstoffe in Innereien braucht man sich keine Sorgen zu machen,
was beim Mezger oder im Supermarkt verkauft wird, wird von den Behörden strengstens überwacht. Auch Nieren sind reich an Eisen und
Zink. Saure Nieren beispielsweise sind in Deutschland eine Delikates-
se. Leber hingegen schmeckt gut mit gebackenem Apfel und gebackenen
Zwiebeln. Natürlich braucht man dafür keinen Bio-Apfel. Sinnvoll ist es
aber, Nieren und Leber vor der Zubereitung gründlich unter klarem Wasser abzuwaschen.

Also, gesundes Essen kann richtig lecker sein und kostet kein Vermö-
gen, im Gegenteil.

»Gentechnisch modifizierte Nahrung kann schädlich sein«

Europa boykottiert gentechnisch veränderte Lebensmittel. Hat das einen plausiblen Grund? Kann Gentechnik gefährlich für uns werden?

Befürworter von gentechnisch veränderter Nahrung, auch als GVO
(gentechnisch veränderte Organismen) oder gentech bekannt, behaupten, dass es angesichts der steigenden Weltbevölkerung ohne diese Lebensmittel zu einer Hungersnot kommen wird. Ihre Gegner erklären
indes, dass uns diese Produkte krank machen würden, die Umwelt ruinie-
ren und wir damit die Kontrolle über unsere Ernährung multinationalen
Konzernen überlassen. Wer hat recht?

Gentechnik ist unnatürlich, aber das ist Essen doch schon lang. Unsere Ahnen hielten sich mit größter Mühe mit toten Tieren, Beeren und

essbaren Rüben am Leben. Vor zehntausend Jahren begann der Mensch dann damit, Pflanzen anzubauen, die kein Gift enthielten, nahrhaft waren und darüber hinaus gekaut werden konnten. Aus dem wilden Gras von damals wurde Weizen, mit dem wir noch heute unser Brot backen. Ursprünglich wurden Gräser, Apfelbäume oder Kühe durch Selektion und Kreuzung verändert.

DNA, die die Eigenschaften eines Organismus bestimmt, kann sich auch spontan und ohne gezielten Eingriff verändern. So kann eine schwarze Maus zum Beispiel einen kleinen weißen Mutanten gebären oder eine Graspflanze einen Nachkommen mit größeren Körnern hervorbringen. Seit Mitte des letzten Jahrhunderts greifen Züchter der Natur etwas unter die Arme, indem sie DNA mit radioaktiven Strahlen oder krebserzeugenden Chemikalien zur Mutation bringen. Viele Pflanzen und Tiere, die wir täglich essen, sind auf diese Weise entstanden. DNA war damals noch eine Art Blackbox und Züchter schossen blindlings mit Strahlen und Chemikalien auf sie, um die vererbbaren Eigenschaften zu verändern. Dieser Vorgang ist vergleichbar mit dem Mischen der Buchstaben eines Gedichtes: Dabei entsteht zwar 999 999 Mal Unsinn, aber einmal eben auch eine schöne Variante. Genauso entstanden durch Bestrahlung 999 999 kranke oder tote Pflanzen, in einem Fall aber auch ein Mutant, der schmackhafter oder haltbarer war als die ursprüngliche Pflanze. Wir essen täglich Nachkommen solcher Mutanten: Grapefruit, Pasta, Reis, Birnen, Erbsen, Bananen und der Hopfen in unserem Bier wurden auf diese Weise geschaffen.

Heutzutage können Forscher DNA-Codes lesen und vererbbare Eigenschaften der Nahrungspflanzen gezielt manipulieren. Das nennt man gentechnische Veränderung. Aber schadet das den Lebensmitteln? Das meistgenannte Risiko ist die Entstehung eines Eiweißes, gegen das Menschen allergisch sind. In der Theorie ist das durchaus möglich, tatsächlich sorgt die EU aber mit zahlreichen Kontrollen und Vorschriften dafür, dass entsprechende Produkte nicht genehmigt werden. Weitere, ernst zu nehmende Gesundheitsrisiken sind nicht bekannt und in der Regel weithergeholt. Die Wirkungen auf die Umwelt scheinen sich, nach zwanzig Jahren Erfahrung, auch in Grenzen zu halten. Immer mehr Urwälder werden für die Landwirtschaft gerodet, aber das liegt an der wachsenden Nachfrage nach Fleisch, Milch und Biobrennstoff – ob gentechnisch oder konventionell macht dabei keinen Unterschied.

Multinationale Konzerne wie Monsanto nutzen die modernen DNA-Techniken natürlich auch, um ihre Machtinteressen zu stärken. Diese Firmen entwickeln und patentieren ständig neues Saatgut, das resistentere und ertragreichere Pflanzen bringt. Und die Nachfrage bei den Bauern ist natürlich groß, sie brauchen perfektes Saatgut, um sich gegen die starke Konkurrenz zu behaupten.

Gieren Monsanto und ähnliche Firmen nach einem Monopol auf Saatgut und haben somit einen erheblichen Einfluss auf unsere zukünftige Ernährung? Zweifellos, denn ein Monopol zu haben, bedeutet Gewinn. Das ist gefährlich, und dagegen müssen wir etwas unternehmen. Ein Verbot für gentechnisch modifizierte Pflanzen hilft jedoch wenig, da die Konzerne immer Wege finden würden, sich in irgendeiner Form darüber hinwegzusetzen. Vielmehr müssten entsprechende Gesetze viel früher eingreifen, beispielsweise indem das Patentierrecht eingeschränkt wird.

Gentechnisch veränderte Nahrungsmittel zu verbieten, würde jedoch weder uns noch unsere Umwelt gesunder machen. Aber gibt es es denn abgesehen davon nicht auch Vorteile der Gentechnik? Tatsächlich sind es enttäuschend wenige. Zwar machten es gentechnisch modifizierte Lebensmittel wie Soja, Mais oder Baumwolle zunächst leichter für die Bauern, Unkräuter loszuwerden, aber mittlerweile entwickelt sich verschiedenes resistentes Unkraut, das neue Pestizide in noch größeren

Mengen notwendig macht. Auch die Versprechen, dass Gentechnologie für einen höheren Ertrag sorgt und Landwirtschaft auf ausgetrockneten Böden möglich macht, haben sich nie bewahrheitet. Das Einzige, das in großem Umfang angebaut wird, sind gentechnisch modifizierte Pflanzen, die gegen bestimmte Pestizide immun sind oder die selbst Insektizide produzieren. Dabei handelt es sich größtenteils um Soja für Viehfutter und Mais für Biobenzin.

Und wo bleiben die gentechnisch veränderten Pflanzen, die weniger Wasser benötigen? Die Veränderung eines bestimmten Krauts hat Varianten geliefert, die im Labor nicht so schnell austrocknen. Das Kraut heißt Ackerschmalwand (Arabidopsis thaliana), seine DNA ist ideal für Experimente. Aber was bei Ackerschmalwand im Labor funktioniert, muss nicht zwangsläufig auch auf Weizen oder Reis auf dem Feld übertragbar sein – ähnlich wie die Ergebnisse bei Tierversuchen an Mäusen nicht immer auf Menschen übertragbar sind. Genetische Modifikation hat immer noch keine Nahrungspflanzen hervorgebracht, die in der landwirtschaftlichen Praxis Trockenheit vertragen können. Die DNA-Techniker haben hierzu viel versprochen, das sie bisher nicht halten konnten.

Etwas Ähnliches ist in der Heilkunde geschehen: Als die menschliche DNA entschlüsselt wurde, waren die damit verbundenen Erwartungen enorm hoch. Man hoffte, nun Alzheimer, Parkinson und andere Krankheiten verstehen und heilen zu können. Fünfzehn Jahre später lecken sich Forschung und Pharmaindustrie ihre Wunden: Trotz aufgewandter Milliarden-Beträge für die DNA-Forschung haben sie bei der Heilung schwerer Krankheiten noch immer keinen Durchbruch erzielt.

Das dürfte aber nicht so bleiben. Wenn wir nur lang genug durchhalten, wird die Natur letztendlich ihre Geheimnisse preisgeben. Ärzte nutzen schon jetzt erfolgreich DNA-Techniken bei der Behandlung von Leukämie, Brust-, Lungen- und Prostatakrebs. Ebenso wird es in fünfzig

Jahren zweifellos fantastische Gentechnikpflanzen geben. Zurzeit werden aber sowohl die Vorteile als auch die Gefahren von gentechnisch modifizierten Nahrungsmitteln übertrieben.

»Gemüse sollte man selbst schneiden«

»Fertiggericht« klingt nicht gut. Gehört bereits geschnittenes Gemüse auch in diese Kategorie? Und wie gesund ist es?

Wir verwenden unsere spärliche Zeit lieber nicht mit dem Schneiden von Endiviensalat. Deshalb gibt es im Supermarkt immer mehr Ware, die bereits fertig geschnitten und gewaschen angeboten wird. Aber sind diese meist in Tüten verpackten Produkte genauso gut wie Gemüse, das wir selbst schneiden?

Dieses Problem hatte ich einmal in einer Fernsehsendung angesprochen, woraufhin ich von einer großen niederländischen Supermarktkette eingeladen wurde, um mich in einem Betrieb umzusehen, der Gemüse oder Obst zerkleinert und in Tüten und Schälchen verpackt. Diese Gelegenheit ließ ich mir natürlich nicht entgehen.

Was in einem solchen Werk passiert, ist einfach: Ein Lkw liefert Salatköpfe oder anderes Gemüse an. Die Ware wird ausgeladen, gewaschen, von Steinen und Insekten befreit, geschnitten, verpackt und danach in die Supermärkte gebracht. Konservierungsmittel werden nicht zugefügt und der Vitaminverlust hält sich in Grenzen. Die einzige große Sorge ist, dass in den Verpackungen schädliche Bakterien wachsen könnten, wenn die Ware nicht ausreichend gekühlt wird. Denn im Gegensatz zu ungeschnittenem Obst und Gemüse, das von Natur aus gute Abwehrmechanismen hat, ist aufgeschnittenes Obst und Gemüse bei unzureichender Kühlung anfälliger für Bakterien. Wie gefährlich das für den Menschen sein könnte, hängt von der Art und Anzahl der Bakterien ab, die man zu sich nimmt. Kleine Mengen schaden meist nicht, große Mengen hingegen attackieren unsere Darmwand und dringen manchmal bis ins Blut vor. Die Anzahl der Bakterien im Essen ist eine Frage von Lagertemperatur und Zeit. Je höher die Temperatur, desto schneller teilen sich die Bakterien. Durch den Verdopplungsprozess können sich so innerhalb von etwa zehn Stunden aus einigen wenigen Bakterien einen Million bilden.

Um die Bildung schädlicher Keime zu verhindern, ist die Einhaltung strenger Hygienevorschriften notwendig, die vergleichbar sind mit denen in einem Operationssaal. Das Lebensmittel muss mit eiskaltem Wasser gewaschen werden. Die gleiche Kälte muss ohne Unterbrechung im Lager, beim Transport und in den Regalen der Supermärkte aufrechterhalten werden. Von der Verarbeitung über die Verpackung bis hin zur Auslieferung in die einzelnen Geschäfte darf zudem nicht mehr als ein Tag vergehen.

Hightechverpackungsmethoden verzögern das Bakterienwachstum und das Verwelken des Gemüses. Die Luft innerhalb der Tüten enthält weniger Sauerstoff und mehr Kohlensäure als normale Luft. Die Folie der Tüten besteht aus mehreren Schichten mit tausenden kleinen Löchern, die einen geringeren Durchmesser als ein Haar haben. Die Verpackungsmaschinen sind außerdem in der Lage, beispielsweise eine Fliege zwischen zehntausend Salatstückchen zu erkennen und zu entfernen.

Das alles erfordert jede Menge Hightech, Kontrollen und spezialisierte, gewissenhafte Mitarbeiter mit Expertenwissen. Ein kleiner Handwerksbetrieb kann das nicht leisten. Unser Wunsch, dass der Supermarkt uns die lästige Küchenarbeit abnimmt, führt also zu Überdimensionierung, Hochskalierung und Zentralisierung der Lebensmittelverarbeitung. Ganz zu schweigen von der natürlichen Vielfalt, die damit verloren geht. Denn Schneide- und Verpackungsmaschinen erfordern genormtes

Obst und Gemüse; so gibt es beispielsweise für Brechbohnen Vorgaben, was Länge, Durchmesser und Härte betrifft. Der erste Züchter, der eine quadratische Mango ohne Kern produziert, wird sicher Millionär, denn dann wird die menschliche Arbeit zum Schälen und Schneiden der Frucht durch Maschinen ersetzbar. Was in einer Hinsicht natürlich vorteilhaft ist, denn je weniger Menschen in den Arbeitsablauf eingebunden sind, umso geringer ist die Wahrscheinlichkeit, Infektionen zu übertragen.

Ich schneide meinen Salat und meine Zwiebeln lieber selbst. Wer aber unbedingt vorgeschnittenes Gemüse will, hat auch nichts zu befürchten.

»Künstliche Lebensmittel schaden uns«

Mit den Begriffen »künstlich« oder »chemisch« assoziieren wir leicht etwas Unnatürliches, Ungesundes. Doch was bedeuten diese Begriffe in Bezug auf unsere Ernährung?

Das Wort »chemisch« ist zum Sammelbegriff für Kritik am Essen geworden. Landwirtschaft, die die Umwelt vergiftet, Packungen und Tüten voller Kalorienbomben und einsame Konsumenten, die vor dem Fernseher Hühnersuppe löffeln, in der modifizierte Maisstärke, gehärtete pflanzliche Öle, Geschmacksverstärker E 621-E 635 und nur 0,1 Prozent Huhn enthalten sind. Unser Gefühl sagt uns, dass das nicht gesund sein kann, all diese unnatürlichen Inhaltsstoffe. Doch was genau hat es für Folgen, wenn wir uns zu 100 Prozent unnatürlich ernähren?

Im Universitätsklinikum in Amsterdam wird ein Patient behandelt, dessen Darm vor 25 Jahren größtenteils bei einer Operation entfernt wurde. Er kann daher nicht auf normalem Wege Nahrung zu sich nehmen, stattdessen wird er nachts, wenn er schläft, künstlich ernährt. Das funktioniert über eine Lösung, in der alle für den Körper wichtigen Nährstoffe enthalten sind. Diese Infusion enthält sechszehn Aminosäuren, die Bausteine von Eiweiß, dreizehn Vitamine, sechs Mineralien wie Kalzium und Natrium, neun Spurenelemente wie Chrom, eine gehörige Portion Glukose (Traubenzucker) als Brennstoff und schließlich auch Fett mit den essentiellen Omega-3- und Omega-6-Fettsäuren. Von diesen insgesamt 48 Chemikalien kann der Körper leben.

Einige dieser 48 Substanzen stellt die Pharmaindustrie aus Lebensmitteln her, andere werden synthetisch erzeugt. Auf welche Art diese Substanzen hergestellt wurden, also synthetisch oder nicht, spielt für den Körper keine Rolle. Synthetisches Vitamin C aus Erdöl beispielsweise unterscheidet sich in keiner Weise von Vitamin C aus Apfelsinen.

Künstliche Nahrung wird meist zeitlich begrenzt verabreicht, etwa, wenn man dem Darm nach einer Operation Zeit für seine Wiederherstellung lassen will. Es gibt aber auch viele Menschen, die dauerhaft auf diese Form der Ernährung angewiesen sind und trotzdem ein ganz normales Leben führen, in dem sie einem Beruf nachgehen, Sport treiben und eine Familie haben. Die Ursachen für die Insuffizienz des Darms können verschieden sein, häufig sind es Krankheiten und Operationen, manchmal aber auch angeborene Defekte.

Würden wir selbst täglich so einen Beutel künstlicher Nahrung trinken – mit einigen Gläsern Wasser für die Flüssigkeit – bräuchten wir außer einigen Ballaststoffen für den Stuhlgang nie wieder etwas zu essen. Wir könnten also mit Nahrung, die zu 100 Prozent chemischen Inhalts ist, gesund bleiben. Der amerikanische Programmierer Rob Rhinehart hat das ausprobiert, um sich dadurch Zeit, Geld und die Einkauferei zu sparen. So enstand Soylent, ein Pulver, das alles enthält, was man zum Überleben braucht. Soylent ist inzwischen zu einem Millionen-Geschäft geworden.

Aber abgesehen von diesen medizinischen Produkten, enthalten auch die Lebensmittel im Supermarkt viele künstliche Zusätze. Die Liste der Zutaten auf den Packungen, Tüten und Flaschen umfasst neben vertrauten Begriffen wie Kartoffeln, Schweinefleisch und Milch auch chemisch klingende Namen wie modifizierte Stärke, Verdickungsmittel, Nahrungssäuren, Stabilisatoren, Geschmacksverstärker, Emulgatoren, Farbstoffe oder Trennmittel. Eine Reihe davon sind mit E-Nummern gekennzeichnet. Aber wozu brauchen unsere Lebensmittel diese ganzen Zusätze? Und können diese schädlich für uns sein?

Vor zweihundert Jahren existierten weniger als eine Milliarde Menschen, die meisten von ihnen waren unentwegt damit beschäftigt, Nahrung zu suchen oder herzustellen – und dennoch hungerten sie. Inzwischen ist die Weltbevölkerung auf sieben Milliarden Menschen angestiegen. Die meisten von ihnen produzieren ihre Nahrung nicht mehr selbst und Fettsucht ist inzwischen ein größeres Problem als Mangelernährung. Den Nahrungsüberfluss verdanken wir dem wissenschaftlichen und technologischen Fortschritt in Landwirtschaft und Viehzucht. All die herangezüchteten Pflanzen und Tiere würden wir ohne die Lebensmittelindustrie jedoch wenig effektiv nutzen können, denn Nahrungsproduktion verläuft saisonal und in Wellen, hinzu kommt, dass die Nahrung schnell verdirbt. Wer beispielsweise Tomaten in seinem Garten züchtet, weiß im August gar nicht mehr, wohin damit und wirft die Hälfte weg – im Winter aber hätte er gern Tomaten, aber dann wachsen sie nun mal nicht. Dank großer Fortschritte in der Lebensmittelindustrie und auch im weltweiten Handel können wir aber fast alle natürlichen Erzeugnisse das ganze Jahr über nutzen, sogar im Überfluss.

Aber dieser Überfluss hat seinen Preis. Konservierungsmittel und spezielle Techniken sorgen dafür, dass die Lebensmittel perfekt, frisch und appetitlich aussehen. Außerdem wollen wir, dass in unserem Essen wenig

Fett enthalten ist, aber dafür gesunde Fettsäuren (Seite 65), oder eben wenig Kohlhydrate. Die Lebensmittel sollen, ohne, dass wir viel kauen müssen, reich an Ballaststoffen sein, und das Ketchup zum Beispiel sollte gut aus der Flasche fließen, aber dennoch nicht von den Pommes tropfen. Wer nicht kochen kann, hat trotzdem die Möglichkeit, sich innerhalb von zehn Minuten eine gesunde Mahlzeit zuzubereiten. Und natürlich darf ein voller Einkaufswagen, der all diese Erwartungen erfüllt, am Ende nicht mehr als eine Tankfüllung Benzin kosten.

Um auf dieses spontane oder durch Marketing hervorgerufene Verlangen der Konsumenten reagieren zu können, haben Lebensmitteltechnologen eine weitgehende Rationalisierung durchgeführt. Ein Lebensmittel darf keine launenhafte Primadonna sein, sondern muss in einer Fabrik in einem standardisierten Verfahren aus Komponenten zusammengefügt werden können, die auf eine vorhersehbare Weise ineinander greifen. Lebensmitteltechnologen komponieren neue Nahrungsmittel inzwischen am Computer. Sie legen fest, wie diese riechen, schmecken und aussehen sollen, wie viele Kalorien, Vitamine und Eiweiß sie enthalten, welches Geräusch das Lebensmittel beim Kauen machen soll und natürlich auch, wie lange es haltbar sein soll. Das alles ist beherrschbar mithilfe standardisierter Grundstoffe und der weitgehenden Kenntnis über ihre Eigenschaften und Wechselwirkungen. Wenn die Rezeptur fertig ist, kann der Computer sofort die Aufträge versenden. Und steigt beispielsweise der Preis für Rohrzucker, wird er eben durch Fruktose-Glukose-Sirup ersetzt und der Rest der Rezeptur entsprechend angepasst. So bleibt das Produkt billig, immer gleich und immer lieferbar.

Moderne Nahrungsmittel sind frei von schädlichen Bakterien und Viren. Es befinden sich auch nur so geringe Mengen an Giftstoffen darin, dass sie für die Gesundheit völlig unbedenklich sind. Und die Verdickungs-

und Konservierungsmittel sowie Farb-, Geruchs- und Geschmacksstoffe, die nötig sind, um unsere Wünsche zu erfüllen, sind gut untersucht und für sicher befunden worden. Unser Essen ist also voller Chemie, aber trotzdem nicht ungesund.

Nahrung dient zu mehr als nur dem gesunden Überleben. Deshalb koche ich persönlich so wenig wie möglich aus Päckchen und Tütchen. Ich finde diese Art von Essen nämlich nicht lecker und auch nicht gemütlich. Dennoch verdient die Chemie, die sieben Milliarden Menschen mit Nahrung versorgt, mehr Anerkennung. Fabriknahrung ist sicher, nahrhaft und macht auch nicht krank.

»Natürliche Vitamine sind besser als synthetische«

»Ich will gesunde Nahrung, hergestellt von Mutter Natur, nicht aus einem Labor von Männern mit einer Duschhaube auf dem Kopf.«

Diese Worte stammen vom Ernährungsguru Amber Alberda, die damit vielen Menschen aus der Seele gesprochen haben dürfte – vor allem denen, die glauben, dass natürlich besser als synthetisch ist. Aber ist dieses Gefühl wissenschaftlich begründet? »Natürlich« ist bei normaler Nahrung ein so unklarer Begriff, dass man damit wissenschaftlich nichts anfangen kann. Bezogen auf Vitamine lässt sich die Natürlichkeit aber gut untersuchen. Was bewirken aus Erdöl synthetisierte Vitamine im Vergleich zu Vitaminen aus Pflanzen oder Tieren?

»Vitamine« ist eine allgemeine Bezeichnung für dreizehn Stoffe, die der Mensch aus der Nahrung zu sich nehmen muss und die sich stark voneinander unterscheiden. Vitamin C hat eine einfache Struktur, die der Struktur von Glukose ähnlich ist. Als Vitamin C entdeckt wurde, hatten die Chemiker wenig Mühe damit, es nachzubilden. Für die Nachbildung von Vitamin B12, dem kompliziertesten Vitamin, benötigten sie dagegen fast zwanzig Jahre.

Im Allgemeinen sind synthetische Vitamine identisch mit natürlichen. Was Vitamine angeht, hat der Mensch die Natur hie und da sogar bei der Nachbildung (Synthetisierung) übertroffen. Die künstlich hergestellten Vitamine wirken oft besser als die, die wir in der Nahrung finden.

Ein Beispiel eines unvollkommenen Vitamins ist Folsäure, auch als Vitamin B9 oder B11 bezeichnet. Folsäure wird wie Eisen für die Synthese roter Blutzellen benötigt. Ein Mangel führt zu einer seltenen Form der Blutarmut. Ein wenig Gemüse, Obst oder Orangensaft enthalten jedoch genügend Folsäure, um dieser Art von Blutarmut vorzubeugen, sodass ein Mangel bei uns so gut wie gar nicht vorkommt.

Größere Mengen Folsäure werden für die Bildung des Rückgrats bei Föten in den ersten Schwangerschaftswochen benötigt. Wenn der Körper der Mutter zum Zeitpunkt der Befruchtung nicht genügend Folsäure enthält, besteht ein kleines, aber reelles Risiko, dass neun Monate später ein Baby mit einem offenen Rücken geboren wird. Frauen, die schwanger werden wollen, sollten daher regelmäßig Folsäure einnehmen. Diese ist bei Zehntausenden Frauen getestet worden und hat keine Nebenwirkungen – für das Baby kann sie sogar lebensrettend sein.

Für werdende Mütter ist synthetische Folsäure sogar besser als die aus der Nahrung. Synthetische Folsäure – die sogenannte oxidierte Folsäure – wird vom Körper besser aufgenommen als das reduzierte Folsäurepolyglutamat, das von Natur aus in Gemüse und Obst vorkommt. Die natürliche Folsäure wird nur teilweise durch die Darmwand aufgenommen, ein großer Teil wird mit dem Stuhl ausgeschieden. Zudem wird Folsäure in Gemüse beim Kochen teilweise deaktiviert.

Ein anderes Beispiel dafür, dass es der Mensch besser hinkriegt als die Pflanze, ist Vitamin A. Die natürliche Form von Vitamin A in Pflanzen heißt Carotin. Carotin ist ein Provitamin, das der Körper noch in Retinol umwandeln muss. Retinol ist die Art von Vitamin A, die von Arzneimittelherstellern kopiert wird. Man findet es bei Tieren und Menschen, hauptsächlich in der Leber. Das Retinol aus der Fabrik ist jedoch ein ganzes Stück besser als Carotin, denn Carotin muss im Darm erst noch zum echten Vitamin A umgewandelt werden, was nur mangelhaft funktioniert. Um dem Körper auf diese Weise ausreichend Vitamin A zuzuführen, muss man eine große Menge Gemüse essen. Deutlich effektiver als durch Gemüse nimmt man Vitamin A hingegen aus Leberwurst, Käse oder eben Pillen auf.

Ein Vitamin A-Mangel kommt nur in Entwicklungsländern vor und kann bei Kindern zu Blindheit führen. Um das zu verhindern, sind dort Mediziner unterwegs, die einmal im halben Jahr von Dorf zu Dorf fahren und den Kindern eine große Dosis synthetisches Vitamin A verabreichen (Seite 162).

Bei Vitamin D hingegen ist die Lage ganz verwirrend. Das tierische Vitamin D3 oder Cholecalciferol wird mithilfe von ultraviolettem Licht aus Sonnenstrahlen oder Lampen von unserer Haut gebildet. In der Nahrung kommt es hauptsächlich in Fisch und Leber vor. Kleinere Mengen befinden sich in Fleisch, Eiern und Käse. Das gleiche Vitamin D3 wird künstlich erzeugt, wenn Cholesterin aus Schafswolle mit ultraviolettem Licht bestrahlt wird. Hersteller mischen ihren Tabletten, Tropfen und Kapseln gegenwärtig hauptsächlich das auf diese Art gewonnene Vitamin D3 bei, allerdings können sie auch Vitamin D2 enthalten, das sogenannte Ergocalciferol. Vitamin D2 wird durch das Bestrahlen von Hefe mit UV-Licht hergestellt. Diesen Vorgang kann man als künstlich betrachten. Das gleiche Vitamin D2 kommt auch in Pilzen vor, die in der Sonne gewachsen sind. Dann wiederum wird es als natürlich angesehen. Und letztlich wird dieses Vitamin für Veganer, die kein Vitamin D3 aus Schafswolle möchten, aus Flechten hergestellt. Künstliches und tierisches Vitamin D3 sind die gleiche Substanz und wirken gleichermaßen effektiv.

Im Vergleich zu D3 wirkt Vitamin D2 etwas weniger gut, aber es ist immerhin wirksam. Die sogenannte Englische Krankheit (Rachitis) ist in Europa dank des Einsatzes synthetischer D2-Pillen größtenteils ausgerottet worden.

Im Gegensatz zur Folsäure ist bei Vitamin E die synthetische Form (All-rac-Alphatocopherol) weniger wirksam als einige natürliche Formen. Es betrifft tatsächlich nur einige, da Vitamin E aus Sonnenblumenöl (RRR-Alfa-Tocopherol) am besten wirkt, das aus Sojaöl (Gamma-Tocopherol) hingegen wirkt weniger gut. Vitamin-E-Mangel kommt nur bei Menschen mit bestimmten Darmkrankheiten vor – die Mehrheit muss sich also darüber nicht den Kopf zerbrechen. Dennoch verdeutlicht das Ganze, dass »natürlich« und »synthetisch« meinungslose Benennungen sind. Natürliche Vitamine sind nicht besser als synthetische.

Natürlich und gesund: Schlussfolgerung

Das Wort »natürlich« allein sagt gar nichts aus. Ein Produkt, auf dem »natürlich« steht, muss nicht zwangsläufig besser sein. Herkömmliches Essen aus dem Supermarkt ist nicht degeneriert, giftig oder schlecht – wir können es bedenkenlos zu uns nehmen. Wir müssen nur die richtige Wahl treffen, für Abwechslung sorgen und beim Einkauf auf dick machende Produkte verzichten oder sie für einen ganz besonderen Anlass aufheben und zur Ausnahme machen.

TRINKEN

Einleitung

Was muss man trinken und wie viel? Ein verwirrendes Thema. Nach Einschätzung mancher selbst ernannten Experten trinken wir viel zu wenig Wasser, andere schwören auf die beruhigenden Eigenschaften des Tees, und Nachrichten darüber, dass Alkohol in angemessenen Mengen gut für uns ist, werden zu jeder Zeit und in jeder Kultur begeistert aufgenommen.

Nachfolgend möchte ich einigen Mythen über Wasser, Tee, Bier und Wein auf den Grund gehen.

»Man sollte mindestens acht Gläser Wasser pro Tag trinken«

Ernährungsgurus empfehlen uns, viel Wasser zu trinken, mindestens zwei Liter am Tag, noch besser wäre sogar mehr. Andernfalls trocknen wir aus und leiden unter Hungerattacken, Müdigkeit, Muskelschmerzen, Schwindel, Depressionen, Angst, erhöhtem Puls oder Übelkeit. Trinken wir jedoch ausreichend Wasser, wird unser Körper gereinigt, wir nehmen ab, haben eine straffere Haut und auch unser Reaktionsvermögen wird besser.

Soweit die Annahme. Aber was davon ist wirklich wahr?

Jeder Erwachsene verliert durchschnittlich einen halben Liter Flüssigkeit pro Tag über die Haut. Bei körperlicher Anstrengung oder Hitze wird das wesentlich mehr. Mit der Luft, die wir ausatmen, und mit unserem Stuhlgang verlieren wir nochmals einen halben Liter Wasser am Tag. Hinzu kommt mindestens ein halber Liter Urin täglich, den wir produzieren und ausscheiden müssen, um uns der Abfallstoffe in unserem Körper zu entledigen.

Insgesamt sind das also mindestens 1,5 Liter Flüssigkeit pro Tag, die wir ersetzen müssen. Mit unserer Nahrung nehmen wir täglich ungefähr 0,8 Liter auf. Ein ganzes Brot enthält zum Beispiel 0,3 Liter und ein Apfel 0,1 Liter Wasser. Zusätzlich entstehen bei der Verbrennung der Nahrung in unserem Körper 0,3 Liter Wasser. Damit wären wir also schon bei 1,1 Litern Wasser, was heißt, dass es eigentlich ausreichen würde 0,4 Liter am Tag zu trinken. Das sind zwei Becher Kaffee.

Die Wahrheit ist jedoch, dass niemand dem Durchschnitt entspricht, manche Menschen brauchen eine ganze Menge mehr Flüssigkeit als 0,4 Liter. Hinzu kommt der erhöhte Flüssigkeitsbedarf, wenn wir uns körperlich anstrengen, es warm oder auch sehr kalt ist, wir uns in der Höhe aufhalten oder Fieber haben. Ältere Menschen müssen sogar mehr als einen halben Liter pro Tag urinieren, da ihre Nieren nicht mehr im Stande sind, die Abfallstoffe von 24 Stunden in einen halben Liter zu konzentrieren. Auch jüngere Menschen können, ohne es zu wissen, krank sein und dadurch mehr Wasser benötigen.

Die amerikanische Akademie für Wissenschaften rät hier allerdings wiederum zum anderen Extrem: Sie empfiehlt Männern 3 Liter pro Tag und Frauen 2,2 Liter.

Aber ist so viel wirklich nötig? Ich denke, dass 1 bis 2 Liter pro Tag ausreichend sind, wenn man vom minimalen Tagesbedarf von 0,4 Liter ausgeht. Der kann bestehen aus Kaffee, Tee, Milch, Saft und natürlich aus Wasser – Wasser ist gesund und kommt nahezu gratis aus dem Wasserhahn. Acht Gläser Wasser sind aber in keinem Fall nötig.

Doch was passiert, wenn wir zu wenig trinken? Das ist ganz einfach: Der Körper trocknet aus. Trinkt man tatsächlich nicht, merkt man das in Form eines Gewichtsverlusts von ein bis zwei Kilogramm. Zudem lassen die kognitive Leistungsfähigkeit und das Erinnerungsvermögen nach. Der Körper ist insgesamt weniger belastbar. Wer dazu neigt, leicht ohnmächtig zu werden, hat nun ein noch höheres Risiko. Vor allem bei Älteren kommt das schon mal vor. Der Flüssigkeitsmangel wird bei ihnen dadurch begünstigt, dass sie weniger Durst verspüren als junge Menschen. Wer älter als 65 Jahre ist und Schwindelattacken bekommt, wenn er aufsteht, sollte auf jeden Fall einige Gläser Wasser zusätzlich am Tag trinken und beobachten, ob das hilft. Zudem gibt es den Verdacht, dass eine zu geringe Flüssigkeitsaufnahme Blasenentzündungen fördert. Auch deshalb scheint es mir nicht unvernünftig zu sein, genug zu trinken, sodass die Blase gut durchgespült wird.

Es gibt Menschen, die abnehmen möchten und deshalb vor dem Essen ein Glas Wasser trinken, um den Magen zu füllen. Sinnvoll ist das natürlich nur, wenn man auch wirklich Wasser trinkt und nicht Saft oder andere zuckerhaltige Erfrischungsgetränke. Nachgewiesen ist es bisher jedoch nicht, dass man sicher abnimmt, wenn man sich vor jeder Mahlzeit den Bauch mit Wasser füllt.

Menschen, die eine Veranlagung für Nierensteine haben, bilden eine Ausnahme. Sie sollten immer eine Flasche Wasser mit sich führen und über den Tag verteilt viel trinken, mehr als acht Gläser pro Tag. Denn das verringert die Wahrscheinlichkeit für eine Nierenkolik erheblich.

Ansonsten macht zusätzliches Wassertrinken weder schlauer oder schneller. Wer müde ist oder sich unwohl fühlt, erfährt auch durch Wasser keine Linderung. Straffere Haut durch eine erhöhte Flüssigkeitszufuhr ist ebenso ein Mythos (Seite 159).

»Tee kann gegen Stress helfen«

Stellen Sie sich folgendes Szenario vor: Ein Freund besucht Sie, er ist total gestresst und völlig fertig. Was können Sie für ihn tun, außer ihm zuzuhören? Was möchten Sie ihm zu trinken anbieten? Kaffee geht gar nicht, denn Kaffee wirkt nicht beruhigend, sondern aufputschend. Ist denn Tee besser?

Schwarzer Tee enthält wie Kaffee ebenfalls Koffein, von Teeverkäufern auch Thein genannt. Zudem enthält Tee aber eine Substanz, von der man behauptet, dass sie beruhigend wirkt: Theanin. Theanin befindet sich nicht in Kräutertees, sondern ausschließlich in schwarzem und noch mehr in grünem Tee.

Chinesen und Japaner gehen schon seit Jahrhunderten davon aus, dass grüner Tee entspannend wirkt. Wer sich aber die Mühe macht, derlei Volksweisheiten gründlich zu testen, wird schnell feststellen, dass davon nicht viel stimmt. Zwar scheint Theanin aus grünem Tee bei gestressten Mäusen den Stress zu verringern, aber eine Maus ist kein Mensch. Worum es letztendlich geht, ist herauszufinden, ob Theanin bei Menschen ebenfalls entspannend wirkt. Das ist etliche Male untersucht worden, die Ergebnisse waren enttäuschend, selbst wenn den Probanden mit einer Portion zehn Mal mehr Theanin verabreicht wurde, als ein Teetrinker normalerweise an einem ganzen Tag zu sich nimmt.

Natural Standard, eine Kooperationsgemeinschaft unabhängiger Forscher für natürliche Medikamente und Kräuter, hat die wissenschaftlichen Studien über die Wirkung von Theanin analysiert und kam zu dem Ergebnis, dass Theanin nicht gegen Stress hilft. Die Europäische Lebensmittelaufsicht EFSA untersuchte die Testergebnisse ebenfalls und kam auch zu dem Schluss, dass die Wirkung von Theanin auf Stress als nicht bewiesen erachtet werden muss. Da aber bekanntlich auch häufig die Einbildung helfen kann, spricht nichts gegen eine Tasse grünen Tee, wenn ein gestresster Freund zu Besuch kommt. Aber liebevolle Aufmerksamkeit und ein offenes Ohr wirken wahrscheinlich besser.

Merkwürdigerweise hat Tee aber einen wichtigen Effekt, der nur selten erwähnt wird. Ich meine die blutdrucksenkende Wirkung von grünem und schwarzem Tee. Der Gesundheitsrat der Niederlande empfiehlt aus diesem Grund, täglich drei Tassen normalen schwarzen oder grünen Tee zu trinken. Diese Menge kann den Blutdruck um 2 Millimeter Quecksilbersäule senken. Das scheint zwar zunächst wenig, ist aber eine nicht zu vernachlässigende Verringerung des Risikos auf einen Schlaganfall. Ich zögere jedoch ein wenig, diese Schlussfolgerungen kritiklos zu akzeptieren, denn an dieser Untersuchung war der große Verbrauchsgüterkonzern Unilever beteiligt, Unilever ist unter anderem Produzent von Lipton, einer Tee- und Eisteemarke. Doch soweit ich die Studie nachvollziehen konnte, scheint alles stimmig.

Einer unabhängigen Untersuchung zufolge scheint die Substanz Epicatechine, die in schwarzem und grünem Tee reichlich enthalten ist, den Blutdruck tatsächlich zu senken.

Wenn man also den Empfehlungen des Gesundheitsrates folgen möchte, dann wegen der blutdrucksenkenden Wirkung des Tees und nicht, weil er scheinbar beruhigend wirkt.

Und Kräutertee? Hilft der gegen Stress? Kräutertee enthält keine richtigen Teeblätter und deswegen auch kein Theanin. Er ist ein Aufguss (Infusion) eines Krautes. Es gibt Hunderte Kräuter für die Teezubereitung. Zur Wirkung von Kräutertees bei Stress gibt es kaum Studien, wohl aber zur Wirkung von Kräutertee auf Schlaf. Der untersuchte Schlaftee enthielt ein Extrakt aus dem Wurzelstock der Baldrianpflanze. Baldrian ist ein klassisches Schlafmittel und eines der wenigen Kräuter, deren Wirkung gut erforscht ist. Bei den Tests stellte sich jedoch heraus, dass Menschen, die Baldriantee tranken, genauso schnell einschliefen wie diejenigen, die ein Placebo tranken. Das lässt an der Wirkung von Baldrian zweifeln. Die Probanden behaupteten jedoch, dass sie mit Baldriantee besser geschlafen hätten. Dies lag vielleicht aber auch an dem typischen Geruch, der dazu geführt haben könnte, dass sich die Probanden die Wirkung lediglich einbildeten. Schlaf ist sehr empfänglich für Einbildung. Wenn man nur oft genug gesagt bekommt, dass etwas beim Einschlafen hilft, wirkt es häufig sogar.

Was ist nun aber mit der Wirkung von Baldrian? Ist seine beruhigende und schlaffördernde Wirkung ein Mythos? Nein, aber die Dosis, die man für eine effektive Wirkung braucht, ist so groß, dass wir sie unmöglich in Form eines Tees zu uns nehmen können, denn dafür würden wohl hundert Teebeutel benötigt. Was andere Kräuter betrifft, gibt es nur wenige wissenschaftliche Beweise dafür, dass sie gegen Schlaflosigkeit helfen. Johanniskraut ist ein Mittel gegen Depression, was es für den Schlaf bewirkt, ist nicht ausreichend untersucht worden. Außerdem beeinflusst es die Wirkung anderer Arzneimittel, die dann entweder zu stark oder gar nicht wirken (Seite 121).

Auch wenn die Wirkung von Tee nicht die erhoffte ist, so ist er doch immer noch gesünder als Saft, Erfrischungsgetränke oder Alkohol. Und immerhin scheinen schwarzer und grüner Tee den Blutdruck ein wenig zu senken.

»Bier und Whisky sind gar nicht so übel«

Sind Bier und Whisky wirklich so ungesund? Manchmal liest oder hört man, dass einige Gläser am Tag sogar recht gut für die Gesundheit seien. Diese Aussage stammt zwar von Wissenschaftlern, manchmal stecken aber die Bier- und Whiskyhersteller dahinter.

Alkohol ist nach Zigaretten und Bluthochdruck die dritthäufigste Ursache für den Verlust von gesunden Lebensjahren. Das kommt hauptsächlich daher, dass Alkohol für die Entstehung von Krankheiten wie Demenz, Brustkrebs oder Kehlkopfkrebs verantwortlich gemacht wird und Trunkenheit zu Misshandlungen und Unfällen führen kann. Daran muss man zwar nicht zwingend sterben, aber die Lebensqualität kann erheblich leiden. Wenn ich am Abend jedoch mein Gläschen Whisky trinke, möchte ich mir solche Folgen überhaupt nicht bewusst machen.

Die Alkoholhersteller sorgen natürlich gern dafür, dass wir uns nicht zu viele Sorgen über den Konsum machen. Dafür schalten sie auch die Wissenschaft ein, die dafür mit den Unternehmen zusammenarbeitet. Nachfolgend zwei Beispiele für eine solche Zusammenarbeit:

Dänische und niederländische Forscher sammelten alle Studien über den Zusammenhang von Bier und Übergewicht, analysierten diese und folgerten daraus, dass es nur unzulängliche Beweise dafür gibt, dass Bier dick macht. Doch das ist befremdlich: Flüssige Kalorien aus Erfrischungsgetränken und Saft machen dick, und Bier enthält mehr Kalorien als Cola.

Zwei Drittel davon kommen aus dem Alkohol. Dass Biertrinker dicker sind als Nichttrinker, kann jedoch auch daran liegen, dass sie Chips und Wurst zu ihrem Bier essen.

In Laborexperimenten aber, in denen jeder Proband dasselbe aß, nahmen diejenigen, die einige Wochen lang alkoholfreies anstatt alkoholhaltiges Bier tranken, eineinhalb Pfund ab. Der Gewichtsverlust hing also nachweislich damit zusammen, dass das alkoholfreie Bier weniger Kalorien enthielt. Bier macht also tatsächlich dick, genauso wie Erfrischungsgetränke.

Daneben fand die dänisch-niederländische Gruppe vier Studien, bei denen Freiwillige wählen durften, was sie tranken, wenn sie kein Bier bekamen. Auch diese Probanden nahmen durchschnittlich ein Pfund ab. Die Forscher ignorierten das aber mit dem Argument, dass in keiner der vier Studien angegeben worden sei, wie hoch die Gewichtsveränderung zwischen den Individuen variierte. In diesen Studien wurde nämlich nicht die Veränderung des Gewichts untersucht, dieses Ergebnis war sozusagen nur ein Beifang, der kurz erwähnt wurde. Zwar hätten die Forscher den Gewichtseffekt pro Person bei den Autoren der vier Studien abfragen können, taten das aber nicht. Sie fütterten den Computer vielmehr mit den gewonnenen Ergebnissen und kamen dann zu dem Schluss, dass der Gewichtseffekt in den letzten vier Studien nicht signifikant war. Schlussfolgerung: Wir wissen nicht, wie sich Bier auf das Gewicht auswirkt.

Diese Untersuchung wurde jedoch von Bierbrauereibetrieben bezahlt. Das Bierinstitut gab danach einen Pressebericht heraus, in dem es erklärte, dass es keinen ausreichenden Beweis dafür gebe, dass Bier dick mache. Die Zeitung *De Telegraaf* griff das auf und titelte »Kein Bierbauch durch Bier«. So verbreitete sich also wieder eine klassische Falschinformation.

Und hier ein weiteres Beispiel für Studien, hinter denen Konzerne stecken:

Ein Experiment des Forschungsinstitutes TNO, das von der Alkoholindustrie unterstützt wurde, untersuchte den Effekt von Whisky auf das Reaktionsvermögen. Freiwillige bekamen zusätzlich zu ihren Mahlzeiten vier Gläser Whisky zu trinken, im Anschluss daran wurde ihr Reaktionsvermögen getestet. Der Trick der Studie bestand hier allerdings darin, dass diese Reaktionstests erst vier Stunden später durchgeführt wurden, als ein Großteil des Alkohols bereits aus dem Blut verschwunden war. Natürlich kam man auf diese Weise zu dem Schluss, dass Whisky keinerlei Auswirkungen auf die Leistungsfähigkeit der Probanden hatte. Gemessen wurde, wie schnell die Probanden Unterschiede zwischen Buchstaben auf einem Computerbildschirm erkennen konnten, zum Beispiel zwischen einem b und einem d. Das funktionierte vier Stunden nach dem Whisky nicht schlechter als ohne Alkohol. Wie der Test allerdings nach nur zwei Stunden ausgefallen wäre, bleibt ein Rätsel – und aussagekräftig ist er ohnehin nicht. Denn jemand, der schnell den Unterschied zwischen einem b und einem d ausmacht, ist deswegen noch lange nicht imstande, ein Auto sicher zu fahren. Also lag auch hier eine irreführende Untersuchung vor.

Studien wie diese, die von der Alkoholindustrie bezahlt werden, tragen nicht dazu bei, unsere Kenntnisse zu Alkohol und seinen schädlichen Auswirkungen auf unsere Gesundheit zu übertragen – nein, sie verschleiern diese sogar erst recht. Eigentlich sollte die Branche derlei Falschinformationen nicht verbreiten, aber die Betriebe werden durch ihre Aktionäre dazu gedrängt, Gewinne zu machen. Und es ist nicht verboten, dafür Wissenschaftler hinzuzuziehen. Und diese werden von Behörden und Universitäten sogar zur Zusammenarbeit mit der Industrie gedrängt, da die Konzerne natürlich Forschungsgelder zahlen und somit das Budget der Behörden entlasten.

Inzwischen empfiehlt der Niederländische Gesundheitsrat zu Recht: »Trinken Sie keinen Alkohol oder in jedem Fall nicht mehr als ein Glas pro Tag«. Alkohol trinkt man nur zum Spaß und aus Gemütlichkeit, nicht für die Gesundheit.

»Bier fördert die Bildung von Muttermilch«

Eine alte Volksweisheit besagt, dass Bier gut ist für die Bildung von Muttermilch. Welche Beweise gibt es dafür?

Der Glaube, dass Bier die Bildung von Muttermilch fördert, ist nicht nur bei uns verbreitet. Mexikanische Frauen, die ihrem Kind die Brust geben, trinken literweise Pulque, eine traditionelle Art Kaktusbier. Und in China schwören stillende Mütter auf Hühnersuppe mit Reiswein, um ihren Milchfluss anzuregen. Nach eingehender, systematischer Untersuchung bleibt von dieser Behauptung aber leider nichts übrig. Im Gegenteil: Alkohol bremst die Milchproduktion sogar. Wenn eine Mutter vor dem Stillen zwei Gläser Bier oder Wein trinkt, bekommt ihr Baby 23 Prozent weniger Milch. Das liegt daran, dass Alkohol die Milchproduktion der Mutter hemmt.

Aber hat der Alkoholgenuss von Müttern auch Auswirkungen auf ihre Kinder? Auf Babys in der Gebärmutter sehr wohl. Der Alkohol überträgt sich direkt vom Blut der Schwangeren auf den Fötus, sodass dieser genauso betrunken wird wie seine Mutter. Wer schwanger ist, sollte also besser keinen Alkohol trinken.

Nach der Entbindung wird das anders. Wenn die Mutter zwei Bierchen trinkt, beträgt der Alkoholgehalt in ihrer Muttermilch nur ein Hundertstel von dem, was im Bier vorhanden ist. Dennoch schlafen Babys etwas schlechter, wenn in der Muttermilch eine Spur Alkohol enthalten war. Bleibt das jedoch eine Ausnahme, werden die Babys keinen Schaden davontragen.

Wie soll sich eine Mutter verhalten, die mal ein Gläschen Wein trinken will? Der Gesundheitsrat der Niederlande empfiehlt Frauen keinen Alkohol, solange sie stillen. Das ist zwar vernünftig, aber auch streng. Letztlich ist es eine Frage der Zeit. Die Alkoholmenge in der Muttermilch ist eine Stunde nach dem Genuss eines Glases Wein oder Bier am höchsten, nach zwei Stunden sind davon noch 65 Prozent übrig und nach drei Stunden noch 20 Prozent. Das sind natürlich durchschnittliche Angaben und man muss bedenken, dass nicht jeder Mensch gleich ist. Als Faustregel gilt, nach dem Alkoholgenuss sollte eine Frau drei Stunden mit dem Stillen warten, dann ist es für das Baby unbedenklich. Natürlich sollte auch das eine Ausnahme und nicht die Regel sein, zumal der Alkohol für nichts gut ist, außer für die Stimmung der Mutter.

»Rotwein ist gut für das Herz«

Kaum eine Behauptung der Ernährungswissenschaft wurde im letzten Jahrhundert so begrüßt wie die Aussage, dass ein oder zwei Gläser Wein am Tag gesünder seien, als gar keinen Alkohol zu trinken. Gilt diese Behauptung immer noch?

75 Prozent der erwachsenen Deutschen trinken regelmäßig Bier, Wein oder andere alkoholische Getränke. Die Menge variiert, aber der Durchschnitt beläuft sich auf gut zwei Gläser pro Tag. 3 Prozent der Deutschen trinken nie. Müsste man meinen, dass diese 3 Prozent ihrer Gesundheit schaden, wenn sie nie Alkohol trinken?

Nicht-Trinker sterben tatsächlich jünger als diejenigen, die ein bis zwei Gläser pro Tag trinken. Der Unterschied ergibt sich hauptsächlich durch die Sterblichkeit an Herz- und Gefäßerkrankungen; Menschen, die nie Alkohol trinken, leiden häufiger darunter. Das beweist aber nicht alles, denn diejenigen, die ein Glas Wein zum Essen trinken, essen meistens auch gern Sushi, fahren Fahrrad, joggen am Samstag, rauchen nicht und tun noch viel mehr für ihre Gesundheit. Sie haben durchschnittlich auch eine höhere Bildung und bessere Jobs. Warum Menschen mit einer besseren Schulbildung mehr trinken, ist nicht klar. Vielleicht, weil sie sich häufiger auf Empfängen oder Festen aufhalten und auch öfter auswärts essen. In jedem Fall haben sie mehr Geld zur Verfügung. Bei Frauen kann Alkoholgenuss auch darauf hinweisen, dass sie sich emanzipieren wollen. Denn früher war Alkohol den Männern vorbehalten, ein nettes Mädchen trank nicht. Möglicherweise übernehmen hochgebildete Frauen inzwischen Gewohnheiten aus der Männerwelt, in die sie durch ihre Arbeit eingebunden sind. Schlechter gebildete Männer können zwar viel trinken, aber oft begrenzt auf einen oder zwei Abende pro Woche, weswegen der durchschnittliche Alkoholkonsum für diese Gruppe geringer ausfällt, als man annehmen möchte.

Abstinenzler haben in der Vergangenheit ziemlich oft ein Alkoholproblem gehabt oder deshalb mit dem Trinken aufgehört, weil sie krank wurden. Auch wenn sie nie getrunken haben, kommen sie häufiger aus einer niedrigeren sozialen Schicht, gehen einer ungesünderen Arbeit nach, wohnen in einer ungesünderen Gegend, sind häufiger krank, rauchen mehr, haben mehr Übergewicht, bewegen sich weniger und sterben früher als mäßige Trinker, das ist allerdings keine Folge von mangelndem Alkoholkonsum.

Wenn Alkohol überhaupt eine positive Wirkung auf Herz- und Gefäßerkrankungen hat, ist diese wahrscheinlich viel geringer, als behauptet wird. Aber was ist mit Rotwein im Speziellen? Ist er wirklich gesünder als Bier oder Wodka? Was die Herz- und Gefäßerkrankungen betrifft, gibt es keinerlei Unterschiede. Die spezielle Rolle, die Rotwein zugeschrieben wird, ergab sich aus dem Hype um die Antioxidantien in den Neunzigerjahren des letzten Jahrhunderts. Damals wurden allerlei Krankheiten mit den schädlichen Effekten von Sauerstoffradikalen im Körper erklärt (Seite 147). Um dem vorzubeugen, müsste man viel Antioxidantien zu sich nehmen, hieß es. Natürlich enthielten prompt zahlreiche Lebensmittel Antioxidantien. Die im Rotwein heißen Polyphenole. Erst später merkten die Forscher, wie wenige Polyphenole sich im Rotwein eigentlich befinden – nämlich viel weniger als im Tee. Noch einige Zeit später stellte sich heraus, dass die Antioxidantien-Hypothese insgesamt nicht stimmte. (Seite 147).

Danach folgte eine neue Hypothese – oder ein Hype – um Resveratrol, einem Polyphenol im Wein, das bemerkenswerte Wirkungen bei Mäusen und Fruchtfliegen zeigte. Bisher deutet aber nichts darauf hin, dass dies auch auf Menschen zutreffen könnte. Zudem ist die Menge Resveratrol in Rotwein so gering, dass man Hunderte Liter am Tag trinken müsste, um überhaupt eine Wirkung zu spüren.

Rotwein bewirkt also nichts Spezielles, Alkohol ist Alkohol. Die positiven Effekte von Alkohol auf Herz und Gefäße sind fragwürdig, und wenn es überhaupt welche gibt, müssen wir sie gegen die schädlichen Auswirkungen abwägen. Alkohol spielt eine wesentliche Rolle bei der Entstehung von Gewalt und Unfällen, wovon hauptsächlich junge Menschen betroffen sind. Unfälle und Selbstmorde sind nämlich die Haupttodesursache bei den 20- bis 40-Jährigen. Zudem gilt Alkohol als krebserregend. Und Krebs ist die häufigste Todesursache bei den über 40 Jährigen. Weniger davon zu trinken, ist also einer der Ratschläge, die eine Frau befolgen sollte, um ihr Risiko auf Brustkrebs zu verringern (früh Kinder zu bekommen, wirkt statistisch gesehen noch besser, aber das ist keine einfache Entscheidung). Das heißt also, dass Alkohol be-

sonders schädlich für Menschen ist, die jünger als 65 Jahre sind. Herz-
und Gefäßerkrankungen sind erst bei den über 80-Jährigen die häufigste Todesursache.

Aber warum hören wir nun so viel darüber, dass Alkohol gesund sein
soll? Mit Sicherheit liegt es auch daran, dass wir genau das hören wollen. Den Gefallen tun uns die Medien und vor allem die Hersteller gern.
Ein großer Teil der niederländischen Studien zu Alkohol und Gesundheit
wird von Alkohol-Industrie bezahlt (Seite 221), und da die Studien über
den positiven Einfluss von Alkohol auf Herz- und Gefäßerkrankungen
erfolgversprechender sind als die zu Alkohol und Krebs, werden Erstere
natürlich bevorzugt unterstützt und initiiert.

Für ältere Männer ist ein mäßiger Alkoholgenuss vielleicht nicht unbedingt schlecht; sie haben ein schwaches Herz und keine Brüste (also
auch kein erhöhtes Brustkrebsrisiko). Aber Medikamente haben eine viel
bessere Wirkung auf das Herz, und ihre Nebenwirkungen sind vernachlässigbar im Vergleich zu denen von Alkohol.

Fazit: Ein abhängig machendes, krebserregendes Produkt wie Alkohol ist nicht dazu geeignet, Krankheiten vorzubeugen. Wer behauptet,
er trinke für sein Herz, kann auch gleich die ganze Kirche schütteln, nur
um die Glocken läuten zu hören. Ich persönlich trinke gern einen Whisky
oder ein Glas Wein, weil es mir schmeckt und weil es gemütlich ist. Aber
ich mache mir keine Illusionen darüber, dass das gesund ist!

Trinken: Schlussfolgerung

Wasser zu trinken ist immer gut, aber wir müssen es nicht literweise jeden Tag trinken. Tee, Magermilch oder halbfette Milch sind auch prima. Von Kaffee schläft man schlechter, aber wer keine Probleme damit hat, kann auch ohne schlechtes Gewissen Kaffee trinken. Nur ungefilterter Kaffee sollte nicht in allzu großen Mengen getrunken werden, da dieser das Cholesterin im Blut erhöht. Saft und Erfrischungsgetränke machen dick und sind schlecht für die Zähne. Bier, Wein und anderen Alkohol sollten wir immer nur zum Spaß trinken, gesund sind sie nämlich nicht. So einfach ist das.

ZUM SCHLUSS: UND WIE LAUTET JETZT DIE BOTSCHAFT?

Einer meiner Doktoranden schenkte mir bei seiner Promotion einen Stempel mit dem Text: *Und wie lautet jetzt die Botschaft?* Das schrieb ich oft auf Konzeptartikel, die er und andere Doktoranden bei mir zur Beurteilung abgaben. (Er ist später ein erfolgreicher Kabarettist geworden.)

Meine Botschaft lautet nun: Neuigkeiten zum Thema Ernährung können wir meist ignorieren. Soziale Netzwerke, Suchmaschinen wie Google, Zeitungen, Radio- und TV-Sender berichten fortwährend über Ernährung. Die darin verbreiteten Informationen sind neu und spannend, aber leider fast immer falsch. In diesem Buch habe ich einige dieser Mythen vorgestellt und hoffentlich auch demaskiert.

DANKSAGUNG

Frau Elvira Kratz–Van der Wal hat dieses Buch mit großer Hingabe in die deutsche Sprache übersetzt. Danke dafür, die Zusammenarbeit hat mir Freude bereitet!

Allen, die meine Kolumnen und Bücher im Laufe der Jahre kritisch begutachtet haben, bin ich viel schuldig. Meine Partnerin Emma Meijler liest immer die erste Version. Sie weist mich auf Unverständliches hin und zeigt mir, wie ich es korrigieren kann. Zudem hilft mir jeder meiner Mitleser auf seine Weise, Inhalt und Stil weiter zu verbessern. Vielen Dank an Allard, Anna-Marije, Branda, Eva P., Eva T., Frans Jr., Frans Sr., Josine, Julie, Jutka, Marjolein, Roos und alle anderen, die mir Kommentare lieferten; ohne euch würde ich wesentlich schlechter schreiben.

Weiterhin geht mein Dank an Ronit Palache vom Prometheus Verlag in Amsterdam und Johanna Lindner vom riva Verlag in München, ohne die dieses Buch nicht erschienen wäre.

ÜBER DEN AUTOR

Professor Dr. Martijn B. Katan ist emeritierter Professor für Ernährung an der Freien Universität Amsterdam und Mitglied der Königlichen Niederländischen Akademie der Wissenschaften. Katan ist Kolumnist für das *NRC Handelsblad* und wird regelmäßig von Zeitungen, Radio und Fernsehen um Stellungnahmen zu aktuellen Ernährungsfragen gebeten. Sein erstes Buch *Wat is nu gezond?* war in den Niederlanden bereits ein Bestseller.

LITERATUR

VORWORT

S. 11   Bezahlte Untersuchungen wirken sich günstig für den Sponsor aus:
Marion Nestle. Two industry-funded studies with results that must
have disappointed sponsors. The score: 105/11. www.foodpolitics.
com, 27 January, 2016.

S. 12   Die Wissenschaft ist nicht dazu da, den Menschen zu erzählen, was
sie gerne hören möchten: Borst, Piet 1996. De groenteboer, niet
de drogist. NRC column, 16 november 1996. Siehe auch: Piet Borst
2000. Geluk in de wetenschap. Amsterdam University Press B.V.

ABNEHMEN

S. 15   Erfolgsprozentsätze bei Diät und bei einer Heroin-Entziehungskur:
Mann, T. 2007. Medicare's search for effective obesity treatments:
diets are not the answer. Am Psychol 62, 220–233.

Brownell, K.D. 2010. The humbling experience of treating obesity:
Should we persist or desist? Behaviour Research and Therapy 48,
717–719.

Jones, L.R. 2007. Lifestyle Modification in the Treatment of Obesity: An Educational Challenge and Opportunity. Clinical Pharmacology & Therapeutics 81, 776–779.

NIH Technology Assessment Conference Panel. Methods for Voluntary Weight Loss and Control, 1993. Ann Intern Med 119, 764–770.

Gossop, M. 2003. The National Treatment Outcome Research Study (ntors): 4-5 year follow-up results. Addiction 98, 291-303.

Termorshuizen, F. 2005. Long-term outcome of chronic drug use: the Amsterdam Cohort Study among Drug Users. Am J Epidemiol.

S. 16   Personen, die durchhalten, nehmen zwei bis zwölf Kilo ab: Franz, M.J. 2007. Weight-loss outcomes: a systematic review and meta-analysis of weight-loss clinical trials with a minimum 1-year follow-up. J Am Diet Assoc 107, 1755–67.

S. 17   Experiment der Tufts Universität: Dansinger, M.L. 2005. Comparison of the Atkins, Ornish, Weight Watchers, and Zone diets for weight loss and heart disease risk reduction: a randomized trial. JAMA 293:43-53.

S. 21   Lehrbücher mit falschem Inhalt:
Geissler & Powers. Human Nutrition, 11th edition. p 96: an error of 1% between input and output [also 25 Kilokalorien/d – MBK] will lead to a gain of 10 kg per decade.

           Mann & Truswell. Essentials of Human Nutrition, 4th edn. Ch 17.7: 40 Kilokalorien/d bedeutet 2-3 kg Gewichtszunahme pro Jahr.

           Shils, M.E. Modern Nutrition in Health and Disease, p 1018-1019: an error of 5% will result in a change of 15 kg over the course of a year.

S. 21   Ein Pfund Fettgewebe zu produzieren verbraucht fast 4000 Kilokalorien: Meine Schätzung aufgrund der Literatur ist 3300 Kilokalorien/Pfund plus 15 Prozent für die Verdauung usw., total 3864 Kilokalorien pro Pfund. Die US-Amerikaner gehen von 3500 Kilokalorien/lb = 3855 Kilokalorien/500 Gramm aus.

S. 21   Das glaubten viele Wissenschaftler: Stefanik, P.A. 1959. Caloric In-take in Relation to Energy Output of Obese and Non-Obese Adolescent Boys. Am J Clin Nutr 7, 55–62.

Keen, H. 1979. Nutrient intake, adiposity, and diabetes. Br Med J 1, 655–658.

Baecke, J.A. 1983. Food consumption, habitual physical activity, and body fatness in young Dutch adults. Am J Clin Nutr 37, 278–286.

Kromhout, D. 1983. Energy and macronutrient intake in lean and obese middle-aged men (the Zutphen study). Am J Clin Nutr 37, 295–299.

Rolland-Cachera, M.F., Bellisle, F. 1986. No correlation between adiposity and food intake: why are working class children fatter? Am J Clin Nutr 44, 779–787.

S. 22   »Dicke Menschen lügen«: Greenway, F. 1975. Fat women are liars. Obesity/Bariatric Med 4, 143–144.

Lindner, P. 1975. Fat men are liars too. Obesity/Bariatric Med 4, 187–188.

Greenway, F.L. 1982. Accuracy of self-reported weights. Am J Clin Nutr 36, 192–194.

S. 22   Dicke Menschen essen mehr: Schoeller, D.A. 1995. Limitations in the assessment of dietary energy intake by self-report. Metabolism 44, Supplement 2, 18–22.

S. 22   Hall's Formeln: Hall, K.D. 2011. Quantification of the effect of energy imbalance on bodyweight. Lancet 378, 826–837.

S. 22   Nach einem halben Jahr wiegt sie 67 Kilo: berechnet mittels Body Weight Simulator App für iPhone. Alter 40, Größe 175 Zentimeter, körperliche Aktivität 1,8, Kost 2494 Kalorien.

S. 24   Berühmter (US-)Amerikanischer Obesitas-Experte: Hill, J.O. 2003. Obesity and the environment: where do we go from here? Science 299, 853–5.

S. 25   Zwei Hamburger oder drei Dosen Cola: Katan, M.B., Ludwig, D.S. 2010. Extra calories cause weight gain – but how much? JAMA 303, 65–66. Ein Hamburger enthält 240 Kilokalorien (mcdonalds. com), eine Dose Cola von 330 ml enthält 139 Kilokalorien (cocacolabelgium.be).

S. 25   Ein Magnum aufzuwärmen verbraucht 7 Kilokalorien: Ein Magnum-Eis besteht aus 53 Gramm, 12 Gramm geronnenem Fett, 3 Gramm Eiweiß und 24 Gramm Zucker. Aufwärmen von Eis und Fett verbraucht circa 0,5 Kalorien/Gramm/Grad Celsius, Aufwärmen von Wasser nach dem Schmelzen eine Kalorie/Gramm/Grad Celsius. Schmelzen verbraucht 80 x 53 + 25 x 12 = 4540 Kalorien (Elodie, A. 2004, Eur. J. Lipid Sci. Technol. 106, 591–598).

S. 26   Kauen verbraucht kaum Energie: Essen als Aktivität verbraucht ungefähr 35 Kilokalorien zusätzlich pro Stunde, demnach verbraucht eine Minute essen 0.6 Kilokalorien. Ainsworth, B.E. 2011. Compendium of Physical Activities. Med Sci Sports Exerc 43, 1575–1581.

S. 27   Drei Studien über Herbalife: Treyzon, L. 2008. A controlled trial of protein enrichment of meal replacements for weight reduction with retention of lean body mass. Nutrition Journal 7, 23.

         Lee, K. 2009. Efficacy of low-calorie, partial meal replacement diet plans on weight and abdominal fat in obese subjects with metabolic syndrome: a double-blind, randomised controlled trial of two diet plans – one high in protein and one nutritionally balanced. Intern J Clin Practice 63, 195–201.

         Flechtner-Mors, M. 2010. Enhanced weight loss with rotein-enriched meal replacements in subjects with the metabolic syndrome. Diabetes Metab Res Rev.

S. 27   Leberschädigung: Manso, G., López-Rivas, L. 2011. Continuous reporting of new cases in Spain supports the relationship between Herbalife® products and liver injury. Pharmacoepidemiol Drug Saf.

Chen G.C. 2010. Acute liver injury induced by weight-loss herbal supplements. World J Hepatol. Jóhannsson, M. 2010. [Hepatotoxicity associated with the use of Herbalife]. Laeknabladid.

Stickel, F. 2009. Severe hepatotoxicity following ingestion of Herbalife nutritional supplements contaminated with Bacillus subtilis. J Hepatol.; 50:111- 117.

Chao, S. 2008. [Toxic hepatitis by consumption Herbalife products a case report]. Acta Gastroenterol Latinoam.

Manso, G. 2008. Spanish reports of hepatotoxicity associated with Herbalife products. Hepato,l J.; Elinav, E. 2007. Association between consumption of Herbalife nutritional supplements and acute hepatotoxicity. J Hepatol. 47:514-520.

Schoepfer, A.M. 2007. Herbal does not mean innocuous: ten cases of severe hepatotoxicity associated with dietary supplements from Herbalife products. J Hepatol 47:521-526.

Duque, J.M. 2007. Hepatotoxicity associated with the consumption of herbal slimming products. Med Clin (Barc) 128:238-239.

S. 28   Leberprobleme durch Abnehmkräuter: Venhuis, B.J. 2009. Trends in werksame stoffen aangetroffen in illegale afslankmiddelen. Een overzicht van 2002-2007 en van gezondheidsrisico's. RIVM.

Yellapu, R.K. 2011. Acute liver failure caused by ›fat burners‹ and dietary supplements: a case report and literature review. Can J Gastroenterol.

Dara, L. 2008. Hydroxycut hepatotoxicity: a case series and review of liver toxicity from herbal weight loss supplements. World J Gastroenterol.

Sarma, D.N. 2008. Safety of green tea extracts: a systematic review by the US Pharmacopeia. Drug Saf.

S. 28   Giftige Stoffe in Abnehmkräutern: Martena, M.J. 2010. Safety of herbal preparations on the Dutch market. Proefschrift, Wageningen Universiteit.

Cohen, P.A. 2015. An amphetamine isomer whose efficacy and safety in humans has never been studied, β-methylphenylethylamine (bmpea), is found in multiple dietary supplements. Drug Test. Analysis.

S. 29 Energieverbrauchstabelle: Ainsworth, B.E. 2011. Compendium of Physical Activities: a second update of codes and met values. Med Science Sports Exercise, 43(8):1575-1581.

S. 29 Genauso viele Kalorien wie in einem Mars-Riegel: Mann 80 Kilogramm, reine Gewichthebezeit 45 Min, Intensität 5 MET. Ein Mars enthält 260 Kilokalorien.

(MET = metabolisch Äquivalent (es gibt 2 Definitionen: 1.: 1 MET entspricht einem Kalorienverbrauch von 1 Kilokalorien je Kilogramm Körpergewicht pro Stunde, 2.: 1 MET entspricht dem Sauerstoffverbrauch in vollkommener Ruhe. Beim gesunden Erwachsenen sind dies etwa 3,5 Milliliter pro Kilogramm Körpergewicht in der Minute)).

S. 29 40 Minuten Fahrrad fahren verbraucht mehr Kalorien als eine Stunde pumpen: Siehe oben Ainsworth: »bicycling«, 10-11,9 Meilen pro Sunde (16-19 Kilometer pro Stunde), leisure, slow, light effort‹ is 6 MET (metabolic Äquivalent); »bicycling, 12-13,9 mph, leisure, moderate effort« is 8 MET.

S. 30 Zwei Kilo Muskeln dazu: Van Etten, L.M. 1997. Effect of an 18-wk weight-training program on energy expenditure and physical activity. J Appl Physiol 82(1):298-304.

Hunter, G.R. 2000. Resistance training increases total energy expenditure and free-living physical activity in older adults. J Appl Physiol 89(3):977-984.

Poehlman, E.T. 2002. Effects of Endurance and Resistance Training on Total Daily Energy Expenditure in Young Women: A Controlled Randomized Trial. J Clin Endocrinol Metab 87(3):1004-1009.

S. 29 Im Schlaf Kalorien verbrauchen: Gallagher, D. 1998. Organ-tissue mass measurement allows modeling of ree and metabolically active tissue mass. Am J Physiol Endocrinol Metab 275(2):E249-258.

S. 30 Der Effekt von Kraftsport auf den Kalorienverbrauch innerhalb von 24 Stunden ist gering: Im Ruhestoffwechsel werden in 24 Stunden circa 1500 Kilokalorien verbraucht, 20 Prozent von den Muskeln (Gallagher, siehe oben). Nimmt das Muskelvolumen um 5 bis 10 Prozent zu, macht das lediglich einen Mehrverbrauch von insgesamt etwa 15 bis 30 Kilokalorien pro 24 Stunden aus.

Siehe auch Weinsier, R.L. 1992. Reexamination of the relationship of resting metabolic rate to fat-free mass and to the metabolically active components of fat-free mass in humans. Am J Clin Nutr 55: 790–794. Fig 3.

S. 30 Danach hatten sie Sex mit ihrer Frau: Bohlen, J.G. 1984. Heart rate, rate-pressure product, and oxygen uptake during four sexual activities. Arch Intern Med 144(9): 1745-1748.

S. 31 15 bis 21 Kilokalorien: Berechnet aus der Tabelle 3 & 4 von Bohlen (siehe oben) für einen Mann von 80 Kilogramm, minus der Kilokalorien, die er in Ruhe verbraucht hätte.

S. 31 Keinen Herzanfall: Muller, J. E. 1996. Triggering myocardial infarction by sexual activity. Low absolute risk and prevention by regular physical exertion. Determinants of Myocardial Infarction Onset Study Investigators. JAMA 275(18):1405-1409.

S. 31 Reklame von Coca-Cola über Abnehmen durch Lachen: »140 happy calories« www.youtube.com/watch?v=yfh0BeNMxGY

S. 31 Lachen ist gesund, aber davon nimmt man nicht ab: Buchowski, M.S. 2006. Energy expenditure of genuine laughter. Int J Obes 31, 131–137. Eine spätere Korrektur verringerte das auf 2-10 Kilokalorien für 10-15 Minuten Lachen (corrigendum. Buchowski, M.S. 2014. Energy expenditure of genuine laughter. Intern J Obes 38, 1582). Die richtige Zahl ist aber 1-2 Kilokalorien (Table 2: mean laughter energy expenditure was 0.414 kJ/ min).

S. 31 Marathon verbrennt fast 3000 Kilokalorien: Ainsworth (siehe oben), running 10.9 mijl/u, 18 METS, also 17 METS zusätzlich. Bei 26,2 Meilen sind das für jemand von 70 Kilogramm 2862 Kilokalorien.

S. 32   Untergewicht »tödlicher« als Übergewicht: www.nu.nl/gezond-
         heid/3740089/ondergewicht-dodelijker-dan-overgewicht. html

S. 32   Menschen mit Übergewicht: Lawlor, D.A. 2006. Reverse Causality
         and Confounding and the Associations of Overweight and Obesity
         with Mortality. Obesity 14, 2294– 2304.

S. 32   Wie Menschen mit einem Bäuchlein: Prospective Studies
         Collaboration, 2009. Body-mass index and cause-specific mortality
         in 900.000 adults: collaborative analyses of 57 prospective studies.
         Lancet 373, 1083–1096.

         Berrington de Gonzalez, A., 2010. Body-Mass Index and Mortality
         among 1.46 Million White Adults. N Engl J Med 363, 2211–2219.

S. 33   Der Magere von vor 50 Jahren: Gregg, E.W. 2005. Secular Trends in
         Cardiovascular Disease Risk Factors According to Body Mass Index
         in us Adults. JAMA 293, 1868–1874.

S. 34   Abnehmmedizin verboten: European Medicines Agency, 22 January
         2010. Weight-loss medicine [sibutramine – MBK] associated with
         increased risk of cardiovascular events.

S. 35   Durch Ballaststoffe in Obesimed keinen Gewichtsverlust, dafür aber
         Bauchschmerzen: Zalewski, B.M. 2015. Correction of data errors
         and reanalysis of »The effect of glucomannan on body weight in
         overweight or obese children and adults: A systematic review of
         randomized controlled trials.« Nutrition 31, 1056–1057.

         Onakpoya, I. 2014. The efficacy of glucomannan supplementation
         in overweight and obesity: a systematic review and meta-analysis of
         randomized clinical trials. J Am Coll Nutr 33, 70–78.

S. 35   Verdickungsmittel können den Darm verstopfen: Health Canada
         2010. Health Canada Advises Canadians that Natural Health
         Products containing Glucomannan May Cause Serious Choking if
         Used with Insufficient Fluid.

         Lewis, J.H. 1992. Esophageal and small bowel obstruction from guar
         gum-containing »diet pills«: analysis of 26 cases reported to the Food
         and Drug Administration. Am J Gastroenterol Oct 87(10):1424-1428.

S. 36   Zu niedriger Blutdruck: National Heart, Lung and Blood Institute. What causes hypotension?

S. 36   Mutlos oder schwindelig bei niedrigem Blutdruck: Pilgrim, J.A. 1992. Low blood pressure, low mood? BMJ.

Rosengren, A. 1993. Low systolic blood pressure and self perceived wellbeing in middle aged men. BMJ 306, 243–246.

S. 36   Deutsche Ärzte verschreiben vielerlei gegen niedrigen Blutdruck: Robbins, J.M 1982. Treatment for a nondisease: the case of low blood pressure. Soc Sci Med 16, 27–33.

Hatt, G. 1992. What is low blood pressure? Lancet 339, 1049.

Psychiatric symptoms and low blood pressure – more evidence for an association. BMJ 304, 64–65.

S. 37   Hoher Blutdruck durch Lakritz und Süßholztee: Boganen, H. 2007. Hypertensie door consumptie van drop en zoethoutthee. Ned Tijdschr Geneeskd 151, 2825–2828.

S. 37   Hilft es, niedrigen Blutdruck zu behandeln?: De Buyzere, M. 1998. Chronic low blood pressure: a review. Cardiovasc Drugs Ther.

S. 37   Mögliche Therapiemaßnahmen sind hier die periphere arterielle/venöse Vasokonstriktion (Gefäßverengung durch den Einsatz bestimmter Medikamente) oder Sympathomimetika (blutdruckerhöhende Medikamente): Buyzere, M.D. 1998. Chronic Low Blood Pressure: A Review. Cardiovasc Drugs Ther 12, 29–35.

S. 38   Scheinbar weniger Obesitas-Fälle: Franssen, S.J. 2015. Onder en overgewicht bij Amsterdamse kinderen – een trendanalyse en prognose. Ned Tijdschr Geneeskd 159, A8967.

ZUCKER

S. 40   Laut Lustig ist Fruktose giftig: Lustig, R.H. 2010. Fruktose: metabolic, hedonic, and societal parallels with ethanol. J Am Diet Assoc 110, 1307–1321.

S. 40   Der Verbrauch von Maiszucker stieg um das Hundertfache: Buzby, J. 2007. Loss-adjusted food availability data: calories. USDA-Economic Research Service.

S. 40   Maissirup und Zucker sind das Gleiche: White, J.S. 2008. Straight talk about high-Fruktose corn syrup: what it is and what it ain't. Am J Clin Nutr 88(6):1716S-1721.

S. 41   Fruktose würde Krankheiten auslösen: Lustig, R.H. 2012. Public health: The toxic truth about sugar. Nature 482, 27–29.

         Bray, G.A. 2010. Soft drink consumption and obesity: it is all about Fruktose. Curr Opin Lipidol 21, 51–57.

S. 41   Fragwürdige Untersuchungen an Versuchstieren: Ludwig, D.S., 2013. Examining the health effects of Fruktose. JAMA 310, 33–34.

         Tappy, L. 2012. Fruktose toxicity: is the science ready for public health actions? Curr Opinion Clin Nutr Metab Care 15, 357–361.

S. 41   Gesund trotz Fruchtsaft und zwanzig Portionen Obst: Meyer, B.J. 1971. Some physiological effects of a mainly fruit diet in man. S Afr Med J 45, 191–195; Meyer, B.J. 1971. Some biochemical effects of a mainly fruit diet in man. S Afr Med J 45, 253–261.

S. 41   Zucker und Kokain: Avena, N.M. 2008. Evidence for sugar addiction: Behavioral and neurochemical effects of intermittent, excessive sugar intake. Neuroscience & Biobehavioral Rev 32, 20–39.

         Lennerz, B.S. 2013. Effects of dietary glycemic index on brain regions related to reward and craving in men. Am J Clin Nutr 98, 641–647.

S. 43   Nicht dick durch Erfrischungsgetränke mit Süßstoff: De Ruyter, J.C. 2012. A Trial of Sugar-free or Sugar-Sweetened Beverages and Body Weight in Children. N Engl J Med 367, 1397–1406.

S. 43   Genauso viel Methanol wie ein halber Apfel: »There are 180 mg of aspartame in a 12 ounce can of diet soda.« (National Cancer Institute. Factsheet – Aspartame and Cancer: Questions and Answers.) Also 1 Liter enthält 507 Milligramm. Diese liefern 55 MilligrammMethanol. 1 Apfel von 160 Gramm enthält 0,86 Gramm

Anhydropolygalacturonsäure (Baker, R.A. 1997. Reassessment of Some Fruit and Vegetable Pectin Levels. J Food Science 62, 225–229). Davon sind 70 Prozent = 0,6 Gramm verestert mit Methanol. Jedes Gramm Anhydropolygalacturonsäure hat 32/(194-18) = 0,18 Gramm Methanol, also liefert ein Apfel 110 Milligramm Methanol.

S. 43 Diketopiperazine befinden sich in Bier, Kaffee und Brotkruste: Ryan, L.A.M. 2009. Detection and Quantitation of 2,5-Diketopiperazines in Wheat Sourdough and Bread. J Agric Food Chem 57, 9563–9568.

S. 43 Schädliche Mengen Diketopiperazine: Cho, E.S. 1987. Plasma and urine diketopiperazine concentrations in normal adults ingesting large quantities of aspartame. Food Chem Toxicol 25, 499–504. Die sichere Menge Diketopiperazine ist 450 Milligramm pro Tag für eine Person von 60 Kilo (EFSA Panel on Food Additives and Nutrient Sources added to Food (ANS), 2013. Draft Scientific Opinion on the re-evaluation of aspartame (E 951) as a food additive.) Die höchste gemessene Menge in Erfrischungsgetränken war 26 Milligramm/ Liter, also stimmen 450 Milligramm überein mit 17 Litern (Saito, K. 1989. Determination of Diketopiperazine in Soft Drinks by High Performance Liquid Chromatography. J Liquid Chromat 12, 571–582.)

S. 43 Aspartam Studien an Hunderttausenden Menschen: Lim, U. 2006. Consumption of Aspartame-Containing Beverages and Incidence of Hematopoietic and Brain Malignancies. Cancer Epidemiol Biomarkers Prev 15, 1654–1659.

Schernhammer, E.S. 2012. Consumption of artificial sweetener- and sugar-containing soda and risk of lymphoma and leukemia in men and women. Am J Clin Nutr 96, 1419–1428.

Trend zu erhöhtem Leukämierisiko bei Männern, sowohl von kalorienreduzierten wie auch herkömmlichen Erfrischungsgetränken: Die einfachste Erklärung ist, dass Trinker von Diät-Getränken dicker waren; Obesitas erhöht das Leukämierisiko, siehe Castillo, J.J. 2012. Obesity but not overweight increases the incidence and mortality of leukemia in adults: A meta-analysis of prospective cohort studies. Leukemia Research 36, 868–875.

S. 43   Experten kamen zu dem Schluss, dass Aspartam kein Risiko darstellt: National Cancer Institute. 2009. Artificial Sweeteners and Cancer; EFSA Panel on Food Additives and Nutrient Sources added to Food (ANS), 2013. Scientific Opinion on the re-evaluation of aspartame (E 951) as a food additive. EFSA Journal 11, 3496.

Tijhuis, M., RIVM 2009. Het afwegen van positieve en negatieve gezondheidseffecten van voedingsmiddelen. CaseStudie: toegevoegd suiker versus zoetstoffen in koolzuurhoudende frisdranken (No. 350101002).

S. 44   Kein Blasenkrebs durch Saccharin: US Department of Health and Human Services. National Toxicology Program. NTP report on carcinogens. Background document for saccharin. March 1999.

S. 44   Experten sind beruhigt: International Agency for Research on Cancer (IARC) 1999. – Saccharin And Its Salts. Summaries & Evaluations; National Cancer Institute. Factsheet – Artificial Sweeteners and Cancer.

S. 44   Italienische Untersuchung von Aspartam bei Ratten: Soffritti, M. 2007. Life-Span Exposure to Low Doses of Aspartame Beginning during Prenatal Life Increases Cancer Effects in Rats. Environ Health Perspect 115, 1293–1297.

S. 44   In einer anderen Untersuchung bei Ratten kein Krebs: EFSA Panel on Food Additives and Nutrient Sources added to Food (ANS), 2013. Scientific Opinion on the re-evaluation of aspartame (E 951) as a food additive. EFSA Journal 11, 3496.

S. 44   EFSA befand die Schlussfolgerungen der italienischen Forscher für nicht richtig: EFSA Panel on Food Additives and Nutrient Sources added to Food (ANS), 2009. Updated opinion on a request from the European Commission related to the 2nd ERF carcinogenicity study on aspartame, taking into consideration study data submitted by the Ramazzini Foundation in February 2009. EFSA Journal 1015, 1–18.

S. 45   Kommentare stehen im Internet: EFSA supporting publication 2013: EN-523. Output of the public consultation on the draft Efsa scientific opinion on the re-evaluation of aspartame (E 951) as a food additive.

S. 45   EFSA transparent bezüglich Belange: EFSA Declarations of Interests database https://ess.efsa.europa.eu/doi

S. 46   Pure, white and deadly: Yudkin, J. 1964. Dietary fat and dietary sugar in relation to ischaemic heart-disease and diabetes. Lancet.

Yudkin, J. 1972. Pure, white and deadly – the problem of sugar. Davis-Poynter Ltd. (London).

S. 47   Stevia führt nicht zu mehr Appetit: Anton, S.D. 2010. Effects of stevia, aspartame, and sucrose on food intake, satiety, and postprandial Glukose and insulin levels. Appetite 55, 37–43.

S. 47   Allergische Reaktionen auf Stevia: Kimata, H. 2007. Anaphylaxis by stevioside in infants with atopic eczema. Allergy 62, 565– 566.

S. 47   Etwa 2 Prozent aller Kinder und Jugendlichen von null bis 17 Jahren schlucken Ritalin gegen ADHS: Abbas, S., Ihle, P., Adler, J.-B., Engel, S., Günster, C., Linder, R., Lehmkuhl, G., Schubert, I., 2016. Psychopharmaka-Verordnungen bei Kindern und Jugendlichen in Deutschland. Dtsch Arztebl Int 113, 396–403.

S. 47   3 bis 5 Prozent leiden an ADHS: RIVM 2014, Nationaal Kompas Volksgezondheid. Hoe vaak komt ADHD voor?

S. 47   Jahren schlucken Ritalin gegen ADHS: Abbas, S., Ihle, P., Adler, J.-B., Engel, S., Günster, C., Linder, R., Lehmkuhl, G., Schubert, I., 2016. Psychopharmaka-Verordnungen bei Kindern und Jugendlichen in Deutschland. Dtsch Arztebl Int 113, 396–403.

S. 48   RED-Diät für ADHS Pelsser, L.M. 2011. Effects of a restriced elimination diet on the behaviour of children with attention-deficit hyperactivity disorder (INCA study): a randomised controlled trial. Lancet 377, 494–503.

S. 49   Kinder nicht hyperaktiv durch Zucker: Kinsbourne, M. Sugar and the hyperactive child. N Engl J Med 1994.

Wolraich, M.L. 1994. Effects of Diets High in Sucrose or Aspartame on The Behavior and Cognitive Performance of Children. N Engl J Med 330, 301–307.

S. 49   Farbstoffe haben bei manchen Kindern einen Einfluss auf ADHS: Schab, D.W. 2004. Do artificial food colors promote hyperactivity in children with hyperactive syndromes? A meta-analysis of double-blind placebo-controlled trials. J Dev Behav Pediatr.

S. 49   Southampton study: McCann, D. 2007. Food additives and hyperactive behaviour in 3-year-old and 8/9-year-old children in the community: a randomised, double-blinded, placebo-controlled trial. Lancet 370(9598):1560-1567.

S. 49   EFSA hat Zweifel wegen Farbstoffen und ADHS European Food Safety Authority (EFSA) 2008. Scientific Opinion of the Panel on Food Additives, Flavourings, Processing Aids and Food Contact Materials (AFC) on a request from the Commission on the results of the study by McCann. (2007) on the effect of some colours and sodium benzoate on children's behaviour. The EFSA Journal 660, 1-5.

S. 49   Das hatten die Wissenschaftler aus Southampton unterlassen: Current Controlled Trials. ISRCTN-trial registration. ISRCTN74481308 Chronic and Acute Effects of Artificial Colourings and Preservatives on Children's Behaviour. Die verwendete Schluss-folgerung- (»global hyperactivity aggregate«) wurde hier nicht angegeben.

S. 51   Glykämischer Index von Nahrungsmitteln: Atkinson, F.S. 2008. International Tables of Glycemic Index and Glycemic Load Values: Diabetes Care 31, 2281–2283.

S. 54   Beschränkte Rolle des niedrigen Blutzuckers bei Appetit: Woods, S.C., 2013. Metabolic signals and food intake. Forty years of progress. Appetite 71, 440–444.

S. 54   Effekt von Diäten mit langsamen Kohlenhydraten auf das Gewicht: Wolever, T.M. 2008. The Canadian Trial of Carbohydrates in Diabetes (CCD), a 1-y controlled trial of low-glycemic-index dietary carbohydrate in type 2 diabetes: no effect on glycated hemoglobin but reduction in C-reactive protein. Am J Clin Nutr 87, 114–125.

Jenkins, D.A. 2008. Effect of a low–glycemic index or a high–cereal fiber diet on type 2 diabetes: A randomized trial. JAMA 300, 2742–2753.

S. 54   Effekt der schnellen Kohlenhydrate auf den Appetit ist unklar: Niwano, Y. 2009. Is Glycemic Index of Food a Feasible Predictor of Appetite, Hunger, and Satiety? J Nutr Sci Vitaminol 55, 201–207.

S. 54   Glykämischer Index hat keinen Einfluss auf das Gewicht, den Blutdruck oder das Cholesterin: Sacks, F.M. 2015. Low vs high glycemic index diet-reply. JAMA 313, 1372–1373.

S. 56   Keine Verbindung zwischen Beschwerden und niedrigem Blutzucker: Service F.J. 1995. Hypoglycemic Disorders. N Engl J Med 332(17):1144-1152.

Snorgaard, O. 1990. Monitoring of blood Glukose concentration in subjects with hypoglycaemic symptoms during everyday life. BMJ 300(6716):16-18.

Johnson, D.D. 1980. Reactive Hypoglycemia. JAMA 243(11): 1151-1155.

Hofeldt, F.D. 1989. Reactive hypoglycemia. Endocrinol Metab Clin North Am 18(1):185-201.

Palardy, J. 1989. Blood Glukose measurements during symptomatic episodes in patients with suspected postprandial hypoglycemia. N Engl J Med 321(21):1421-1425.

Nadeau, A. 1984. Functional Hypoglycemia: Facts and Fancies. Can Fam Physician 30, 1333–1335.

S. 57   Akne ist ein ernstes Problem: Bhate, K. 2013. Epidemiology of acne vulgaris. Br J Dermatol 168, 474–485.

Smeets J.G.E. 2007. NHG-Standaard Acne. Huisarts Wet 50(6): 259-68.

S. 57   Akne und Selbstmord: Purvis, D. 2006. Acne, anxiety, depression and suicide in teenagers: A cross-sectional survey of New Zealand secondary school students. J Paediatrics Child Health 42, 793–796.

Halvorsen, J.A. 2011. Suicidal Ideation, Mental Health Problems, and Social Impairment Are Increased in Adolescents with Acne: A Population-Based Study. J Invest Dermatol 131, 363–370.

S. 57   Akne-Mittel: Graber, E. 2015. Treatment of acne vulgaris. UpToDate.

S. 57   Aknepatienten und Nahrung: Spencer, E.H. 2009. Diet and acne: a review of the evidence. Intern J Dermatol 48, 339–347.

S. 57   Untersuchung zu Schokolade und Akne: Fulton, J.E. 1969. Effect of chocolate on acne vulgaris. JAMA 210, 2071–2074. Siehe auch oben, Akneleidende und Nahrung.

S. 58   Studien aus Melbourne: Smith, R.N. 2007. A low-glycemic-load diet improves symptoms in acne vulgaris patients: a randomized controlled trial. Am J Clin Nutr 86, 107–115. Auch veröffentlicht unter Smith, R.N. 2007. J Am Acad Dermatol 57, 247–256.

S. 58   Andere Studien zu niedriger glykämischer Belastung: Kwon, H. 2012. Clinical and Histological Effect of a Low Glycaemic Load Diet in Treatment of Acne vulgaris in Korean Patients: A Randomized, Controlled Trial. Acta Dermatol Venereologica 92, 241–246.

Reynolds, R.C. 2010. Effect of the Glycemic Index of Carbohydrates on Acne vulgaris. Nutrients 2, 1060–1072.

S. 59   Milch und Akne: Adebamowo, C.A. 2006. Milk consumption and acne in adolescent girls. Dermatology Online Journal 12, 1.

Adebamowo, C.A. 2008. Milk consumption and acne in teenaged boys. J Am Acad Dermatol 58, 787–793.

Di Landro, A. 2012. Family history, body mass index, selected dietary factors, menstrual history, and risk of moderate to severe acne in adolescents and young adults. J Am Acad Dermatol 67, 1129–1135.

Bhate, K. 2013. Epidemiology of acne vulgaris. Br J Dermatol 168, 474–485.

BUTTER, KÄSE UND EIER

S. 65   Keine Hinweise zu Milch bezüglich Brust- und Eierstockkrebs: World
          Cancer Research Fund, Breast Cancer 2010 Report; World Cancer
          Research Fund, Ovarian Cancer 2014 Report.

          Dong, J.-Y. 2011. Dairy consumption and risk of breast cancer: a
          meta-analysis of prospective cohort studies. Breast Cancer Res Treat
          127, 23–31.

          National Cancer Institute 2012: A Conversation with Dr. Walter
          Willett about Diet and Cancer.

S. 65   Milch und Prostatakrebs: Aune, D. 2015. Dairy products, calcium,
          and prostate cancer risk: a systematic review and meta-analysis of
          cohort studies. Am J Clin Nutr 101, 87–117.

S. 66   Weniger Prostatakrebs bei Laktose-Intoleranz: Torniainen, S. 2007.
          Lactase Persistence, Dietary Intake of Milk, and the Risk for Prostate
          Cancer in Sweden and Finland. Cancer Epidemiol Biomarkers Prev
          16, 956–961.

          Travis, R.C. 2013. Genetic variation in the lactase gene, dairy
          product intake and risk for prostate cancer in the European
          prospective investigation into cancer and nutrition. Intern J Cancer
          132, 1901– 1910.

S. 66   Milch und Darmkrebs: World Cancer Research Fund, 2011. WCRF.
          Food, Nutrition, Physical Activity, and the Prevention of Colorectal
          Cancer.

          Ralston, R.A. 2014. Colorectal Cancer and Nonfermented Milk, Solid
          Cheese, and Fermented Milk Consumption: A Systematic Review
          and Meta-Analysis of Prospective Studies. Crit Rev Food Sci Nutr 54,
          1167–1179.

S. 67   Menschen denken, dass Milch Schleim bildet: Lee, C. 2004. Do you
          believe milk makes mucus? Arch Pediatr Adolesc Med.

S. 68   Heuschnupfen oder Asthma: Arney, W.K. 1993. The milk mucus
         belief: sensations associated with the belief and characteristics of
         believers. Appetite.

S. 68   Milch bildet keinen Schleim: Wüthrich, B. 2005. Milk consumption
         does not lead to mucus production or occurrence of asthma. J Am
         Coll Nutr.

         Pinnock, C.B. 1990. Relationship between milk intake and mucus
         production in adult volunteers challenged with rhinovirus-2. Am
         Rev Respir Dis.

S. 68   Milch hat keinen Einfluss auf Asthma: Nguyen, M.T. 1997. Effect
         of cow milk on pulmonary function in atopic asthmatic patients.
         Ann Allergy Asthma Immunol. Nguyen gibt auch eine Übersicht von
         anderen Studien.

         Woods, R.K. 1998. Do dairy products induce bronchoconstriction in
         adults with asthma? J Allergy Clin Immunol 101, 45–50.

S. 68   Menschen nehmen an, allergisch gegen Milch zu sein: Chafen,
         J.J.S 2010. Diagnosing and managing common food allergies: a
         systematic review. JAMA 303, 1848–1856.

S. 69   Kuhmilchallergie vergeht: Brand, P.L.P. 2011. H. Koemelkallergie
         bij zuigelingen: nieuwe inzichten. Ned Tijdschr Geneeskd 155(27),
         A3508.

S. 69   Bauchschmerzen, Blähungen und Durchfall: Wilt, T.J. 2010. Lactose
         intolerance and health. Evid Rep Technol Assess (Full Rep). 192:
         1–410.

S. 69   Laktose-Intoleranz bei Deutschen: Itan, Y. 2010. A worldwide
         correlation of lactase persistence phenotype and genotypes. BMC
         Evolutionary Biology 10, 36.

S. 70   Hormone, Herz- und Gefäßerkrankungen: Howard, B.V. 2013.
         Estrogens and cardiovascular disease risk revisited: the Women's
         Health Initiative. Curr Opinion Lipidol 24, 493– 499.

S. 70 Wieviel Estradiol befindet sich in Kuhmilch: Wolford, S.T. 1979. Measurement of Estrogens in Cow's Milk, Human Milk, and Dairy Products. Journal of Dairy Science 62, 1458–1463.

Courant, F. 2008. Exposure Assessment of Prepubertal Children to Steroid Endocrine Disruptors. 2. Determination of Steroid Hormones in Milk, Egg, and Meat Samples. J Agric Food Chem 56, 3176– 3184.

Malekinejad, H. 2006. Naturally Occurring Estrogens in Processed Milk and in Raw Milk (from Gestated Cows). J Agric Food Chem 54, 9785–9791.

Pape-Zambito, D.A. 2007. Concentrations of 17β-Estradiol in Holstein Whole Milk. J Dairy Science 90, 3308–3313.

Pape-Zambito, D.A. 2010. Estrone and 17β-estradiol concentrations in pasteurized-homogenized milk and commercial dairy products. J Dairy Science 93, 2533–2540.

S. 71 Hormone in Muttermilch: McGarrigle, H.H. 1983. Oestrone, oestradiol and oestriol glucosiduronates and sulphates in human puerperal plasma and milk. J Steroid Biochem 18, 607–611.

Holdsworth, R.J. 1983. Measurement of progestagen and oestrogen levels in human breast milk. Br. Vet. J. 139, 59–60. Bei einer Frau befand sich nach der Entbindung 300 Nanogramm/Liter Estronsulfat in der Muttermilch, 100 Nanogramm/Liter nach 2 Monaten und 150-800 Nanogramm/Liter ab dem 7. Monat, als sie wieder ihre Tage bekam.

S. 72 Risiko für Menschen hinsichtlich Wachstumshormonen von Kühen: Juskevich, J.C. 1990. Bovine Growth Hormone: Human Food Safety Evaluation. Science 249, 875–884.

S. 73 IGF-1 in amerikanischer Milch: Daxenberger, A. 1998. Increased milk levels of insulin-like growth factor 1 (IGF-1) for the identification of bovine somatotropin (bST) treated cows. Analyst 123, 2429–2435.

S. 73   Alle Eiweiße erhöhen IGF-1 im Blut: Khalil, D.A. 2002. Soy Protein
         Supplementation Increases Serum Insulin-Like Growth Factor-I
         in Young and Old Men but Does Not Affect Markers of Bone
         Metabolism. J Nutr 132, 2605–2608.

         Allen, N.E. 2002. The Associations of Diet with Serum Insulin-like
         Growth Factor 1 and Its Main Binding Proteins in 292 Women Meat-
         Eaters, Vegetarians, and Vegans. Cancer Epidemiol Biomarkers Prev
         11, 1441–1448.

S. 73   Hormone in der Milch nicht relevant für die Gesundheit: American
         Cancer Society: Recombinant Bovine Growth Hormone.

S. 73   Kinder in der dritten Welt wachsen durch Milch: Rich-Edwards, J.W.
         2007. Milk consumption and the prepubertal somatotropic axis.
         Nutrition Journal 6, 28.

         Hoppe C. 2006. Cow's milk and linear growth in industrialized and
         developing countries. Annu Rev Nutr.

S. 73   Einen halben Zentimeter größer: Wiley, A.S. Does milk make
         children grow? Relationships between milk consumption and height
         in NHANES 1999-2002. Am J Hum Biol 2005.

S. 74   Bio- und konventionell hergestellte Milch haben gleich viele
         Nährstoffe: Smith- Spangler, C. 2012. Are Organic Foods Safer or
         Healthier Than Conventional Alternatives? A Systematic Review.
         Ann Intern Med 157, 348–366.

         Schwendel, B.H. 2015. Organic and conventionally produced milk
         – An evaluation of factors influencing milk composition. J Dairy
         Science 98, 721–746.

         Blanco-Penedo, I. 2010. Non-essential and essential trace
         element concentrations in meat from cattle reared under organic,
         intensive or conventional production systems. Food Additives &
         Contaminants: Part A 27, 36–42.

S. 74   Bio-Milch schmeckt genauso: Bloksma, J. 2008. Comparison of
         Organic and Conventional Raw Milk Quality in The Netherlands.
         Biol Agric Horticul 26, 69–83.

S. 74   Ungesunde Bakterien in Rohmilch: Latorre, A.A. 2011. Quantitative
Risk Assessment of Listeriosis Due to Consumption of Raw Milk. J
Food Protect 74, 1268–1281.

S. 75   Pro Jahr wird 1 von 25 000 Personen schwer krank durch Rohmilch:
Langer, A.J. 2012. Nonpasteurized Dairy Products, Disease
Outbreaks, and State Laws–United States, 1993–2006. Emerging
Infectious Diseases 18, 385–391. Siehe auch www.realrawmilkfacts.
com

S. 75   Transfett in der Milch ist nicht gesund: Brouwer, I.A. Effect of
animal and industrial trans fatty acids on HDL and LDL-cholesterol
levels in humans – a quantitative review. PloS one 2010; 5:e9434.

Stender, S. 2015. In equal amounts, the major ruminant trans fatty
acid is as bad for LDL cholesterol as industrially produced trans fatty
acids, but the latter are easier to remove from foods. Am J Clin Nutr
102, 1301–1302.

S. 75   Bio-Fleisch, keine Antibiotika: Hoogenboom, L.A. 2008.
Contaminants and microorganisms in Dutch organic food products:
a comparison with conventional products. Food Addit Contam Part A
Chem Anal Control Expo Risk Assess.

Schwaiger, K. 2008. Comparative analysis of antibiotic resistance
characteristics of gram-negative bacteria isolated from laying hens
and eggs in conventional and organic keeping systems in Bavaria,
Germany. Zoonoses Public Health.

Van de Vijver, L.P.L. 2013. Prevalence and Molecular Characteristics
of Methicillin-Resistant Staphylococcus aureus (MRSA) in Organic
Pig Herds in The Netherlands. Zoonoses Public Health 61, 338–345.

S. 76   MRSA-Erreger in den Niederlanden und Deutschland: European
Centre for Disease Prevention and Control, 2017. http://
ecdc.europa.eu/en/eaad/Documents/antibiotics-EARS-Net-
summary-2016.pdf

S. 76   Schweinezüchter sind Träger von MRSA: Van Cleef, B.A.G.L.
2014. Dynamics of methicillin-resistant Staphylococcus aureus

and methicillin-susceptible Staphylococcus aureus carriage in pig farmers: a prospective cohort study. Clin Microbio Infect 20, O764–O771.

S. 76   Niederländisches Vieh, viel Antibiotika: Garcia-Migura, L. 2014. Antimicrobial resistance of zoonotic and commensal bacteria in Europe: The missing link between consumption and resistance in veterinary medicine. Veterinary Microbiol 170, 1–9.

S. 76   Antibiotikaverbrauch bringt Geld: Webster, P. 2009. Poultry, politics, and antibiotic resistance. Lancet 374, 773–774.

S. 76   Schweinezüchter werden im Krankenhaus getrennt behandelt: Vandenbroucke-Grauls, C.M.J.E. 2006. Meticillineresistente Staphylococcus aureus bij veehouders. Ned Tijdschr Geneeskd.

Ekkelenkamp, M.B. 2006. Endocarditis door meticillineresistente Staphylococcus aureus afkomstig van varkens. Ned Tijdschr Geneeskd.

S. 76   Tiere bekommen mehr Antibiotika als Menschen: ECDC/EFSA/EMA first joint report on the integrated analysis of the consumption of antimicrobial agents and occurrence of antimicrobial resistance in bacteria from humans and food-producing animals. EFSA Journal 2015, 13(1):4006.

S. 78   Milchfett und Sterblichkeit durch Herzinfarkte: Artaud-Wild, S.Mn. 1993. Differences in Coronary Mortality Can Be Explained by Differences in Cholesterol and Saturated Fat Intakes in 40 Countries but Not in France and Finland. Circulation 88, 2771.

S. 78   Deshalb nehmen mehr als sechs Millionen Deutsche cholesterinsenkende Mittel: http://www.arzneimittel-atlas.de/ arzneimittel/c10-lipid-senkende-mittel/verbrauch/ Verbrauch in 2016 war 2175,8 Mio DDD. Wenn jeder Patient 366 DDD pro Jahr nahm sind das 5945 Patienten in 2016. Wahrscheinlich waren mehr Patienten betroffen, die ihre Medizin nicht jeden Tag nahmen. Auch steigt der Verbrauch von Jahr zu Jahr. Daher »mehr als sechs Mio« in 2018.

S. 78   Ungesättigtes Öl erzeugt weniger Herzinfarkte als gesättigtes Fett: Farvid, M.S. 2014. Dietary linoleic acid and risk of coronary heart disease: a systematic review and meta-analysis of prospective cohort studies. Circulation 130, 1568–1578.

Li, Y. 2015. Saturated Fats Compared With Unsaturated Fats and Sources of Carbohydrates in Relation to Risk of Coronary Heart Disease: A Prospective Cohort Study. J Am College Cardiol 66, 1538–1548.

S. 79   Wurst, in der das Fett durch pflanzliches Öl ersetzt wurde: Hiscock, E. 1962. A palatable diet high in unsaturated fat. J Am Diet Assoc 40, 427.

S. 79   Weniger Herzinfarkte bei tierischem Fett: Mozaffarian, D. 2010. Effects on Coronary Heart Disease of Increasing Polyunsaturated Fat in Place of Saturated Fat: A Systematic Review and Meta-Analysis of Randomized Controlled Trials. PLoS Med 7, e1000252.

Hooper, L. 2012. Reduced or modified dietary fat for preventing cardiovascular disease. Cochrane Database of Systematic Reviews.

S. 79   Empfehlung der Experten zu weniger Milchfett: (US) Office of Disease Prevention and Health Promotion. Scientific Report of the 2015 Dietary Guidelines Advisory Committee.

S. 79   Besseres Image von Milchfett soll Priorität haben:Global Dairy Platform – The Platform Newsletter – December 2008 »...members agreed to focus on two areas of critical importance to the industry· nutrient density and milkfat. [...] goal is to neutralize the negative impact of milkfat by regulators and health professionals.«

S. 81   Linolsäure und Herzinfarkte bei australischen Patienten: Woodhill, J.M. 1977. Low fat, low cholesterol diet in secondary prevention of coronary heart disease. In: Kritchevsky eds. 1978. Proc. 6th Intl Symp Drugs Affecting Lipid Metabolism. Adv Expl Med Biol 109, 317-330.

S. 82   Transfett in australischer Margarine: Parodi, P.W., 1976. Composition and structure of some consumer-available edible fats. J Am Oil Chem

Soc 53, 530–534; Carpenter, D.L. 1973. Lipid composition of selected margarines. J Am Oil Chem Soc 50, 372–376.

S. 82 Antioxidantien führen nicht zu weniger Krankheiten: Bjelakovic, G. 2012. Antioxidant supplements for prevention of mortality in healthy participants and patients with various diseases. Cochrane Database Syst Rev 3, CD007176.

S. 82 Synthese von Fischfettsäuren bei Menschen: Goyens, P.L. 2006. Conversion of alpha-linolenic acid in humans is influenced by the absolute amounts of alpha-linolenic acid and linoleic acid in the diet and not by their ratio. Am J Clin Nutr 84, 44–5.

Whelan, J. 2008. The health implications of changing linoleic acid intakes. Prostaglandins, Leukotrienes and Essential Fatty Acids 79, 165–167.

S. 83 Amine in der Nahrung: Oguri, S. 2007. Selective analysis of histamine in food by means of solid-phase extraction cleanup and chromatographic separation. Journal of Chromatography A 1139, 70–74.

Prester, L. 2011. Biogenic amines in fish, fish products and shellfish: a review. Food Additives & Contaminants: Part A 28, 1547–1560.

S. 84 Von Aminen bekommt niemand eine Migräne: Jansen, S.C. 2003. Intolerance to dietary biogenic amines: a review. Ann Allergy Asthma Immunol. Intolerance to dietary biogenic amines: a review. Ann Allergy Asthma Immunol 91, 233–241.

S. 85 Cholesterin steigt durch den Verzehr von Kokosfett: Reiser, R. 1985. Plasma lipid and lipoprotein response of humans to beef fat, coconut oil and safflower oil. Am J Clin Nutr 42, 190–197.

Katan, M.B. 1994. Effects of Fats and Fatty Acids on Blood Lipids in Man – An Overview. Am J Clin Nutr 60(suppl), 1017S–22S; Cox, C. 1998. Effects of dietary coconut oil, butter and safflower oil on plasma lipids, lipoproteins and lathosterol levels. Eur J Clin Nutr 52, 650–654.

S. 85   LDL verursacht Herzinfarkte, HDL angezweifelt: The Myocardial
         Infarction Genetics Consortium Investigators, 2014. Inactivating
         Mutations in NPC1L1 and Protection from Coronary Heart Disease.
         N Engl J Med 371, 2072–2082.

         Stone, N.J. 2015. Lowering LDL Cholesterol Is Good, but How and
         in Whom? N Engl J Med; Lloyd-Jones, D.M. 2014. Niacin and HDL
         Cholesterol – Time to Face Facts. N Engl J Med 371, 271–273.

S. 85   Kokosöl verursacht Arterienverkalkung bei Versuchstieren:
         Kritchevsky, D. 1976. Experimental atherosclerosis in rabbits fed
         cholesterol-free diets. 5. Comparison of Peanut, Corn, Butter, and
         Coconut Oils. Experimental and Molecular Pathology 24, 375–391.

         Wilson, T.A. 2005. Different palm oil preparations reduce plasma
         cholesterol concentrations and aortic cholesterol accumulation
         compared to coconut oil in hypercholesterolemic hamsters. J Nutr
         Biochem 16, 633–640.

S. 86   Von Kokosfett genauso dick wie von anderen Fetten: Yost, T.J. 1989.
         Hypocaloric feeding in obese women: metabolic effects of medium-
         chain triglyceride substitution. Am J Clin Nutr.

         Bach, A.C. 1996. The usefulness of dietary medium-chain
         triglycerides in body weight control: fact or fancy? J Lipid Res.

S. 86   Preis von Kokosöl: Einkaufspreis Februar 2015, 1047 Euro pro
         tausend Kilogramm (www.indexmundi.com), das sind 1,22 Euro pro
         Liter.

S. 86   Kaninchen in Sankt-Petersburg: Ignatowski, A. 1908. Changes
         in parenchymatous organs and in the aorta of rabbits under the
         influence of animal protein [in Russian]. Izvestia Imperatorskoi
         Voenno-Medicinskoi Akademii (St. Petersburg) 18, 231–244.

S. 87   Amerikanische Männer aßen zwei gebratene Eier mit Speck: In
         Chicago aßen Männer 1957-1958 766 Milligramm Cholesterin pro
         Tag; das deutet auf wenigstens zwei Eidotter pro Tag plus große
         Mengen an Milchfett und Fleisch hin.

S. 87   Ein Ei erhöht das LDL-Cholesterin genausowie 69 Gramm Speck: der Anstieg beträgt 0,11 Millimol/Liter. Berechnung auf Basis von 2500 Kilokalorien/Tag und das Ersetzen von gesättigtem durch einfach ungesättigtes Fett. Speck enthält 9,8 Gramm gesättigtes Fett und 36 Milligramm Cholesterin pro 100 Gramm, ein gekochtes Hühnerei von 50 Gramm enthält 1,5 Gramm gesättigtes Fett und 186 Milligramm Cholesterin. (nevo-online) Berechnet mit www. katancalculator.nl

S. 88   Amerikaner, Niederländer und Deutsche essen ein halbes Ei pro Tag: Gezondheidsraad. Richtlijnen goede voeding 2006. Achtergronddocument, Hfdstuk 4. Nationale Verzehrsstudie II, Max Rubner-Institut, Bundesforschungsinstitut für Ernährung und Lebensmittel 2008, 42-43.

S. 89   Fragelisten zu Eiern: Jacobs, D.R. 1979. Diet and serum cholesterol – do zero correlations negate the relationship? Am J Epidemiol 110, 77–87.

         Katan, M.B 2010. Saturated fat and heart disease. Am J Clin Nutr 92, 459–460.

S. 90   Wirkung von Milchfett auf das Herz: Eckel, R.H. 2014. 2013 AHA/ ACC Guideline on Lifestyle Management to Reduce Cardiovascular Risk A Report of the American College of Cardiology/ American Heart Association Task Force on Practice Guidelines. Circulation 129, S76–S99.

         Katan, M.B. 2010. Saturated fat and heart disease. Am J Clin Nutr 92, 459–460.

S. 90   Immer weniger Herz- und Gefäßkrankheiten bei unter 80-Jährigen: Koopman, C. 2014. Shifts in the age distribution and from acute to chronic coronary heart disease hospitalizations. Eur J Prevent Cardiol.

S. 90   Milch ist gut für die Zähne: Moynihan, P. 2005. Dental disease, in: G. Geissler and H. Powers (editors). Human Nutrition. Elsevier, Amsterdam, 475.

S. 90   Milch als Eiweißquelle für Kinder: RIVM. Nahrungs-Verbrauchs-
         Sondierung junger Kinder 2006. Milch liefert 14 Prozent, Joghurt
         9 Prozent und Milchprodukte insgesamt 35 Prozent des Eiweißes für
         niederländische Kindern zwischen 2und 6 Jahren.

S. 90   Jod ... und B-Vitamine: Van Rossum, C.T.M. 2011. Dutch National
         Food Consumption Survey 2007-2010, RIVM.

         Geurts, M. 2014. De De jodiuminname van de Nederlandse
         bevolking na verdere zoutverlaging in brood. [Die Jodaufnahme der
         niederländischen Bevölkerung nach erneuter Salzreduzierung im
         Brot.] RIVM.

S. 90   Milch und Multiple Sklerose: Lanou, A.J. 2009. Should dairy be
         recommended as part of a healthy vegetarian diet? Counterpoint.
         Am J Clin Nutr. Zhang, S.M. 2000. Dietary Fat in Relation to Risk
         of Multiple Sclerosis among Two Large Cohorts of Women. Am J
         Epidemiol 152, 1056–1064. Siehe Diskussionsabschnitt zu Studien
         über Milch und MS.

S. 90   Milch und Typ-1-Diabetes: Knip, M. 2014. Hydrolyzed infant
         formula and early β-cell autoimmunity: A randomized clinical trial.
         JAMA 311, 2279–2287.

GIFTE UND KREBS

S. 93   Genug, um zehn bis dreißig Mäuse zu töten: Pearce, L.B. 1994.
         Measurement of Botulinum Toxin Activity: Evaluation of the
         Lethality Assay. Toxicol Appl Pharmacol 128, 69–77.

S. 94   Neun Gramm Salz pro Tag: Van den Hooven, C. 24-Stunden urine-
         excretie van natrium – Voedingsstatusonderzoek bij volwassenen
         Nederlanders. RIVM Briefrapport 350050004/2007 (Möglicherweise
         eine Unterschätzung bezüglich gesundheitsbewusster Teilnehmer;
         andererseits ist seitdem der Salzgehalt im Brot gesunken).

S. 96   So geht die Krebssterblichkeit in Deutschland seit Jahren zurück,
         und die Lebenserwartung Betroffener ist stark angestiegen:
         Krebsinformationsdienst des Deutschen Krebsforschungszentrums
         www.krebsinformationsdienst.de/grundlagen/krebsstatistiken.php.

S. 96   Bei Männern hingegen hat die Anzahl der
         Lungenkrebserkrankungen deutlich nachgelassen: Robert Koch
         Institut, Zentrum für Krebsregisterdaten, www.krebsdaten.de/
         Krebs/

S. 97   Seit fünfzehn Jahren senkt sich zudem die Zahl der
         Neuerkrankungen an Dickdarmkrebs: Krebs in Deutschland
         für 2013/2014: 11. Ausgabe Robert Koch-Institut, Berlin 2017
         Abbildung 3.5.1a, Altersstandardisierte Erkrankungs- und
         Sterberaten, nach Geschlecht, ICD-10 C18 – C21, Deutschland 1999
         – 2014/2015 je 100 000 (Europastandard)

S. 96   Die Krebssterblichkeit ist seit dem Jahr 2000 jedes Jahr um 1
         Prozent gesunken: Zentrum für Krebsregisterdaten im Robert
         Koch-Institut. www.krebsdaten.de European Standardized Rate,
         Mittelwert für Frauen und Männer, ist gesunken von 192 pro 100
         000 in 2000 auf 158 in 2014. Magenkrebs ist gesunken von 12 auf 7
         und Dickdarmkrebs von 17 auf 11.

S. 96   Sterblichkeit durch Lungenkrebs bei Frauen in Deutschland nähert
         sich der durch Brustkrebs an: Zentrum für Krebsregisterdaten
         im Robert Koch-Institut. Die Mortalitätsrate bei Frauen durch
         Lungenkrebs betrug im Jahr 2000 9846, 2014 15 524, und durch
         Brustkrebs 17 814 und 17 670.www.krebsdaten.de

S. 96   Magengeschwürbakterie: Brown, L.M. 2000. Helicobacter pylori:
         epidemiology and routes of transmission. Epidemiol Rev.

S. 97   Sterblichkeit durch Dickdarmkrebs in den Niederlanden gesunken:
         www.cijfersoverkanker.nl Vereniging integrale kankercentra
         Nederland. Dutch cancer figures. Mortality, Large intestine; Nation
         wide; Male & Female. Numbers per 100,000 (ESR). 1989-2015.

S. 98   HPV-Impfung ist effektiv und sicher: Arnheim-Dahlström, L. 2013. Autoimmune, neurological, and venous thromboembolic adverse events after immunisation of adolescent girls with quadrivalent human papillomavirus vaccine in Denmark and Sweden: cohort study. BMJ 347, f5906.

Drolet, M. 2015. Population-level impact and herd effects following human papillomavirus vaccination programmes: a systematic review and meta-analysis. Lancet Infectious Diseases 15, 565–580.

Lowy, D.R. 2016. HPV vaccination to prevent cervical cancer and other HPV-associated disease: from basic science to effective interventions. J Clin Invest 126, 5–11.

S. 99   Strahlung durch CT-Scan: Brenner, D.J. 2007. Computed tomography – an increasing source of radiation exposure. N Engl J Med; Smith-Bindman R. 2009. Radiation dose associated with common computed tomography examinations and the associated lifetime attributable risk of cancer. Arch Intern Med; Redberg, R.F. 2009. Cancer risks and radiation exposure from computed tomographic scans: how can we be sure that the benefits outweigh the risks? Arch Intern Med.

S. 99   Krebs durch Solarien: Nilsen, L.T.N. 2011. UVb and UVa irradiances from indoor tanning devices. Photochem. Photobiol. Sci. 10, 1129–1136; Barton, M.K. 2014. Indoor tanning increases melanoma risk, even in the absence of a sunburn. CA: A Cancer Journal for Clinicians 64, 367–368.

S. 99   Es ist unsicher, inwieweit Sonnencreme vor Hautkrebs schützt – am sichersten ist es, sich nicht zu lange in der Sonne aufzuhalten: Planta M.B. 2011. Sunscreen and melanoma: is our prevention message correct? J Am Board Fam Med., Nov-Dec;24(6):735-9. doi: 10.3122/jabfm.2011.06.100178.

S. 101   Kein Wildschwein im Albert Heijn Supermarkt wegen Tschernobyl. Tsjernobyl: nos. 17-12-2014. http://nos.nl/artikel/2009490-geen-wild-zwijn-bij-ah-vanwege-tsjernobyl.html; Landkreis Neuburg-Schrobenhausen. Radioaktivitätsmessung beim Wildschwein.

Messergebnisse Cäsium. www.neuburg-schrobenhausen.de/
Untersuchung-von-Wildschweinfleisch-auf-Radioaktivitaet.o9834.
html [Übrigens war die Radioactivitätsmenge im Wildschweinfleisch
2014 nicht höher als 2013 oder 2015 – MBK.]

S. 101   Tote und Überlebende in Hiroshima und Nagasaki: Radiation Effects
Research Foundation. Frequently Asked Questions. https://web.
archive.org/web/20070919143939/http://www.rerf.or.jp/general/
qa_e/qa1.html

Manhattan Engineer District of the United States Army. The Atomic
Bombings of Hiroshima and Nagasaki: Chapter 10 – Total Casualties
http://avalon.law.yale.edu/20th_century/mp10.asp

S. 101   Durchschnittlich eine Dosis von 240 Millisievert – das habe ich
berechnet aus Preston, D.L. 2004. Effect of Recent Changes in
Atomic Bomb Survivor Dosimetry on Cancer Mortality Risk
Estimates. Radiation Research 162, 377–389, Tabelle 3 und 7, unter
Auslassen derjenigen, die weniger als 5 Millisievert an Strahlung
bekamen. Auch das zusätzliche Risiko von Krebssterblichkeit
infolge der Atombombenexplosion von 10 Prozent habe ich nur
für Opfer berechnet, die mehr als 5 Millisievert erhielten. Für die
ganze Gruppe der Überlebenden betrug das zusätzliche Risiko der
Krebssterblichkeit infolge der Atombombenexplosion circa 5 Prozent.

S. 101   Die Wahrscheinlichkeit von Krebssterblichkeit mit und ohne
Bestrahlung: aus Preston 2004 (siehe oben) berechnete ich für die
Periode 1950-2000 für n = 48 654 Personen die > 5 Millisievertan
Strahlung erhielten: solid tumor deaths n = 5857, expected 5365;
leukemia 204 vs. 118, total 6061 vs. 5483. Für 1945-1950 stehen
weniger gründliche Krebssterblichkeitsangaben zur Verfügung.
Das betrifft hier vor allem Leukämie, es gibt keine Angaben über
eine Zunahme anderer Krebsarten von 1945 bis1950. Die Zahl der
Leukämie-Erkrankungen nahm stark zu, aber die absolute Zahl blieb
niedrig; es gab in Nagasaki in 1947, '48, '49 und '50 beziehungsweise
5, 2, 2 und 10 Leukämietote pro 100 000 Menschen; in ganz Japan
war das 1 pro 100 000 (Tomonaga, M. 1962. Leukaemia in Nagasaki
atomic bomb survivors from 1945 through 1959. Bulletin of the

World Health Organization 26, 619. In Hiroshima plus Nagasaki gab es laut Folley von 1948 bis 1950 bei der exponierten Bevölkerung elf zusätzliche Fälle von Sterblichkeit durch Leukämie (durch mich berechnet von Tabelle iv in Folley, J.H. 1952. Incidence of leukemia in survivors of the atomic bomb in Hiroshima and Nagasaki, Japan. Am J Med 13, 311–321. Ich nehme mal an, dass es von 1945 bis 1950 infolge der Bombe 20 zusätzliche Todesfälle durch Leukämie gab; dann wird der Prozentsatz der an Krebs Gestorbenen von 1945 bis 2000 von 12,59 auf 12,63 Prozent aufgerundet. Siehe auch Gezondheidsraad, 2007. Risks of exposure to ionising radiation.

S. 101   Atombombe und Brustkrebs: Preston, D.L. 2003. Studies of Mortality of Atomic Bomb Survivors. Report 13: Solid Cancer and Noncancer Disease Mortality: 1950–1997. Radiation Research 160, 381–407. Totale Sterblichkeit an Brustkrebs 1950-2000: 272 Frauen, wovon circa 40 Fälle auf die Bombe zurückzuführen sind (Preston 2003, 393). Das sind 0,52 Prozent aller überlebenden Frauen, erwartet ohne Strahlung 0,44 Prozent; der Unterschied von 0,08 Prozent beträgt fast ein Fünftel von 0,44 Prozent. Graphik 6 bestätigt das: excess relative risk vor Brustkrebs war 1,9 pro Sievert, also vor 200 Millisievert 1,18, übereinstimmend mit 1-2 Gläsern Wein/Tag. Für Frauen die > 5 Millisievert erhielten, betrug die gesamte Brustkrebssterblichkeit 176, davon 40 infolge der Bombe, eine relative Zunahme von 40/136 = 29 Prozent. Zwei Gläser Wein: Scoccianti, C. 2014. Female Breast Cancer and Alcohol Consumption: A Review of the Literature. Am J Prev Med 46, S16–S25.

S. 102   Röntgenbilder, CT-Scans und kosmische Strahlung: Eleveld, H. 2003. Ionising radiation exposure in the Netherlands. RIVM.

S. 102   Kosmische Strahlung in einem Flugzeug: Bottollier-Depuis, J.F. Assessing exposure to cosmic radiation during long-haul flights. Radiat Res 153, 526–532.

S. 102   Wirkung von radioaktivem Wildschweinbraten: Bundesamt für Strahlenschutz. Strahlenbelastung von Pilzen und Wildbret. 200 Gramm Pilze mit 3000 Becquerel Cäsium – 137 pro Kilogramm [also 600 Bq – MBK] entspricht einer Belastung von 0,008 Millisievert.

Dies entspricht der Strahlenbelastung bei einem Flug von Frankfurt/ Main nach Gran Canaria. In einer Portion Wildschwein könnten sich 1000 Becquerel an Radioaktivität befinden: www.fr-online. de/japan/interview-mit-strahlenbiologe-lengfelder--nie-wieder-sushi-,8118568,8248854.html

www.faz.net/aktuell/gesellschaft/tschernobyl-folgen-radioaktive-wildschweine-in-bayern-13484151.html

S. 103   Hormone sorgen für 10 bis 15 Prozent mehr Fleisch: Galbraith, H. 2002. Hormones in international meat production: biological, sociological and consumer issues. Nutrition Research Reviews 15, 293. Es geht hauptsächlich um kastrierte Stiere beziehungsweise Ochsen. Denen fehlt die eigene Hormonproduktion, und die Zugabe von Geschlechtshormonen führt zu mehr Muskelwachstum.

S. 103   Einige milliardstel Gramm pro 100 Gramm Fleisch: Stephany, R.W. 2000. Results of »hormone« residue analyses of bovine meat and liver originating from the USA domestic market. Second Interim Report. CRL document 389002 093 RIVM, Bilthoven.

Kootstra, P.R. 2004. Hormonen in importvlees. Een evaluatie van recente gegevens over gehalten aan van nature voorkomende hormonen. RIVM rapport 310302002.

Stephany, R.W. 2004. Tissue levels and dietary intake of endogenous steroids. An overview with emphasis on 17beta-estradiol. In: EuroResidue V. Global aspects of residues. Proceedings of the conference on residues of veterinary drugs in food, Noordwijkerhout, The Netherlands, May 2004. Federation of European Chemical Societies, 111-21.

Galbraith, H. 2002. Hormones in international meat production: biological, sociological and consumer issues. Nutr Res Rev 15, 293–314.

S. 104   Estradiol im Speichel: Fassett, M.J. 2008. Alterations in Saliva Steroid Hormone Levels After Oral Mifepristone Administration in Women With Pregnancies of Greater Than 41 Weeks' Gestation. Reproductive Sciences 15, 394–399.

Marrs, C.R. 2007. Salivary hormones and parturition in healthy, primigravid women. Intern J Gynecology & Obstetrics 99, 59–60.

S. 104 Eine Tablette enthält genauso viele Hormone wie 25 000 Kilogramm Fleisch: Der Gehalt an 17-beta Estradiol in amerikanischem Rindfleisch beträgt durchschnittlich 0,039 Mikrogramm pro Kilogramm (Kootstra, RIVM 2004, siehe oben). Die tägliche mit einer Tablette aufgenommene Dosis beträgt typischerweise 1 Milligramm.

S. 104 Genauso viele Hormone wie in einer Verhütungspille: »Die Pille« enthält circa 30 Mikrogramm oder 30 000 Nanogramm an Hormonen. Muskelfleisch von Hormonkühen enthält 3 Nanogramm pro Kilogramm (Galbraith 2002, siehe oben, 298).

S. 104 Hormongehalt an der Einstichstelle: Nederlandse Voedsel en Warenautoriteit. 2006. Risico's van toediening hormonen aan runderen. RIVM 2005. RIVM-RIKILT Front office voedselveiligheid. Advies inzake progesteron in spuitplekken bij runderen. [Ratschlag bezüglich Progesteron in den Einstellstellen bei Rindern.] (RIKILT: Institut für Lebensmittelsicherheit an der Universität von Wageningen, Niederlande)

S. 104 Die EU steht mit dem Verbot von Hormonfleisch auf dünnem Eis: Stephany, R.W. 2004. Tissue levels and dietary intake of endogenous steroids. An overview with emphasis on 17beta-estradiol. In: EuroResidue V. Global aspects of residues. Proceedings of the conference on residues of veterinary drugs in food, Noordwijkerhout. Fed Eur Chem Soc S. 111-121

S. 105 DES erhöht das Risiko von Vaginalkrebs: Herbst, A.L. 1971. Adenocarcinoma of the vagina. Association of maternal stilbestrol therapy with tumor appearance in young women. N Engl J Med.

S. 105 DES in italienischer Kleinkindernahrung: Loizzo, A. 1984. Italian baby food containing diethylstilbestrol: three years later. Lancet.

S. 105 Menge DES gleicht einer Million Kilogramm Hormonfleisch: Der Gehalt in hormonbehandelten Ochsen, siehe oben. Die verabreichte Menge DES betrug circa 50 Milligramm pro Tag (Stolk, J.G. 1982. Het teratogene effect van diëthylstilbestrol in de zwangerschap;

de omvang van het DES-problem in Nederland. Ned Tijdschr Geneeskd.).

S. 105 Hormonale Wachstumsförderer als Symbol der industriellen Landwirtschaft: Ladina Caduff 2002, siehe oben, 19.

S. 106 Menschen, die viel Frittiertes essen, sind oft dicker: Sayon-Orea, C. 2015. Does cooking with vegetable oils increase the risk of chronic diseases? A systematic review. Br J Nutr 113 Suppl 2, S36–48.

S. 106 Frittierte Nahrung, Krebs und Herz- und Gefäßerkrankungen: Dobarganes, C. 2015. Possible adverse effects of frying with vegetable oils. Br J Nutr 113, S49–S57.

S. 107 Frittieren ist in Spanien eine übliche Art des Kochens: Guallar-Castil-lón, P. 2012. Consumption of fried foods and risk of coronary heart disease: Spanish cohort of the European Prospective Investigation into Cancer and Nutrition study. BMJ 344, e363.

S. 107 Die niedrige Toxizität von Stoffen in Frittieröl: Esterbauer, H. 1993. Cytotoxicity and genotoxicity of lipid-oxidation products. Am J Clin Nutr 57, 779S–785S.

Hageman, G. 1991. Biological effects of short-term feeding to rats of repeatedly used deep-frying fats in relation to fat mutagen content. Food Chem Toxicol 29, 689–698.

Ng, C.-Y. 2014. Heated vegetable oils and cardiovascular disease risk factors. Vascular Pharmacology 61, 1–9.

S. 107 Bildung von Transfett in Frittieröl: Hrncirik, K. 2014. Stability of Essential Fatty Acids and Formation of Nutritionally Undesirable Compounds in Baking and Shallow Frying – Springer. J Am Oil Chemists' Society 91, 591–598.

Choe, E. 2007. Chemistry of Deep-Fat Frying Oils. J Food Science 72, R77–R86.

S. 108 Lipidperoxide haben einen ranzigen Geschmack: Eritsland, J. 2000. Safety considerations of polyunsaturated fatty acids. Am J Clin Nutr 71, 197S–201S.

S. 109   Nitrit entsteht bei Zimmertemperatur: Chung, J.-C. 2004. Changes in nitrate and nitrite content of four vegetables during storage at refrigerated and ambient temperatures. Food Additives & Contaminants 21, 317–322.

S. 109   Sauerstoffmangel bei Babys und Magenkrebs: Katan, M.B. 2009. Nitrate in foods: harmful or healthy? Am J Clin Nutr 90, 11–2.

S. 109   Bio-Gemüse enthält weniger Nitrat: Williams, C.M. 2002. Nutritional quality of organic food: shades of grey or shades of green? Proc Nutr Soc.

S. 109   Blaue Babys kommen nicht von Nitrat, sondern von Bakterien: Cornblath, M. 1948. Methemoglobinemia in young infants. J. Pediatr. 33, 421–425.

S. 110   Nitrosamine: Krul, C.A. 2004. Intragastric formation and modulation of N-nitrosodimethylamine in a dynamic in vitro gastrointestinal model under human physiological conditions. Food Chem Toxicol.

Peto, R. 1991. Effects on 4080 Rats of Chronic Ingestion of N-Nitrosodiethylamine or N-Nitrosodimethylamine: A Detailed Dose-Response Study. Cancer Res 51, 6415–6451.

S. 110   Sprung von der Ratte zum Menschen überstürzt: McKnight, G.M.1999. Dietary nitrate in man: friend or foe? Br J Nutr.

S. 110   Durch viel Nitrat und Nitrit im Speichel seltener krank: Forman, D. 1985. Nitrates, nitrites and gastric cancer in Great Britain. Nature.

S. 110   Nitrat zu essen, ist nichtkrebserregend: Signaleringscommissie Kanker 2004. De rol van voeding bij het ontstaan van kanker. KWF Kankerbestrijding.

S. 110   Kaum Nitrosamine beim Menschen durch Gemüse mit Fisch: Brandt, P.A. van den 2006. Nutrition in the prevention of gastrointestinal cancer. Best Pract Res Clin Gastroenterol.

S. 113   Giftigkeit von CO_2: Rice, S.A. 2004. Human health risk assessment of CO_2: survivors of acute high-level exposure and populations sensitive to prolonged low-level exposure, in: Third Annual Conference on Carbon Sequestration, Alexandria, Virginia, USA. May 3-6.

S. 114   EDTA nicht in Australien verboten: Halliday, J. 2007. FSANZ invites comments on new ingredient proposals. Food Navigator.

S. 114   Silikone sind sicher: World Health Organization, 1975. Toxicological evaluation of some food colours, enzymes, flavour enhancers, thickening agents, and certain food additives. WHO food additives series 6. www.inchem.org/documents/jecfa/jecmono/v06je42.htm

S. 114   Propylenglycol ist sicher: US Food and Drug Administration. Propylene Glycol; Fuller, B.J., Paynter, S.J. 2007. Cryopreservation of mammalian embryos. Methods Mol Biol; 368:325- 39.

S. 114   Schwarzseherei: Frau Gougets niederländischer Verleger: »Sie sah in dem Urteil des Gerichts [in dem sie das Sorgerecht verlor – MBK] ein Komplott der Freimaurer. Ihr Ehemann war Freimaurer, genauso der Richter, und sogar ihr eigener Rechtsanwalt war Mitglied. [...] Die Verdächtigungen gegen ihren Mann und die Freimaurer waren für uns ziemlich komplex und verwirrend.« www.nieuwsbank.nl/ inp/2015/11/06/P005.htm

S. 115   Beschwerden treten genauso oft nach Glutamat auf wie nach einem Placebo: Freeman, M. 2006. Reconsidering the effects of monosodium glutamate: A literature review. J Am Acad Nurse Practitioners 18, 482–486.

Geha, R.S. 2000. Review of Alleged Reaction to Monosodium Glutamate and Outcome of a Multicenter Double-Blind Placebo-Controlled Study. J Nutr 130, 1058–1058.

Geha, R.S. 2000. Multicenter, double-blind, placebo-controlled, multiple-challenge evaluation of reported reactions to monosodium glutamate. J Allergy Clin Immunol 106, 973–980.

Williams, A.N. 2009. Monosodium glutamate ›allergy‹: menace or myth? Clin Exp Allergy 39, 640–646.

S. 116 Asthma wird durch Glutamat nicht schlimmer: Woessner, K.M. 1999. Monosodium glutamate sensitivity in asthma. J Allergy Clin Immunol 104, 305–310.

S. 117 Schimmel in blauem Schimmelkäse ist nicht gefährlich: Fontaine, K. 2015. Occurrence of roquefortine C, mycophenolic acid and aflatoxin M1 mycotoxins in blue-veined cheeses. Food Control 47, 634–640.

Mayo B. 2013. Health related issues of blue cheese. In: Handbook of cheese in health: Production, nutrition and medical sciences, Preedy V.R., eds, Wageningen.

S. 117 Die Wahrscheinlichkeit, dass Schimmel in unserem Körper wächst, ist gering: American As-sociation for Clinical Chemistry. Fungal Infections. https://labtestsonline.org/understanding/conditions/fungal. Auch meinen Dank an Dr. Jos Houbraken, Centraal Bureau voor de Schimmelcultures KNAW, der mir Informationen zur Verfügung stellte.

S. 117 Diabetes und Asthmasprays verringern die Abwehr: Armstrong, D. 1999. Infectious Diseases. Mosby; Crum-Cianflone, N.F. Mucormycosis. Etiology and Pathophysiology. Medscape. http://emedicine.medscape.com/article/222551-overview #aw2aab6b2b2

S. 117 Brotschimmel spielt keine Rolle bei der Enstehung von Zygomycetes-Infektionen: Richardson, M. 2009. The ecology of the Zygomycetes and its impact on environmental exposure. Clin Microbiol Infection 15, 2–9.

S. 117 Schimmelpilze stellen Stoffe her, um Feinde anzugreifen: Etzel, R.A. 2002. Mycotoxins. JAMA.

S. 117 Aflatoxine erzeugen Leberkrebs bei Menschen, die mit dem Hepatitisvirus infiziert sind: Henry, S.H. 2002. Aflatoxin, hepatitis and worldwide liver cancer risks. Adv Exp Med Biol 504, 229–233. Aflatoxine scheinen hauptsächlich schädlich zu sein bei Menschen, die gleichzeitig mit Hepatitis infiziert sind. Ob Aflatoxine bei gesunden Menschen Leberkrebs verursachen, ist nicht geklärt (Shils, M.E. Modern Nutrition in Health and Disease, 10th Ed. Ch 115:

Food Additives, Contaminants, and Natural Toxicants and Their Risk Assessment).

S. 118 Schimmel auf Brot und Käse produziert nicht viel Gift: Filtenborg, O. Moulds in food spoilage. Int J Food Microbiol 33, 85–102. Käseschimmel produziert vielleicht öfter Toxine als Brotschimmel, aber ein ernst zu nehmendes Problem ist das nicht: Versilovskis A. Determination of sterig-matocystin in cheese by high-performance liquid chromatography-tandem mass spectrometry. Food Additives & Contaminants: Part A 26, 127–133.

S. 118 Von Mycotoxinen wird man nur krank, wenn man sie oft isst: Shils M.E., editors. Modern Nutrition in Health and Disease. 10th Edn. Ch 115: Food Additives, Contaminants, and Natural Toxicants and Their Risk Assessment.

Wu, F. 2014. Public Health Impacts of Foodborne Mycotoxins. Ann Rev Food Science Technol 5, 351–372.

Stoev, S.D. 2013. Food Safety and Increasing Hazard of Mycotoxin Occurrence in Foods and Feeds. Critical Rev Food Science Nutr 53, 887–901.

S. 118 BPA ist möglicherweise nicht gut für die Fruchtbarkeit: Liu, Y.-M. 2011. [A correlative study on bisphenol A and recurrent spontaneous abortion]. Zhonghua Yu Fang Yi Xue Za Zhi 45, 344–349.

Sugiura-Ogasawara, M. 2005. Exposure to bisphenol A is associated with recurrent miscarriage. Hum Reprod 20, 2325–2329. Kritik zu diesen Studien siehe: Berkowitz, G. 2006. Limitations of a case–control study on bisphenol A (BPA) serum levels and recurrent miscarriage. Hum Reprod 21, 565–566.

S. 119 BPA ist ungefährlich: European Food Safety Authority 2015. Scientific Opinion on the risks to public health related to the presence of bisphenol A (BPA) in foodstuffs. EFSA Journal 13(1):3978.

Hengstler, J.G. 2011. Critical evaluation of key evidence on the human health hazards of exposure to bisphenol A. Crit Rev Toxicol 41, 263–291.

S. 119   EFSA Interessenkonflikte: EFSA Declarations of Interests database https://ess.efsa.europa.eu/doi

S. 120   Nahrungsergänzungsmittel, die gegen Krebs eingesetzt werden: Vickers A.J. 2006. Unconventional Anticancer Agents: A Systematic Review of Clinical Trials. J Clin Oncol 24, 136–140.

S. 120   Supplemente gegen Krebs wirken nicht: Vickers, A.J. 2008. Living proof and the pseudoscience of alternative cancer treatments. J Soc Integr Oncol.

Jacobson, J.S. 2000. Research on complementary/alternative medicine for patients with breast cancer: a review of the biomedical literature, J Clin Oncol.

Moertel, C.G. 1982. A clinical trial of amygdalin (Laetrile) in the treatment of human cancer. N Engl J Med 306(4):201–6.

Loprinzi, C.L. 2005. Evaluation of shark cartilage in patients with advanced cancer: a North Central Cancer Treatment Group trial. Cancer 104(1):176–82.

Moertel, C.G. 1985. High-dose vitamin C versus placebo in the treatment of patients with advanced cancer who have had no prior chemotherapy. A randomized double-blind comparison. N Engl J Med 312(3):137–41.

Italian Study Group for the Di Bella Multitherapy Trails 1999. Evaluation of an unconventional cancer treatment (the Di Bella multitherapy): results of phase ɪɪ trials in Italy. BMJ 318(7178): 224–8.

S. 120   Alternative Behandlungen: Ernst, E. 2000. Unconventional cancer therapies: What we need is rigorous research, not closed minds. Chest 117, 307–308.

S. 121 Das Echte Johanniskraut verringert die Wirksamkeit der Chemotherapie: Mathijssen, R.H. 2002. Effects of St. John's wort on irinotecan metabolism. J Natl Cancer Inst 94(16):1247–9.

S. 121 Cafestol wirkt kaum oder gar nicht bei Versuchstieren: Terpstra, A.H.M. 1995. Coffee oil feeding does not affect serum cholesterol in rhesus or cebus monkeys. J Nutr 125, 2301–6.

Terpstra, A.H.M. 2000. The hypercholesterolemic effect of cafestol in coffee oil in gerbils and rats. J Nutr Biochem 11, 311–7.

GEMÜSE UND OBST

S. 124 Gemüse liefert einige Vitamine: Der durchschnittliche Niederländer isst 121 Gramm Gemüse pro Tag. Das liefert für seine/ihre Kaliumaufnahme 9 Prozent, Folsäure 14 Prozent, Vitamin C 16 Prozent und Vitamin A 15 Prozent oder weniger.

S. 124 Wer viel Gemüse und Obst isst, macht auch andere gesunde Dinge: Bhupathiraju, S.N. 2013. Quantity and variety in fruit and vegetable intake and risk of coronary heart disease. Am J Clin Nutr 98, 1514–1523.

S. 124 Wirkung von Gemüse auf Herz- und Gefäßkrankheiten ist nicht groß: Dauchet, L. 2009. Fruits, vegetables and coronary heart disease. Nat Rev Cardiol 6, 599–608.

S. 124 Aufsehenerregende Veröffentlichung über Krebsursachen: Doll R., Peto R. 1981. The Causes of Cancer: Quantitative Estimates of Avoidable Risks of Cancer in the United States Today. J Natl Cancer Inst 66(6):1192–308.

S. 125 Vielversprechende Effekte durch Betacarotin: Peto, R. 1981. Can dietary beta-carotene materially reduce human cancer rates? Nature 290(5803):201–8.

Byers, T. 1992. Dietary Carotenes, Vitamin C, and Vitamin E as Protective Antioxidants in Human Cancers. Ann Rev Nutr 12(1):139–59.

Krinsky, N.I. Actions of Carotenoids in Biological Systems. Annu Rev Nutr 1993;13(1):561–87.

S. 125   Doll, Zigaretten und Lungenkrebs: Doll, R., Hill, A.B. 1956. Lung cancer and other causes of death in relation to smoking; a second report on the mortality of British doctors. Br Med J 2(5001): 1071-81.

S. 125   Die Menge, die sich in einem Glas Karottensaft befindet: In der finnischen Studie bekamen die Teilnehmer 20 Milligramm und in der amerikanischen Studie 30 Milligramm Betacarotin pro Tag. Ein Glas Möhrensaft von 150 Millilitern enthält 23 Milligramm Betacarotin (NEVO tabel 2004). Die Wirkung von Carotin in Karotten kann aber geringer sein als die in Kapseln, weil Carotin aus Kapseln besser vom Körper aufgenommen wird.

S. 125   Vergleichbare Studien ergaben auch, dass Carotin Krebs verursachte: Druesne-Pecollo, N. 2010. Beta-carotene supplementation and cancer risk: a systematic review and metaanalysis of randomized controlled trials. Int J Cancer 127, 172–184. Mehr Krebs wurde ferner gesehen in: The Age-Related Eye Disease Study 2 (AREDS2) Research Group, 2013. Lutein + zeaxanthin and omega-3 fatty acids for age-related macular degeneration: The age-related eye disease study 2 (areds2) randomized clinical trial. JAMA 309, 2005–2015.

De Klerk, N.H. 1998. Vitamin A and cancer prevention ii: Comparison of the effects of retinol and β-carotene. Int J Cancer 75, 362–367.

Mayne, S.T. 2001. Randomized Trial of Supplemental β-Carotene to Prevent Second Head and Neck Cancer. Cancer Res 61, 1457–146. Siehe auch: Omenn, G.S. 1998. Chemoprevention of lung cancer: the rise and demise of beta-carotene. Annu Rev Public Health.

S. 125   Scheinbar unternahmen Karottenesser andere Dinge, die sie
          schützten: Stram D.O. 2002. Is residual confounding a reasonable
          explanation for the apparent protective effects of beta-carotene
          found in epidemiologic studies of lung cancer in smokers? Am J
          Epidemiol 155(7):622–8.

          Lawlor, D.A. 2004. Those confounded vitamins: what can we learn
          from the differences between observational versus randomised trial
          evidence? Lancet. 363(9422):1724–7.

          Key, T.J. 2011. Fruit and vegetables and cancer risk. Br J Cancer
          104(1):6–11.

S. 126   Sonstige Erklärungen für das Fehlschlagen bezüglich Carotin:
          Tatsioni, A.B.N. 2007. Persistence of contradicted claims in the
          literature. JAMA 298(21):2517–26.

          Ledford, H. 2007. The ghost of research past. Nature.

          Paolini, M. 2003. Antioxidant vitamins for prevention of
          cardiovascular disease. Lancet 362(9387):920.

S. 126   Nährstoffe von Gemüse und Obst schützen nicht vor Krebs: Auch
          die Idee, dass der rote Stoff Lycopen in Tomaten vor Prostatakrebs
          schützt, wurde in einer späteren Untersuchung nicht bestätigt, siehe
          WCRF 2014. Diet, Nutrition, Physical Activity, and Prostate Cancer.

S. 126   Herz- und Gefäßkrankheiten werden durch Vitamine nicht
          verringert: Heart Protection Study Collaborative Group 2002.
          MRC/BHF Heart Protection Study of antioxidant vitamin
          supplementation in 20536 high-risk individuals: a randomised
          placebo-controlled trial. Lancet 360:23-33.

          Bjelakovic, G. 2004. Antioxidant supplements for prevention of
          gastrointestinal cancers: a systematic review and meta-analysis.
          Lancet 364(9441):1219-28.

          Coulter I.D. 2006. Antioxidants vitamin C and vitamin E for the
          prevention and treatment of cancer. J Gen Intern Med 21(7):
          735-44.

Clarke, R. 2010. B-Vitamin Treatment Trialists' Collaboration. Effects of lowering homocysteine levels with B vitamins on cardiovascular disease, cancer, and cause-specific mortality: Meta-analysis of 8 randomized trials involving 37 485 individuals. Arch Intern Med 170(18):1622- 31.

Klein, E.A. 2011. Vitamin E and the risk of prostate cancer: the Selenium and Vitamin E Cancer Prevention Trial (select). JAMA 306(14):1549-56.

S. 127   Wie die Kombination ist, können wir nicht wissen: World Cancer Research Fund/American Institute for Cancer Research. 2007. Food, Nutrition, Physical Activity, and the Prevention of Cancer: a Global Perspective. Washington DC: AICR; P. 79 and 92.

Hu, F.B. 2003. Plant-based foods and prevention of cardiovascular disease: an overview. Am J Clin Nutr, Sep 1;78(3):544S–551S.

Lee, K.W. 2003. Vitamin C and cancer chemoprevention: reappraisal. Am J Clin Nutr 78(6):1074–8.

Jansen, M.C.J.F. 2004. Quantity and Variety of Fruit and Vegetable Consumption and Cancer Risk. Nutrition and Cancer 48(2):142–8.

Buckland, G. 2012. Adherence to the Mediterranean diet and risk of breast cancer in the European prospective investigation into cancer and nutrition cohort study. Intern J Cancer. 2012.

S. 129   Obst richtet gegen die meisten Krebsarten wenig aus: Wang, X. 2014. Fruit and vegetable consumption and mortality from all causes, cardiovascular disease, and cancer: systematic review and dose-response meta-analysis of prospective cohort studies. BMJ 349, g4490.

S. 130   Antioxidantien schienen nicht vor Herzinfarkten oder Krebs zu schützen: Wenn Flavonoide doch etwas ausrichten, müsste Tee besser wirken als Obst, denn Tee enthält mehr Flavonoide. Ob Tee Herzinfarkten vorbeugt, wurde nie definitiv erforscht.

S. 131   Gegen Verstopfung hilft Vollkornbrot besser: Nyman, M. 1986.
          Fermentation of dietary fibre in the intestinal tract: comparison
          between man and rat. Br J Nutr.

          Cummings, J. 2001. The effect of dietary fiber on fecal weight and
          composition. Chapter 4 in: Spiller G.A. (editor), CRC Handbook of
          Dietary Fiber in Human Nutrition, Third Edition.

S. 132   Kein Gewichtsverlust durch zusätzliches Obst und Gemüse: Mytton,
          O.T. 2014. Systematic review and meta-analysis of the effect of
          increased vegetable and fruit consumption on body weight and
          energy intake. BMC Public Health 14, 886.

          Kaiser, K.A. 2014. Increased fruit and vegetable intake has no
          discernible effect on weight loss: a systematic review and meta-
          analysis. Am J Clin Nutr 100, 567–576.

S. 132   Fruchtsaft ist eine flüssige Süßigkeit: Seidell, J., Halberstadt, J.
          2014. Het voedsellabyrint – een weg uit het doolhof van eetadviezen
          en -trends. Atlas Contact.

S. 133   Untersuchung der Farbe von Gemüse oder Obst: Heber, D. 2001.
          Applying Science to Changing Dietary Patterns. J Nutr 131,
          3078S–3081S.

          Nanney, M.S. 2007. Examination of the adherence to the ›5 a
          Day the Color Way‹ campaign among parents and their preschool
          children. J Canc Educ 22, 177–180.

          Luo, W.-P. 2015. High consumption of vegetable and fruit colour
          groups is inversely associated with the risk of colorectal cancer: a
          case–control study. Br J Nutr 113, 1129–1138.

S. 133   Untersuchung in Wageningen zu Gemüse- und Obstfarben: Oude
          Griep, L.M 2011. Colours of fruit and vegetables and 10-year
          incidence of chd. Br J Nutr 106, 1562–1569. Oude Griep, L.M.
          2011. Colors of fruit and vegetables and 10-year incidence of stroke.
          Stroke 42, 3190–3195.

S. 133   Vitamine und Mineralien in roter und grüner Paprika: Nederlands Voedingsstoffenbestand (NEVO). online versie 2011/3.0. Paprika; USDA National Nutrient Database. Release 23 online. Sweet Pepper.

S. 133   Vitamine und grüne Farbe: Pennington, J.A. 2010. Food component profiles for fruit and vegetable subgroups, J Food Compo Analysis.

S. 134   Mehr als 300 000 Frauen in der US-Armee: McClung, J.P. 2009. Randomized, double-blind, placebo-controlled trial of iron supplementation in female soldiers during military training: effects on iron status, physical performance, and mood. Am J Clin Nutr 90, 124–131.

S. 134   Mit zusätzlichem Eisen spürten Frauen mehr Energie: Verdon, F. 2003. Iron supplementation for unexplained fatigue in non-anaemic women: double blind randomised placebo controlled trial. BMJ.

S. 135   Mythen um Popeye entwirrt: Sutton, M. 2010. Spinach, Iron and Popeye: Ironic lessons from biochemistry and history on the importance of healthy eating, healthy scepticism and adequate citation. Internet J Criminol (Primary Research Paper series).

S. 137   Mängel bei Rohkostessern: Koebnick, C. 2005. Long-Term Consumption of a Raw Food Diet Is Associated with Favorable Serum LDL-Cholesterol and Triglycerides but Also with Elevated Plasma Homocysteine and Low Serum HDL-Cholesterol in Humans. J Nutr 135, 2372–2378.

Fontana, L. 2005. Low bone mass in subjects on a long-term raw vegetarian diet. Arch Intern Med

S. 137   Jodversorgung in Deutschland: Johner, S.A. 2016. Examination of iodine status in the German population: an example for methodological pitfalls of the current approach of iodine status assessment. Eur J Nutr 55, 1275-1282. Thamm, M. 2007. Jodversorgung in Deutschland. Bundesgesundheitsbl. 50, 744-749.

S. 137   Knochenentkalkung und Gehirnfunktion bei vegan ernährten Kindern: Parsons, T.J. 1997. Reduced bone mass in Dutch adolescents fed a macrobiotic diet in early life. J Bone Miner Res;

Louwman, M.W. 2000. Signs of impaired cognitive function in adolescents with marginal cobalamin status. Am J Clin Nutr 72: 762-9.

S. 138 Vitamin D wird von der Haut gebildet, wenn Sonnenlicht darauf fällt. Die Hauptquelle aus der Nahrung ist Fisch: Krems C., Heuer T., Straßburg A., 2009. NVS II: The german perspective, in: Published in: Max Rubner Conference 2009. Vitamin D and Folic Acid: Critical Micronutrients? Max Rubner-Institut, Institut für Ernährungsverhalten.

S. 139 Signaturenlehre: https://de.wikipedia.org/wiki/Signaturenlehre

S. 140 Libidofördernde Kräuter sind Einbildung: Shamloul, R. 2010. Natural Aphrodisiacs. J Sexual Med 7, 39–49.

S. 140 Die Hälfte der Männer über 40 Jahre hat Erektionsprobleme: Feldman, H.A., J Urol 1995; Fine, S.R. 2004, J Am Osteopath Assoc.

S. 142 Die Hoch-Kohlenhydratempfehlung war nicht gut untermauert: Katan, M.B. 1997. Should a low-fat, high-carbohydrate diet be recommended for everyone? Beyond low fat diets. N Engl J Med 337, 563–66.

GESUNDHEIT AUS DER DROGERIE

S. 144 Ein Viertel der Niederländer schluckt Multivitamintabletten: Van Rossum, C.T.M. 2011. Dutch National Food Consumption Survey 2007-2010, RIVM. Von den Deutschen nehmen 27 Prozent Supplemente ein. Der Anteil von Multivitaminpräparaten wurde nicht erwähnt (Nationale Verzehrsstudie II 2008, Teil 2). Im Jahr 2013 wurden 131 Millionen Packungen an Nahrungsergänzungsmitteln verkauft (ÖKO-TEST Spezial Vitamine 2015, 111). Mit 80 Millionen Verbrauchern und 100 Kapseln pro Packung wäre das fast eine halbe Kapsel pro Kopf pro Tag.

S. 144 Ein Viertel der Niederländer und auch viele Deutsche schlucken Multivitaminpräparate: ÖKO-TEST Spezial Vitamine 2015, 111: Die Zahlen von IMS Health geben aber zumindest einen guten Überblick darüber, auf welchen Wegen Vitamine und andere Nahrungsergänzungsmittel in Deutschland vertrieben werden und welche Produkte besonders populär sind. Im Jahr 2013 wurden 131 Millionen Packungen verkauft, eine Million mehr als im Jahr zuvor. Knapp die Hälfte (45 Prozent) ging in Apotheken über den Ladentisch oder wurden von diesen verschickt; gut ein Viertel kauften die Kunden in Drogerien und 28 Prozent auf anderem Wege, etwa von Versandhändlern im Internet. Davon ungefähr 20 Prozent Vitamin Kombinationen. Bei 3 Packungen/Jahr sind das ~9 mln Menschen.

S. 145 Tatsächlich gibt es aber im Internet Multivitaminpräparate zu kaufen, die 100 bis 500 Milligramm B6 pro Kapsel enthalten: Vita Natura B-Komplex Stress Forte 100 mg B6; Befact Forte B1-B2-B6-B12: 250 mg B6; www.herbafit.nl/de/vitamin-b-komplex-forte-kapseln, 500 mg B6.

S. 145 Nie mehr als 25 Milligramm Vitamin B6 pro Tag: European Commission. Scientific Committee on Food. Opinion of the Scientific Committee on Food on the Tolerable Upper Intake Level of Vitamin B6. Brussels, 2000.

Katan, M.B. 2005. Hoeveel vitamine B6 is toxisch? Ned Tijdschr Geneeskd 149; 2545–46.

S. 145 Vitamin E und Prostatakrebs: Bei »Solgar Omnium multiple vitamin and mineral formula« enthält 1 Tablette 300 IE Vitamin E. Das sind fast die 400 IE, die die Wahrscheinlichkeit von Prostatakrebs erhöhte (Klein, E.A. 2011. Vitamin E and the risk of prostate cancer: the Selenium and Vitamin E Cancer Prevention Trial (SELECT). JAMA)

S. 146 Multivitaminpräparate in Deutschland: Bestenfalls nutzlos. ÖKO-TEST Spezial Vitamine 2015, 51-55.

S. 146   Zu wenig Kalzium in Multivitaminpillen: Davitamon Compleet
          Weerstand 40 mg Ca, Vita 24 multi 50 mg. Eine Scheibe Käse von
          Albert Heijn, abgepackt, wiegt 30 Gramm und enthält 0,30 * 815 =
          244 Milligramm Kalzium. Die tägliche Empfehlung lautet circa 1000
          Milligramm

S. 147   Vitamin E und Prostatakrebs: siehe oben.

S. 148   Paulings neue Idee: Pauling, L. 1968. Orthomolecular Psychiatry:
          Varying the concentrations of substances normally present in the
          human body may control mental disease. Science 160, 265–271.

S. 149   Zusätzliches Vitamin C soll Erkältungen vorbeugen und heilen:
          Pauling, L. 1970. Vitamin C and the Common Cold. San Francisco:
          Freeman.

          Pauling, L. 1971. Vitamin C and common cold. JAMA 216(2):332.

          Pauling, L. 1971. Ascorbic acid and the common cold. Am J Clin
          Nutr; 24(11):1294-1299.

S. 149   Harri Hemilä über Vitamin C: Hemilä, H. 2013. Vitamin C for
          preventing and treating the common cold. Cochrane Database of
          Systematic Reviews. Eine Erkältung dauert durchschnittlich 5 Tage
          (UpToDate.com). Vitamin C verkürzt diese Dauer um 8 Prozent
          (Hemilä, H., Cochrane review) also um 0,4 Tage.

S. 150   Topathleten haben ein höheres Risiko für Erkältungen: Moreira,
          A. 2009. Does exercise increase the risk of upper respiratory tract
          infections? Br Med Bull 90:111-131.

          Nieman, D.C. 2000. Is infection risk linked to exercise workload?
          Med Sci Sports Exerc 32(7 Suppl):S406-411.

S. 150   Tuberkulose ist gefährlicher bei Unterernährung: Keys, A. 1950.
          The Biology Of Human Starvation (Buch). University of Minnesota
          Press, Kapitel 47: Tuberculosis; Scrimshaw, N.S. 1968. Interactions
          of Nutrition and Infection. World Health Organization.

S. 151   Freiwillige auf Diät: Keys, A. 1950. The Biology Of Human
          Starvation (Buch). University of Minnesota Press, Kapitel 46:
          Infectious Disease And Undernutrition. Auch Anorexiepatienten

sind bemerkenswert frei von Infektionskrankheiten, aber ihr Vitaminstatus ist meistens noch angemessen. Siehe Marcos, A. 2000. Eating disorders: a situation of malnutrition with peculiar changes in the immune system. Eur J Clin Nutr 54, S61–S64.

Van Binsbergen, C.J. 1988. Nutritional status in anorexia nervosa: clinical chemistry, vitamins, iron and zinc. Eur J Clin Nutr 42, 929–937.

S. 151   Vitamin A verringert das Risiko für Masern: Glasziou, P.P. 1993. Vitamin A supplementation in infectious diseases: a meta-analysis. BMJ; Huiming, Y. 2007. Vitamin A for treating measles in children. Cochrane Database of Systematic Reviews.

S. 151   Untersuchung im Reagenzglas oder an Versuchstieren: Mora, J.R. 2008. Vitamin effects on the immune system: vitamins A and D take centre stage. Nat Rev Immunol 8(9):685-698.

S. 151   Nicht weniger Menschen krank mit Vitaminen: Avenell, A. 2005. Effect of multivitamin and multimineral supplements on morbidity from infections in older people (mavis trial): pragmatic, randomised, double blind, placebo controlled trial. BMJ 331(7512):324-329.

Graat, J.M. 2002. Effect of daily vitamin E and multivitamin-mineral supplementation on acute respiratory tract infections in elderly persons: a randomized controlled trial. JAMA 288(6):715-721.

S. 151   Vitamin E verursacht mehr Atemwegsinfektionen: Graat, J.M., siehe oben.

S. 153   Je mehr Vitamin C desto mehr Oxalsäure: Auer, B.L. 1998. Relative hyperoxaluria, crystalluria and haematuria after megadose ingestion of vitamin C. Eur J Clin Invest 28(9): 695-700.

Traxer, O. 2003. Effect of Ascorbic Acid Consumption On Urinary Stone Risk Factors. J Urol 170(2, Part 1):397-401.

Fairholm, L. 2005. Urinary oxalate excretion increases in home parenteral nutrition patients on a higher intravenous ascorbic acid dose. JPEN 29(6):454.

Massey, L.K. 2005. Ascorbate Increases Human Oxaluria and Kidney Stone Risk. J Nutr 135(7):1673-1677.

S. 153 Nierensteine bestehen aus Oxalat und Kalzium: Gary C Curhan. Risk factors for calcium stones in adults. UpToDate Online 18.2.

S. 153 Patienten mit Nierensteinen, die viel Vitamin C geschluckt hatten: Mashour, S. 2000. Acute renal failure, oxalosis, and vitamin C supplementation: a case report and review of the literature. Chest 118, 561–563.

S. 153 Mehr Nierensteine bei Männern, die mehr Vitamin C schluckten: Taylor, E.N. 2004. Dietary Factors and the Risk of Incident Kidney Stones in Men: New Insights after 14 Years of Follow-up. J Am Soc Nephrol 15(12):3225-3232.

Thomas, L.D.K. 2013. Ascorbic acid supplements and kidney stone incidence among men: a prospective study. JAMA Intern Med 173, 386–388.

S. 154 Spezialisten stellten fest, dass Souvenaid nicht wirkt: Nederlandse Vereniging voor Klinische Geriatrie 2014. Richtlijn Diagnostiek en Behandeling van dementie.

S. 158 Sponsoring von Ginkgo-Studien: siehe Institut für Qualität und Wirtschaftlichkeit im Gesundheitswesen. Ginkgohaltige Präparate bei Alzheimer/Demenz. Köln, 2008. p. V; Auch unterstützt von Schwabe: Weinmann, S. 2010. Effects of Ginkgo biloba in dementia: systematic review and meta-analysis. BMC Geriatrics 10(1):14.

S. 157 Die Hälfte der Menschen über 85 Jahre ist mehr oder weniger dement. Die meisten von ihnen leiden unter der Alzheimer Krankheit: Brookmeyer, R., Evans, D.A., Hebert, L., Langa, K.M., Heeringa, S.G., Plassman, B.L., Kukull, W.A., 2011. National estimates of the prevalence of Alzheimer's disease in the United States. Alzheimer's & Dementia 7, 61–73. https://doi.org/10.1016/j.jalz.2010.11.007.

S. 158 Keine Wirkung von Ginkgo: DeKosky, S.T. 2008. Ginkgo biloba for prevention of dementia. JAMA 300(19):2253–2262.

Dongen, M.C. van 2003. Ginkgo for elderly people with dementia and age-associated memory impairment: a randomized clinical trial. J Clin Epidemiol 56:367-376.

Canevelli, M. 2014. Effects of Gingko biloba supplementation in Alzheimer's disease patients receiving cholinesterase inhibitors: Data from the ICTUS study. Phytomedicine 21, 888–892.

Schneider, L.S. 2012. Ginkgo and AD: key negatives and lessons from GuidAge. Lancet Neurology 11, 836–837.

Canter P.H., Ernst E. 2007. Ginkgo biloba is not a smart drug: an updated systematic review of randomised clinical trials testing the nootropic effects of G. biloba extracts in healthy people. Hum Psychopharmacol.

DeKosky, S.T. 2008. Ginkgo biloba for prevention of dementia: a randomized controlled trial. JAMA 300: 2253-2262.

S. 158   Hinweise zu Vitamin E und Alzheimer: Evans, D.A. 2014. Vitamin E, memantine, and Alzheimer disease. JAMA 311, 29-30. Sano, M. 1997. A Controlled Trial of Selegiline, Alpha-Tocopherol, or Both as Treatment for Alzheimer's Disease. New England Journal of Medicine 336, 1216-1222.

S. 159   Alzheimer und schlechte Blutgefäße: Kovacic, J.C. 2011. Cellular Senescence, Vascular Disease, and Aging Part 2. Circulation 123, 1900–1910.

Norden, A.G. van 2011. Dementia: Alzheimer pathology and vascular factors: From mutually exclusive to interaction. Biochim Biophys Acta.

S. 160   Menschen mit weniger Falten aßen mehr Gemüse und Obst: Cosgrove, M.C. 2007. Dietary nutrient intakes and skin-aging appearance among middle-aged American women. Am J Clin Nutr 86, 1225-1231.

Purba, M.B. 2001. Skin wrinkling: can food make a difference? J Am Coll Nutr 20, 71–80.

S. 161   Experimente betrafen nur Supplemente: Pezdirc, K. 2015. Can
          dietary intake influence perception of and measured appearance? A
          Systematic Review. Nutr Res 35, 175–197.

S. 161   Vitaminmangel führt zu Hauterkrankungen und Haarausfall:
          Goldberg, L.J., Lenzy, Y., 2010. Nutrition and hair. Clinics in
          Dermatology, Nutrition and the Skin: Part I 28, 412–419.

S. 161   Haut nicht schöner durch viel Wasser oder Vitaminpillen: Draelos,
          Z.D. 2010. Nutrition and enhancing youthful-appearing skin. Clinics
          in Dermatology, Nutrition and the Skin: Part I 28, 400– 408.

          Wolf, R. 2010. Nutrition and water: drinking eight glasses of water
          a day ensures proper skin hydration—myth or reality? Clinics in
          Dermatology, Nutrition and the Skin: Part I 28, 380–383.

          Driscoll, M.S. 2010. Nutrition and the deleterious side effects of
          nutritional supplements. Clinics in Dermatology, Nutrition and the
          Skin: Part I 28, 371–379.

S. 163   Lutein und Zeaxanthin genauso gut wie Carotin: The Age-Related
          Eye Disease Study 2 (AREDS2) Research Group, 2013. Lutein
          + zeaxanthin and omega-3 fatty acids for age-related macular
          degeneration. JAMA 309, 2005–2015.

S. 163   Chew, E.Y. 2014. Secondary Analyses of the Effects of Lutein/
          Zeaxanthin on Age-Related Macular Degeneration Progression:
          AREDS2 Report No. 3. JAMA Ophthalmology 132, 142.

S. 164   Fischfettsäuren und das Sehvermögen von Babys: Qawasmi, A.
          2013. Meta-analysis of LCPUFA Supplementation of Infant Formula
          and Visual Acuity. Pediatrics 131, e262–e272.

S. 165   Fischöl schützte in unserem Experiment nicht vor
          Herzerkrankungen: Brouwer, I.A. 2006. Effect of fish oil on
          ventricular tachyarrhythmia and death in patients with implantable
          cardioverter defibrillators: the Study on Omega-3 Fatty Acids and
          Ventricular Arrhythmia (SOFA) randomized trial. JAMA 295,
          2613–9.

S. 165   Die meisten großen Studien der letzten zehn Jahre konnte
ebenfalls keinen positiven Effekt von Fischöl auf Herzerkrankungen
nachweisen: Aung, T. 2018. Associations of Omega-3 Fatty Acid
Supplement Use With Cardiovascular Disease Risks: Meta-analysis
of 10 Trials Involving 77 917 Individuals. JAMA Cardiology.

S. 165   Dänische Forscher und Inuit (Eskimos): Bang, H.O. 1971. Plasma
Lipid and Lipoprotein Pattern in Greenlandic West-Coast Eskimos.
Lancet 297(7710):1143-1146. Hugh Sinclair hat das bei einem
Kanadabesuch 1943 schon festgestellt: Sinclair, H.M. 1953. The diet
of Canadian Indians and Eskimos, Proc Nutr Soc 12, 69–82.

S. 166   Experimente finden keine Wirkung von Fischöl auf das Herz heraus:
Rizos, E.C. 2014. Omega-3 fatty acids and lutein + zeaxanthin
supplementation for the prevention of cardiovascular disease. JAMA
Intern Med 174, 771–772.

Nestel, P. 2015. Indications for Omega-3 Long Chain
Polyunsaturated Fatty Acid in the Prevention and Treatment of
Cardiovascular Disease. Heart Lung Circul 24, 769–779.

Kromhout, D. 2010. n-3-fatty acids and cardiovascular events after
myocardial infarction. N Engl J Med 363, 2015–2026; The Risk and
Prevention Study Collaborative Group, 2013. n-3-Fatty Acids in
Patients with Multiple Cardiovascular Risk Factors. N Engl J Med
368, 1800–1808.

S. 166   Die italienische Untersuchung ist nicht zu reproduzieren: The Risk
and Prevention Study Collaborative Group, 2013. n-3-Fatty Acids in
Patients with Multiple Cardiovascular Risk Factors. N Engl J Med
368, 1800–1808.

NATÜRLICH UND GESUND

S. 170   Kreter und Olivenöl: Ancel Keys 1999. Adventures of a Medical
Scientist – Sixty Years Of Research in Thirteen Countries.
Autobiografie, Eigenverlag, 88.

S. 170   Kuna Indianer: Bayard, V. 2007. Does Flavanol Intake Influence
          Mortality from Nitric Oxide-Dependent Processes? Ischemic Heart
          Disease, Stroke, Diabetes Mellitus, and Cancer in Panama. Int J Med
          Sci 4, 53–58.

          Chevaux, K.A. 2001. Proximate, Mineral and Procyanidin Content
          of Certain Foods and Beverages Consumed by the Kuna Amerinds of
          Panama. J Food Comp Analysis.

S. 170   Paläolithische Diät: Eaton, S.B. 2010. Diet-dependent acid load,
          Paleolithic nutrition, and evolutionary health promotion. Am J Clin
          Nutr.

S. 171   Cavemen: Joseph Goldstein. 2010. The New Age Cavemen and the
          City. New York Times, 8. january.

S. 171   Die Evolution kann schnell agieren: Hawks, J. 2007. Recent
          acceleration of human adaptive evolution. Proc Natl Acad Sci.

S. 171   Evolution der Laktoseverdauung: Wooding, S.P. 2007. Following the
          herd. Nature Genetics; Tishkoff, S.A. 2006. Convergent adaptation
          of human lactase persistence in Africa and Europe. Nature Genetics;
          Gerbault, P. 2009. Impact of Selection and Demography on the
          Diffusion of Lactase Persistence. PLoS one.

          Itan, Y., Powell, A. 2009. The origins of lactase persistence in Europe.
          PLoS Comput Biol.

S. 172   Unsere Gene sind an das Essen von Brot angepasst: Luca, F. 2010.
          Evolutionary Adaptations to Dietary Changes. Annu Rev Nutr 30,
          291–314.

S. 172   Großmütter entscheidend für das Überleben: O'Connell, J.F. 1999.
          Grandmothering and the evolution of Homo erectus. J Human Evol
          36, 461–485.

S. 173   Steinzeitmensch wurde nicht alt: Caspari, R. 2004. Older age
          becomes common late in human evolution. Proc Natl Acad Sci USA;
          Caspari, R. 2006. Is human longevity a consequence of cultural
          change or modern biology? Am J Phys Anthropol.

S. 173   Afrikanische Hadza: Blurton Jones, N.G. 1992. Demography of the Hadza, an increasing and high density population of Savanna foragers. Am J Phys Anthropol. Bei den Hadza und vergleichbaren Völkern waren 4-9 Prozent 60 Jahre oder älter und 4-5 Prozent 65 Jahre oder älter.

S. 173   Jäger und Sammler aus dem 20. Jahrhundert werden nicht alt: Lindeberg, S. 1993. Apparent absence of stroke and ischaemic heart disease in a traditional Melanesian island: a clinical study in Kitava. J Intern Med. [9 Prozent waren älter als 50 und 6 Prozent 60 Jahre oder älter]; Milton, K. 2000. Hunter-gatherer diets – a different perspective. Am J Clin Nutr.

S. 173   Wir wissen nicht, was der Steinzeitmensch aß: Milton, K. 2000. Hunter-gatherer diets – a different perspective. Am J Clin Nutr 71, 665–667.

Roebroeks, W. 2008. Time for the Middle to Upper Paleolithic transition in Europe. J Human Evol 55, 918–926.

Hockett, B. 2003. Nutritional ecology and diachronic trends in Paleolithic diet and health. Evol Anthropol 12, 211–216.

Eaton, S.B. 1985. Paleolithic Nutrition – A Consideration of Its Nature and Current Implications. N Engl J Med 312, 283–289: » widespread use of aquatic foods is a recent phenomenon«.

Eaton, S.B. 1997. Paleolithic nutrition revisited: a twelve-year retrospective on its nature and implications. Eur J Clin Nutr 51, 207–216: »extensive exploitation of marine resources is at variance with the currently accepted paleoanthropological view of human savanna origins«.

S. 173   Wissenschaftler zweifeln daran, ob sie wirklich so viel Fleisch aßen: Richards, M.P. 2002. A brief review of the archaeological evidence for Palaeolithic and Neolithic subsistence. Eur J Clin Nutr Nestle, M. 2000. Paleolithic diets: a sceptical view. BNF Nutrition Bulletin.

S. 173   Fisch als ein entscheidender Teil der Paläo-Diät: Kuipers, R.S. 2010. Estimated macronutrient and fatty acid intakes from an East African Paleolithic diet. Br J Nutr 104, 1666–1687.

S. 175   Dinkel enthält etwas mehr Eiweiß und Mineralien: Ruibal-Mendieta, N.L.Y., 2005. Spelt (Triticum aestivum ssp. spelta) as a Source of Breadmaking Flours and Bran Naturally Enriched in Oleic Acid and Minerals but Not Phytic Acid. J Agric Food Chem 53, 2751–2759.

Skrabanja, V. 2001. Effect of Spelt Wheat Flour and Kernel on Bread Composition and Nutritional Characteristics. J Agric Food Chem 49, 497–500.

S. 175   Dinkel lässt sich schwer von Weizen unterscheiden: Koenig, A. 2015. Classification of spelt cultivars based on differences in storage protein compositions from wheat. Food Chemistry 168, 176–182.

S. 177   Weniger Fett schien das Heilmittel gegen Wohlstandskrankheiten zu sein: Woodruff, C.W. 1979. Dietary Goals for the United States. Am J Dis Children 133 (4): 371–72. (Zusammenfassung des einflussreichen »McGovern Report« von 1977).

Voedingsraad, april 1986. Advies Richtlijnen Goede Voeding; Hautvast, J.G., 1986. Richtlijnen goede voeding: een mijlpaal voor consument, arts en industrie? Ned Tijdschr Geneeskd 130, 2255–2258.

S. 177   Fett als Krebsursache: Armstrong, B. 1975. Environmental Factors and Cancer Incidence and Mortality in Different Countries, with Special Reference to Dietary Practices. Intern J Cancer 15 (4): 617–31.

Carroll, K.K. 1975. Experimental Evidence of Dietary Factors and Hormone-Dependent Cancers. Cancer Research 35 (11 Part 2): 3374–83.

S. 178   Dennis Burkitt und Hugh Trowell: McCarrison Society for Nutrition and Health. Dr Hugh Trowell. A biography by Dr Denis Burkitt. www.mccarrisonsociety.org.uk/founders-of-nutrition-othermenu-149/trowell-othermenu-145?showall=&limitstart=

S. 179   Kohlenhydrate machen nicht dick: Flatt, J.P. 1987. The Difference in the Storage Capacities for Carbohydrate and for Fat, and Its Implications in the Regulation of Body Weight. Ann NY Acad Sci 499(1):104–23.

S. 179   Erst Jahre später fand ich den Mut: Katan, M.B. 1997. Should a low-fat, high-carbohydrate diet be recommended for everyone? Beyond low fat diets. N Engl J Med 337:563–6.

S. 179   Keine Wirkung von Fett auf Krebs: Willett, W.C. 1987. Dietary Fat and the Risk of Breast Cancer. N Engl J Med 316 (1): 22–28.

S. 179   Kehrtwende bei Kohlenhydraten: Taubes, G. 2002. What If It's All Been a Big Fat Lie? New York Times Magazine, July 7.

S. 180   Zucker – die Verkörperung des Bösen: Verburgh, K. 2013. De Voedselzandloper, Prometheus. p. 63-67.

Lustig R.H. 2012. Public Health: The Toxic Truth about Sugar. Nature 482 (7383): 27–29.

S. 180   Überempfindlichkeit gegen Weizen: IgE-vermittelte Allergie gegen Weizen kommt bei 0,2 Prozent bis 0,4 Prozent der Bevölkung vor (Zuidmeer, L. 2008. The Prevalence of Plant Food Allergies: A Systematic Review. J Allergy Clin Immunol 121 (5): 1210–1218. e4); Zöliakie – eine Darmkrankheit verursacht durch Gluten – kommt bei maximal 1 Prozent der Bevölkung vor (Rewers M. 2005. Epidemiology of Celiac Disease: What Are the Prevalence, Incidence, and Progression of Celiac Disease? Gastroenterology 128 (4, Supplement 1): S47–S51.). Es gibt bisher noch keine deutlichen Hinweise darauf, dass Gluten noch andere Darmkrankheiten verursachen kann: Nijeboer, P. 2013. Non-celiac gluten sensitivity. Is it in the gluten or the grain? J Gastrointestin Liver Dis 22, 435–440.

Lundin, K.E.A. 2014. Non-Celiac Gluten Sensitivity – Why Worry? BMC Medicine 12 (1): 86.

S. 180   Acai-Beeren sind Betrug: Consumentenbond. Superfoods of superonzin? Gezondgids juni 2014, pp. 16-19.

S. 182   Kunstdünger liefert viel Nitrat: zum Teil als Ammoniumsalze
         und Harnstoff. »Plants can up take nitrate directly while urea
         and ammonium partially have to be transformed into nitrate via
         reactions in the soil.« www.dsm.com

S. 182   Weniger Pestizide auf Bio-Produkten: Winter, C.K. 2006. »Scientific
         status summary – Organic Foods«. J Food Sci.

S. 183   Weniger Vitamine und Mineralien in modernem Getreide, Gemüse
         und Obst: Mayer, A.M. 1997. Historical changes in the mineral
         content of fruits and vegetables. Br Food J.

         Davis, D.R. 2004. Changes in USDA Food Composition Data for
         43 Garden Crops, 1950 to 1999. J Am Coll Nutr; Ekholm, S. 2007.
         Changes in the mineral and trace element contents of cereals, fruits
         and vegetables in Finland. J Food Comp Anal.

         Garvin, D.F. 2006. Historical shifts in the seed mineral
         micronutrient concentration of us hard red winter wheat
         germplasm. J Sci Food Agric.

         Murphy, K.M. 2008. Relationship between yield and mineral
         nutrient concentrations in historical and modern spring wheat
         cultivars. Euphytica.

         Halweil, B. 2007. Still No Free Lunch: Nutrient levels in U.S. food
         supply eroded by pursuit of high yields. Report. The Organic Center.

S. 183   Mit verbundenen Augen schmecken Menschen keinen Unterschied:
         Paolino Ninfali, P. 2008. A 3-year Study on Quality, Nutritional and
         Organoleptic Evaluation of Organic and Conventional Extra-Virgin
         Olive Oils. J Am Oil Chem Soc.

         Hajslová, J. 2005. Quality of organically and conventionally grown
         potatoes: four-year study of micronutrients, metals, secondary
         metabolites, enzymic browning and organoleptic properties. Food
         Addit Contam; International conference on organic agriculture
         and food security, FAO. ofs/2007/4 Organic Agriculture and Food
         Utilization: »Regarding sensory quality, for most products the
         quality is determined by other factors than those regulated by

organic certification rules. Blind testing tends to show variable and inconsistent results, so it is not possible to say that the production system has a general influence on the food's taste and flavour«.

Haglund A. 1999. Sensory evaluation of carrots from ecological and conventional growing systems. Food Qual Preference.

S. 183 Nachhaltig essen heißt, vegetarisch essen: Zhu, X. 2004. Protein Chains and Environmental Pressures: A Comparison of Pork and Novel Protein Foods, Environmental Sciences. (Fleischersatz ist besser für die Umwelt und das Klima, und Schweine fressen viel Tapioka).

Peters, C.J. 2007. Testing a complete-diet model for estimating the land resource requirements of food consumption and agricultural carrying capacity: The New York State example. Renewable Agriculture and Food Systems.

Elferink, E.V. 2007. Variations in land requirements for meat production. J Cleaner Production.

Wirsenius, S. 2003. Efficiencies and biomass appropriation of food commodities on global and regional levels. Agricultural Systems. (Umweltauswirkungen von Fleisch, einschließlich Bio-Fleisch. Rindfleisch: Abbildung 9).

Renault, D. 2000. Nutritional water productivity and diets. Agricultural Water Management.

S. 184 Käse verursacht Treibhausgas, biologisch hergestellter auch: Blonk, H. 2008. Milieueffecten van Nederlandse consumptie van eiwitrijke producten. Blonk Milieu Advies.

Cederberg C. 2000. Life cycle assessment of milk production – a comparison of conventional and organic farming. J Cleaner Production.

Thomassen, M.A. 2008. Life cycle assessment of conventional and organic milk production in the Netherlands. Agricultural Systems.

S. 184   Biologische Landwirtschaft keine Garantie für Nachhaltigkeit: Risku-
Norja, H. 2007. MFA model to assess economic and environmental
consequences of food production and consumption. Ecological
Economics.

Mäder, P 2002. Soil fertility and biodiversity in organic farming.
Science. Reganold, J.P. 2001. Sustainability of three apple production
systems. Nature.

S. 184   Warum Menschen, die biologisch essen, gesünder sind: Chang-
Claude, J. 2005. Lifestyle determinants and mortality in German
vegetarians and health-conscious persons: results of a 21-year
follow-up. Cancer Epidemiol Biomarkers Prev.

Key, T.J. 2003. Mortality in British vegetarians: review and
preliminary results from epic-Oxford. Am J Clin Nutr.

Key, T.J. 1996. Dietary habits and mortality in 11 000 vegetarians
and health conscious people: results of a 17 year follow up. BMJ

S. 186   Zwei Dutzend Vergiftungen pro Tag: Hahn, A. 2014. Vergiftungen in
Deutschland. Bundesgesundheitsbl. 57, 638-649. Total in 2012 206
936 Fälle, 10 Prozent davon durch Pflanzen, Kinder 0-4 Jahre 35
Prozent der Fälle (Giftinformationszentrum Mainz 2011).

S. 186   Rohe Sojabohnen schädigen unseren Darm: Shils, M.E. Modern
Nutrition in Health and Disease. 10th Ed. p 1822.

S. 186   Zyanid in wilden Limabohnen: Wilde Limabohnen können 100
Milligramm Blausäure pro 33 Gramm enthalten, ausreichend, um
drei Personen von 65 Kilogramm zu töten (Shils, M.E. Modern
Nutrition in Health and Disease. 10th Ed. 1822.)

S. 187   Zierpflanzen sind oft giftig: Berend, K. 1989. Ingestie van giftige
bessen in Nederland. Ned Tijdschr Geneeskd.

S. 188   Vergiftung durch Aprikosenkerne: Sahin, S. 2011. Cyanide Poisoning
in a Children Caused by Apricot Seeds. J Health Med Informat 2,
1–2.

S. 188   Tiere verschlucken Früchte und verbreiten so deren DNA:
         Lomáscolo, S.B. 2010. Dispersers shape fruit diversity in Ficus
         (Moraceae). Proc Natl Acad Sci U S A 107, 14668–14672.

S. 189   Dann wird das aktive Zyanid freigesetzt: Nederlandse Voedsel-
         en Warenautoriteit, 2007. Advies bittere amandelen en pitten van
         abrikozen. Für eine ausgezeichnete Übersicht der Giftstoffe in
         Pflanzen siehe: Genderen, H. van, Schoonhoven, M., Fuchs, A. 1996.
         Chemisch-ecologische Flora van Nederland en België. ISBN 90-5011-
         087-8. KNNV (vereniging voor veldbiologie) uitgeverij, Utrecht.

S. 189   Zyanidvergiftung durch Maniok: FAO. Roots, tubers, plantains and
         bananas in human nutrition. Rome, 1990. Ch. 7. Toxic substances
         and antinutritional factors.

         Barceloux, D.G., 2009. Cyanogenic Foods (Cassava, Fruit Kernels,
         and Cycad Seeds). Disease-a-Month 55, 336–352.

S. 189   Kriminelle Laetril-Händler: Lerner, I.J., 1981. Laetrile: A lesson in
         cancer quackery. CA: A Cancer Journal for Clinicians 31, 91–95.

S. 189   Ein Kind, das Laetrilpillen genascht hat: Braico, K.T. 1979. Laetrile
         Intoxication — Report of a Fatal Case. N Engl J Med 300, 238–240.

S. 189   Untersuchung der Wirksamkeit von Laetril: Moertel, C.G. 1982. A
         Clinical Trial of Amygdalin (Laetrile) in the Treatment of Human
         Cancer. N Engl J Med 306, 201–206.

         Relman, A.S. 1982. Closing the Books on Laetrile. N Engl J Med 306,
         236–236.

S. 190   Abnehmen durch viel Brot: Die Brotwechseldiät von Hausarzt C.M.
         de Vos war in den 1980er-Jahren in den Niederlanden populär.

S. 190   Keine spezifische Wirkung von Leinsaat auf die schlanke Linie:
         Ich fand nur eine chinesische Studie, die von einer mäßigen und
         unsicheren Wirkung von Leinsaat auf den Bauchumfang berichtete.
         Wu, H. 2010. Lifestyle Counseling and Supplementation with
         Flaxseed or Walnuts Influence the Management of Metabolic
         Syndrome. J Nutr 140, 1937–1942.

S. 191   Brot ist besser als Leinsaat gegen Verstopfung: »Supplemental fiber
          at intakes of 9.0 g/day (flax) and 10.4 g/day (psyllium) gave fecal
          bulking capacity of about 2.9 and 4.8 g of fecal weight/g of fiber,
          respectively«. (Dahl, W.J. 2005. Effects of flax fiber on laxation and
          glycemic response in healthy volunteers. J Med Food.) Cummings
          J. The effect of dietary fiber on fecal weight and composition, Table
          4.4.1. In: Spiller, G.A. 2001. CRC Handbook of Dietary Fiber in
          Human Nutrition.

          1 Gramm Weizen-Ballaststoffe produziert zwei Mal so viel Stuhlgang
          wie 1 Gramm Leinsaat-Ballaststoffe. Zwei Vollkornbutterbrote
          enthalten 5 Gramm Ballaststoffe, das bewirkt für den Stuhlgang
          genauso viel wie 10 Gramm Leinsaat-Ballaststoffe, das sind 37
          Gramm Leinsaat.

S. 191   Trockene Ballaststoffe können einen Pfropfen im Darm bilden:
          Hardt, M., Geisthövel, W. 1986. Schwerer Obstruktionsileus durch
          Leinsamenbezoar. Med Klinik 1986; 81:541.

S. 191   Superfood in den 1990er-Jahren: Amy Fleming 2014. Do
          »superfoods« really exist? The Guardian, 16 January.

S. 191   Noni-Saft hilft bei Schlaflosigkeit und so weiter: www.nonisaft.org

          Für eine kritische Besprechung des vergleichbaren »Juice Plus«
          siehe: MLM Watch. The Skeptical Guide to Multilevel Marketing.
          Barrett, S. 2013. Juice Plus: A Critical Look.

S. 192   Züchter achten nicht auf Nährstoffgehalte: Morris, C.E., Sands, D.C.,
          2006. The breeder's dilemma – yield or nutrition? Nat Biotech 24,
          1078–1080.

          Davis, D.R. 2009. Declining fruit and vegetable nutrient
          composition: What is the evidence? Hort Science 44, 15–19.

S. 193   Mehr Kalzium und Vitamin C in traditionellem Gemüse in Tansania:
          Dreißig tansanische Gemüsesorten enthalten durchschnittlich
          pro 100 Gramm 109 Milligramm Vitamin C, 135 Milligramm
          Kalzium und 3,3 Milligramm Eisen (Lyimo, M. 2003. Identification
          and nutrient composition of indigenous vegetables of Tanzania.

Plant Foods for Human Nutrition). Niederländischer Eisbergsalat, Grünkohl, Brokkoli, Spinat, Endivie, Rosenkohl und Brechbohnen enthalten zusammen durchschnittlich 57 Milligramm Vitamin C, 78 Milligramm Kalzium und 0,9 Milligramm Eisen pro 100 Gramm.

S. 193   Alte Weizensorten enthalten mehr Mineralien und Eiweiß: Garvin, D.F. 2006. Historical shifts in the seed mineral micronutrient concentration of USA hard red winter wheat germplasm. J Sci Food Agricult 86, 2213–2220.

Murphy, K.M. 2008. Relationship between yield and mineral nutrient concentrations in historical and modern spring wheat cultivars. Euphytica 163, 381–390.

Fan, M.-S. 2008. Evidence of decreasing mineral density in wheat grain over the last 160 years. J Trace Elements Med Biol 22, 315–324; Monasterio, I.

Graham, R.D. 2000. Breeding for trace minerals in wheat. Food & Nutrition Bulletin 21, 392–396.

Rakszegi, M. 2008. Composition and End-Use Quality of 150 Wheat Lines Selected for the healthgrain Diversity Screen. J Agric Food Chem 56, 9750–9757.

Scott, M.P. 2006. Grain composition and amino acid content in maize cultivars representing 80 years of commercial maize varieties. Maydica 51: 417-423.

Lampi, A.-M. 2008. Tocopherols and Tocotrienols in Wheat Genotypes in the healthgrain Diversity Screen. J Agric Food Chem 56, 9716–9721.

Piironen, V. 2008. Folate in Wheat Genotypes in the healthgrain Diversity Screen. J Agric Food Chem 56, 9726–9731.

S. 193   Früher mehr Mineralien und weniger Wasser im Gemüse: Mayer, A.M. 1997. Historical changes in the mineral content of fruits and vegetables. Br Food J.

Davis, D.R. 2004. Changes in USDA Food Composition Data for 43 Garden Crops, 1950 to 1999. J Am Coll Nutr; Ekholm, P. 2007. Changes in the mineral and trace element contents of cereals, fruits and vegetables in Finland. J Food Comp Anal; Halweil, B. Still 2007. No Free Lunch: Nutrient levels in U.S. food supply eroded by pursuit of high yields. Report. The Organic Center.

S. 194   Verminderung hauptsächlich von Eisen, Kalzium und Zink: In manchen Studien waren auch weniger Selen (Garvin 2006), Kupfer und Magnesium (Fan 2008) in modernen als in alten Weizensorten enthalten. Der Selengehalt wird aber hauptsächlich durch (Kunst) Dünger bestimmt, Kupfer nehmen wir in ausreichender Menge zu uns, und die Magnesiummenge im Weizen ist vernachlässigbar.

S. 194   Vierzig Volkornbutterbrote für den Eisenbedarf: Der Eisengehalt von Vollkornbrot beträgt 2 Milligramm/100 Gramm, die Empfehlung lautet circa 10 Milligramm/ Tag, also 500 Gramm Brot. Die Aufnahme aus dem Brot liegt aber bei circa 5 Prozent und aus der durchschnittliche Nahrung 15 Prozent (Shils), also benötigt man 1500 Gramm oder 43 Butterbrote.

S. 195   Biotechnologie für Weizen und Reis mit genügend Nährstoffen: Sanahuja, G. 2013. A question of balance: achieving appropriate nutrient levels in biofortified staple crops. Nutr Res Rev 26, 235–245.

Morris, C.E. 2006. The breeder's dilemma—yield or nutrition? Nat Biotech 24, 1078– 1080.

Beyer, P. 2010. Golden Rice and ›Golden‹ crops for human nutrition. New Biotechnol 27, 478–481; siehe auch www.harvestplus.org

S. 196   Kochen mit dem Mikrowellenherd ist manchmal besser als normales Kochen: Hoffman, C.J. 1985. Effects of microwave cooking/ reheating on nutrients and food systems: a review of recent studies. J Am Diet Assoc.

Klein, B.P. 1989. Retention of nutrients in microwave-cooked foods. Bol Asoc Med P R;

Cross, G.A. 1982. The effect of microwaves on nutrient value of foods. Crit Rev Food Sci Nutr. 1982.

Ryley, J. 1989. The nutritional effects of microwave heating. Nutr Bull 14, 46–62.

Davey, M.W. 2000. Review: Plant L-ascorbic acid: chemistry, function, metabolism, bioavailability and effects of processing. J Sci Food Agric.

Xu, F. 2014. Domestic cooking methods affect the nutritional quality of red cabbage. Food Chem 161, 162–167.

S. 196   Muttermilch kann sicher im Mikrowellenherd aufgewärmt werden: Segal, W. 1990. Microwave heating of milk. Lancet 335, 470.

Sigman-Grant, M. 1992. Microwave heating of infant formula: a dilemma resolved. Pediatrics 90, 412–415.

Ovesen, L. 1996. The effect of microwave heating on vitamins B1 and E, and linoleic and linolenic acids, and immunoglobulins in human milk. Int J Food Sci Nutr 47, 427–436.

S. 198   Gesund essen für 2,60 Euro bis 4,30 Euro am Tag: Dooren, C. van 2015. Combining Low Price, Low Climate Impact and High Nutritional Value in One Shopping Basket through Diet Optimization by Linear Programming Sustainability 7, 12837–12855; Nibud, maart 2013. De kosten van een voorbeeldweekmenu.

S. 199   Eisengehalt laut englischer (UK) und amerikanischer (USA) Nahrungsmitteltabellen: Lammkoteletts 1,3 Milligramm Eisen/100 Gramm; Lammherz 3,6 (UK) oder 4.6 (USA), Kalbmuskelfleisch 0,85 Milligramm, Kalbherz 4,24 (USA).

S. 199   Biologische oder konventionelle Äpfel machen keinen Unterschied: Smith-Spangler, C. 2012. Are Organic Foods Safer or Healthier Than Conventional Alternatives? A Systematic Review. Ann Intern Med 157, 348–366.

S. 200   DNA mutiert mit radioaktiven Strahlen: William J. Broad. Useful Mutants, Bred With Radiation. New York Times, August 28, 2007.

S. 200   Wir essen täglich Nachkommen dieser Mutanten: Induced Plant
          Mutations in the Genomics Era. Edited by Shu, Q.Y. Joint FAO/IAEA
          Proge Nuclear Techniques in Food and Agriculture. FAO. Rome,
          2009.

S. 201   Die Gefahren durch gentechnisch veränderte Nahrung sind gering:
          DeFrancesco, L. 2013. How safe does transgenic food need to be?
          Nature Biotech 31, 794–802.

          Freedman, D.H. 2013. Are Engineered Foods Evil? Scientific
          American 309, 80–85.

          Sears, M.K. 2001. Impact of Bt corn pollen on monarch butterfly
          populations: A risk assessment. PNAS 98, 11937–11942.

          Gilbert, N. 2013. Case studies: A hard look at GM crops. Nature
          News 497, 24.

S. 201   Vorhersagen der Gentechnologie sind nie wahr geworden: 2009.
          »GM crops have a role in preventing world hunger, chief scientist
          says.« The Independent, 19 November.

          Elliot, P.M. 2012. »People will starve to death because of anti-GM
          zealotry.« The Telegraph 23 May.

S. 202   Gentechnisch modifizierte Pflanzen größtenteils für Viehfutter
          und Biobenzin: Die USA ist der größte Produzent von Sojabohnen.
          Soja besteht zu 78 Prozent aus Mehl oder Schrot (davon 40 Prozent
          Eiweiß und 33 Prozent Stärke und Ballaststoffe) und zu 22 Prozent
          aus Öl. Mehl wird zu 98 Prozent als Tierfutter genutzt. (http://
          www.wisoybean.org/news/soybean_facts.php). Die USA ist auch
          der größte Produzent von Mais, und davon wurden 2015/2016
          40 Prozent zu Tierfutter und 40 Prozent zu Bioethanol für
          Benzin verarbeitet. Aus dem Rest wird hauptsächlich Zucker für
          Erfrischungsgetränke hergestellt. (www.ers.usda.gov, siehe Corn
          Table 4 & Corn Table 5)

S. 202   Genetische Modifikation erzeugt keine Nahrungsgewächse, die
          Trockenheit vertragen können: Passioura, J. 2007. The drought
          environment: physical, biological and agricultural perspectives. J
          Exp Bot 58, 113–117.

Lawlor, D.W. 2013. Genetic engineering to improve plant performance under drought: physiological evaluation of achievements, limitations, and possibilities. J Exp Bot 64, 83–108.

S. 202   DNA-Untersuchung führte nicht zur Heilung von Volkskrankheiten: Evans, J.P. 2011. Deflating the Genomic Bubble. Science 331, 861–862.

Collier, R. 2012. Popping the genetics bubble. Can Med Ass J 184, 637–638.

S. 203   Vitaminverlust hält sich in Grenzen: Vitamin C lässt nach, aber das passiert beim üblichem Aufheben auch. Rodríguez-Hidalgo, S. 2010. Quality of fresh-cut baby spinach grown under a floating trays system as affected by nitrogen fertilisation and innovative packaging treatments. J Sci Food Agric 90, 1089–1097.

Odriozola-Serrano, I. 2009. Effect of high-oxygen atmospheres on the antioxidant potential of fresh-cut tomatoes. J Agric Food Chem 57, 6603–6610.

Odriozola-Serrano, I. 2009. Influence of storage temperature on the kinetics of the changes in anthocyanins, vitamin C, and antioxidant capacity in fresh-cut strawberries stored under high-oxygen atmospheres. J Food Sci 74, C184–191.

S. 204   Hochtechnische Verpackungsmethoden: Rojas-Graü, M.A. 2007. Quality changes in fresh-cut Fuji apple as affected by ripeness stage, antibrowning agents, and storage atmosphere. J Food Sci 72, S036–043.

González-Buesa, J. 2009. A mathematical model for packaging with microperforated films of fresh-cut fruits and vegetables. J Food Engineering.

S. 209   Männer mit Duschhauben auf dem Kopf: Nijmeijer, B. 2015. Amber Alert. HP / De Tijd 1 sept.

S. 211   Margarine enthält Vitamin D3: E-Mail vom 8. Januar 2016 von Unilever Research an M.B. Katan.

S. 212 Vitamin-E-Mangel nur bei bestimmten ernsten Darmkrankheiten: EFSA 2015. Scientific Opinion on Dietary Reference Values for vitamin E as Alpha-tocopherol. EFSA Journal 13(7):4149.

S. 212 Vitamin D2 wird durch das Bestrahlen von Hefe mit UV-Licht hergestellt: Norman, A.W., 2012. The History of the Discovery of Vitamin D and Its Daughter Steroid Hormone. ANM 61, 199–206. https://doi.org/10.1159/000343104

Hirsch, A., 2011. Industrial Aspects of Vitamin D. Ch 6, in: Vitamin D (Feldman, Pike & Adams, Eds). Elsevier AP.

TRINKEN

S. 216 Gesundheitseffekte von Wasser: Dietary Reference Intakes for Water, Potassium, Sodium, Chloride, and Sulfate, 2005. National Academies Press, Washington, D.C.

S. 217 Trinken und Blasenentzündung: Lukacz, E.S. 2011. A healthy bladder: a consensus statement. Int J Clin Pract 65, 1026–1036.

Vyas, S. 2015. An Overview of the Predictors of Symptomatic Urinary Tract Infection Among Nursing Students. Ann Med Health Sci Res 5, 54–58.

S. 217 Wassertrinken zum Abnehmen: Muckelbauer, R. 2013. Association between water consumption and body weight outcomes: a systematic review. Am J Clin Nutr 98, 282–299.

S. 218 Theanin bewirkt nichts bei Stress: Natural Standard, 2013. Theanine Professional Monograph; European Food Safety Authority (EFSA) 2011. Scientific Opinion on the substantiation of health claims related to L-theanine from Camellia sinensis (L.) Kuntze (tea) and improvement of cognitive function (ID 1104, 1222, 1600, 1601, 1707, 1935, 2004, 2005), alleviation of psychological stress (ID 1598, 1601), maintenance of normal sleep (ID 1222, 1737, 2004) and reduction of menstrual discomfort (ID 1599) pursuant to Article 13(1) of Regulation (EC) No 1924/2006 EFSA Journal.

S. 219   Tee senkt den Blutdruck: Greyling, A. 2014. The Effect of Black
Tea on Blood Pressure: A Systematic Review with Meta-Analysis of
Randomized Controlled Trials. PLoS ONE 9, e103247.

S. 219   Epicatechine senken den Blutdruck: Dower, J.I. 2015. Effects of
the pure flavonoids epicatechin and quercetin on vascular function
and cardiometabolic health: a randomized, double-blind, placebo-
controlled, crossover trial. Am J Clin Nutr 101, 914–921.

S. 220   Baldriantee und andere Kräuter helfen nicht beim Einschlafen:
Fernández-San-Martín, M.I. 2010. Effectiveness of Valerian on
insomnia: a meta-analysis of randomized placebo-controlled trials.
Sleep Med; Hadley, S. 2003. Valerian. Am Fam Physician.

Sarris, J. 2011. Herbal medicine for depression, anxiety and
insomnia: A review of psychopharmacology and clinical evidence.
Eur Neuropsychopharmacol 21, 841– 860.

S. 220   Dafür benötigt man etwa hundert Beutelchen Baldriantee: Hadley,
S. 2003. Valerian. Am Fam Physician 67, 1755–1758.

S. 220   Kräuter helfen nicht gegen Schlaflosigkeit: Sarris, J. et al
2011. Herbal medicine for depression, anxiety and insomnia:
A review of psychopharmacology and clinical evidence. Eur
Neuropsychopharmacol 21, 841–860.

S. 221   Alkohol ist die Ursache Nummer 3 für den Verlust an gesunden
Lebensjahren: Ezzati, M. 2002. Selected major risk factors and
global and regional burden of disease. Lancet 360, 1347–1360.

S. 221   Unzureichender Beweis dafür, dass man von Bier dick wird:
Bendsen, N.T. 2013. Is beer consumption related to measures of
abdominal and general obesity? A systematic review and meta-
analysis. Nutr Rev 71, 67–87.

S. 222   Streuung der Wirkung auf das Gewicht nicht mitgeteilt: Die Studien,
die Bier mit alkoholfreiem Bier verglichen, berichteten über die
durchschnittliche Veränderung innerhalb der Personengruppe mit
Standardabweichung (SD) oder Signifikanz. Die Bier/kein Bier-
Studien berichteten nur über den SD des Gruppendurchschnitts.
Das führt zu einer viel größeren SD der Gewichtsveränderung.

S. 223   Experiment der TNO zur Wirkung von Whisky: Markus, C.R. 2004. Moderate whisky consumption in combination with an evening meal reduces tryptophan availability to the brain but does not influence performance in healthy volunteers. Br J Nutr 92, 995–1000.

S. 224   Bier oder Reiswein fördert die Bildung von Muttermilch : Mennella, J. 2001. Alcohol's effect on lactation. Alcohol Res Health; Chien Y.C. 2009. Maternal lactation characteristics after consumption of an alcoholic soup during the postpartum ›doing-the-month‹ ritual. Publ Health Nutr 12:382-388.

S. 224   Wenn die Mutter Alkohol trinkt, bekommt das Baby weniger Milch: Mennella, J.A. 1993. Effects of beer on breast-fed infants. JAMA 269, 1637–1638.

S. 224   Baby wird genauso betrunken wie die Mutter: Tranmer, J.E. 1985. Disposition of ethanol in maternal venous blood and the amniotic fluid. J Obstet Gynecol Neonatal Nurs.

S. 224   Babys schlafen weniger gut nach Brustnahrung mit Alkohol: Mennella, J.A., Garcia-Gomez, P.L., 2001. Sleep disturbances after acute exposure to alcohol in mothers' milk. Alcohol 25, 153– 158.

S. 225   Vom Alkohol in der Muttermilch sind drei Stunden später noch 20 Prozent vorhanden: Mennella, J.A. 1991. The Transfer of Alcohol to Human Milk. N Engl J Med 325, 981–985.

S. 225   Ein Gläschen so dann und wann muss möglich sein: Wiersma, T. 2005. Gebruik van alcohol bij conceptie, zwangerschap en lactatie. Ned Tijdschr Geneeskd 149, 1830–1832.

S. 225   75 Prozent der erwachsenen Deutschen trinken regelmäßig Bier, Wein oder andere alkoholische Getränke: DKFZ. Alkoholatlas Deutschland 2017. »Im Jahr 2015 gaben 79 Prozent der 18- bis 59-jährigen Männer und 70 Prozent der Frauen dieser Altersgruppe an, innerhalb der letzten 30 Tage Alkohol konsumiert zu haben«. Faktenblatt Alkoholkonsum – Kapitel 6.24 aus: Daten und Fakten: Ergebnisse der Studie »Gesundheit in Deutschland aktuell 2010«. Robert Koch Institut, 2012.

S. 226 Schlechter gebildete Männer können zwar viel trinken, aber oft begrenzt auf einen oder zwei Abende pro Woche, weswegen der durchschnittliche Alkoholkonsum für diese Gruppe geringer ausfällt, als man annehmen möchte: DKFZ 3,9, Alkoholkonsum und sozialer Status.

S. 226 Warum Gutgebildete mehr trinken: Huerta, M.C. 2010. Education, alcohol use and abuse among young adults in Britain. Social Science & Medicine 71, 143–151.

Casswell, S., Pledger, M., Hooper, R. 2003. Socioeconomic status and drinking patterns in young adults. Addiction 98, 601–610.

Van Oers, J.A. 1999. Alcohol consumption, alcohol-related problems, problem drinking, and socioeconomic status. Alcohol and Alcoholism 34, 78–88.

S. 226 Abstinenzler leben ungesünder als mäßige Trinker: Holahan, C.J. Late-Life Alcohol Consumption and 20-Year Mortality. Alcoholism: Clinical and Experimental Research 34, 1961– 1971.

S. 227 Zu wenig Resveratrol im Rotwein für eine Wirkung: Rotwein enthält 1-3 Milligramm Trans-resveratrol/Liter (Wang, Y. 2002. An LC-MS method for analyzing total resveratrol in grape juice, cranberry juice, and in wine. J Agric Food Chem). Die Minimaldosis in Experimenten mit Menschen betrug 150 Milligramm, und Resveratrolsupplemente enthalten bis zu 5 Gramm pro Tag, das sind dreitausend Flaschen Rotwein.

REGISTER

A

Abnehmen 5, 15, 18, 21-25, 27, 29, 31, 34-38, 86,138, 217, 235, 241, 299, 306
– siehe auch Obesitas
– siehe auch Body Weight Planner App
– siehe auch Fitnessstudio
– siehe auch Fitnesscenter
– siehe auch Nahrungs-ergänzungsmittel
– siehe auch Kokosöl
– siehe auch Rohkost
Abwehr 148, 150-52, 203, 274
Acai Beeren (Euterpe oleracea) 180-81, 295
ADHS 6, 47-50, 60, 248-49
Aflatoxine 274
Akne 6, 57-60, 64, 250-51
– siehe auch Haut
Alkohol 60, 84, 86, 97-97, 100, 114, 122,126,129, 141-44, 14, 215, 220-29, 307-309

Allergie 55, 68-69, 254, 295
Alzheimer 8, 154-59, 202, 287-89
Amine 83-84, 260
Antibiotikaresistenz 77
Antioxidantien 82, 130, 147-48, 163-64, 167, 191, 259, 280
– in Rotwein 130, 227
– Wirkung auf Herz und Gefäße 147-48
– Vorbeugung von Blindheit 191
Aprikosenkerne 8, 120, 188-90, 298
Aspartam 5, 42-45, 245-249
Asthma 67-68, 115-117, 253-54, 260, 273-74
Augen 8, 33, 82, 127, 162-64,
– Fettsucht, Diabetes 33
– gelber Fleck und Antioxidantien 191
– Netzhaut und Fischöl 82, 164
– Vitamin A 162-64
Ayurvedische Kräuter 59, 121

B

Babys 7, 69, 110, 114, 118-19,
151, 164, 224-25, 271-72, 290,
309

Blaue Babys 109, 272

– durch Nitrit 109-10

– Flaschennahrung 109-110

Baldrian 220, 307

Ballaststoffe 16, 35, 124, 131,
175-76, 178, 191, 198, 206, 208,
242, 199, 300

– Brot 176

– Darmblockade durch trockene
Ballaststoffe 35-36

– Gemüse 124

– Leinsaat 191

– Weizenkleie 176

Betacarotin 146-48, 277-78

– siehe auch Carotin

Bekämpfungsmittel

– siehe Pestizide

Bier 9, 19, 23, 43, 97, 113, 146, 170,
198, 200, 215, 221-22, 224-26,
229, 246, 308, 312

– Wirkung auf Brustnahrung
224-25

Bio-Fleisch 77, 182, 257, 397

Biologisch 8, 56, 70, 74-75, 77, 93,
181-86, 197, 297-98, 303, 305

Bisphenol A 7, 118-22, 275

Blasenkrebs 44, 247

Blindheit 164, 211

– Vorbeugung durch AREDS-
Supplement 164

– Vorbeugung durch
Vitamin A 211

Blutdruck 4, 16, 32-33, 36-37, 41,
54, 90-91, 113, 130-31, 140-41,
155, 166-67, 182, 219, 221, 244,
250, 307

– niedriger 33, 36-37

Blutzucker 6, 20, 39, 50-56, 60, 141,
180, 249, 250

– siehe auch Glukose

– siehe auch Glykämischer Index

Body Weight Planner App 324

Botox 93

BPA

– siehe Bisphenol A

Brot 8, 16, 18, 43, 52, 65, 82, 117-18,
127, 131, 136-37, 147, 151, 170,
172, 174-81, 183, 190-91, 19, 198,
200, 216, 246, 263, 274, 281, 292,
299, 302

– braun färben 176

– Dinkel 175-76

– ist Weizen ungesund? 176-80

– Jodquelle 175

– Mehrkornbrot 127, 131,
170, 174

– Braun durch Karottensaft 174

Brustkrebs 65, 70, 96, 98, 101, 104,
121, 172, 221, 227-28, 264, 267

C

Carotin 122-26, 135, 138, 162-63, 211, 278-79, 290
- Carotin und Krebs 125-27
- gegen Netzhautkrankheit 162-64
- siehe auch Betacarotin

Cholesterin 32-33, 54, 63-64, 78, 80, 85, 87-90, 122, 140-41, 159, 167, 211, 229, 250, 258, 260-61
- Demenz 159
- Eier 63, 87-90
- HDL und LDL-Cholesterin 63, 85

CLA (konjugierte Linolsäure) 75
- siehe auch Linolsäuse

Cubitan 156

D

Danone 79, 156

Darmkrebs 66-67, 91, 97, 100, 174, 178, 253, 264

Demenz 8, 70, 157-59, 221, 287

Diabetes 33, 39, 50, 55-57, 64, 91, 140-41, 164, 170, 177-78, 180, 237-38, 248-50, 263, 274, 291-92
- Blindheit 164
- Hypoglykämie 54-57
- Impotenz 33, 141
- Milch 64
- Übergewicht 33

Diät 8, 15-19, 21, 24, 26-27, 34, 38, 42, 47-48, 50, 55-56, 58, 17, 151, 154, 160, 169, 170, 173-76, 190-91, 235, 246-49, 285, 292-93, 299

Diketopiperazine aus Aspartam 43, 246

E

EDTA 114, 272

EFSA 44-46, 49, 111, 119, 156, 219, 246-49, 258, 275, 303-07

Eier, Cholesterin und Herzinfarkt 63, 87-89

Eierstockkrebs 65, 252-53

Eisen 16, 114, 134-145, 193-94, 198-99, 210, 282, 300
- Eisenmangel durch Rohkost 136-37

E-Nummern 7, 45-46, 111, 113-15, 122, 163, 189, 207, 303
- chemische Stoffe in der Nahrung 111-15
- Glutamat 115-116
- siehe auch Zeaxanthin und Lutein

Erfrischungsgetränke 17, 40, 42-45, 52, 54, 60, 80, 178, 217, 221-22, 229, 245-46, 304
- Dickmacher 221, 229
- High Fructose corn 40

Erhitzen von Öl 106-08

Erkältung 67, 130, 143, 148-52, 285
– Vitamin C 130-31, 148-52
Estradiol 70, 95, 103-04, 254-55,
268-69
– Fleisch 103-04, 268
– Milch 70-73, 95, 254
Evolution 27, 170-73, 188, 54, 292

F

Farbstoffe und ADHD (ADHS) 6,
47-50, 58, 122, 162-63, 190, 207,
249, 290
Fertigprodukte 14
– E-Nummern 114
– Glutamat 115-16
– vorgeschnittenes Gemüse
203-05
Fettsäuren 33, 64-65, 78-79, 80, 82,
87-88, 106, 139, 190, 208
Fettsäuren, gesättigt 64-65, 78, 80,
87-88, 114
Fettsäuren, ungesättigt 64, 75,
78-79, 82, 106, 190
Fettsäuren, Omega-3 64, 82, 106,
164-65, 206, 290-91
Fettsäuren, Omega-6 64-65, 79, 206
Fischfettsäuren 64, 82, 164-66, 260,
290
Fischöl 8, 154, 157, 164-67, 290-91
– Herzerkrankungen 165-67,
290-91
Fitnessstudio15, 30
Fitnesscenter 29, 30
Flavonoide 130, 280

Flaschennahrung 91, 109-10, 164
– Diabetes Typ I 91
– Fischfettsäuren 164
– Nitrat und Blau-Baby-
Syndrom 164
Fleisch
– Nachhaltigkeit 297
– Paläo-Diät 73-74
Folsäure 131, 137, 146, 196,
210-12, 277
Frittieren und Transfette 7, 106-08,
270
Fruktose 208, 244-45
– siehe auch Obst

G

Gebärmutterhalskrebs 97
Gemüse
– Gemüsefarben und Gesundheit
132-34
Genetische Modifikation 202, 304
– biologische Produkte 181-86
– mehr Vitamine durch
Gentechnik
– gentechnisch veränderte
Nahrung? 199-202
Gesättigte Fette 64-65, 78, 80,
87-88, 114
Gewinn
– Kokosöl 86, 261
– Superfoods 192, 295
Giftstoffe
– Aprikosenkerne 8, 120,
188-90, 298

- Bohnen 138
- eliminieren 186
- Innereien 199
- Kräuterheilmittel 238-39
- Natur 59, 121
- Schimmel 7,117-18, 273-74
- sind E-Nummern giftig? 111-14
Glukose 178, 206, 208, 210, 248, 250
- siehe auch Blutzucker
Glutamat 115-116, 273
Glykämischer Index 50-54, 242, 245, 249, 250
- siehe auch Blutzucker
Grippe und Vitamin C 148-51
größer durch Milch 67-68
Grünkohl 125, 133, 138, 163-64, 198, 300

H
Haut
- braun durch Carotin 162
- schönere Haut durch gesundes Essen? 144, 160-62
- Vitamine 138, 144-46
- Akne 6, 57-60, 64, 250-51
- UV-Licht 99
Hautkrebs 96, 99, 195, 265
Herzinfarkt 32, 41, 63, 78-85, 87-90, 104, 122, 124, 130, 133, 141-42, 160, 165-67, 170, 172, 178, 258-60, 280
Herz- und Gefäßkrankheiten 59, 85, 26, 277, 279

- Antioxidantien 147-48
- erhitzte Öle 106-08
- Rotwein 225-28
Herbalife 27-28, 238-39
Glukose-Fruktose-Sirup
Hormone 6, 53, 55, 70-73, 75, 103-06, 254-55, 268-70, 294, 306
- Fleisch 103-06, 268
- Milch 70-73, 75, 255
- Muttermilch 72-73, 255
High Fructose corn 40
Hyperaktiv 49-50, 248
Hypoglykämie 54-57

I
IGF-I in Milch 73, 255
Infektionen 16, 75, 85, 117, 136, 150-51, 173, 205, 274, 285-86
- Bakterien im Gemüse 136
- Kokosöl 85
- Rohmilch 75
- Schimmel 117

J
Jod 16, 90, 131, 17, 175, 262, 283
Jodsalz 137, 174-75
Joghurtgetranke 63-64, 66-67, 71, 79, 91, 140, 262
Johanniskraut (das Echte) 121, 220, 276
- beeinträchtigt die Chemotherapie 276

K

Karies 39, 60
- Sirup 40-41, 208, 245
- Süßstoff 6, 39, 43-47, 61, 245
- Stevia 45-47, 248

Käse 6, 16-18, 31, 63-64, 71, 74-75, 77, 79, 81, 83-84, 87, 90, 117-18, 127, 140, 146, 178, 183-84, 194, 211, 252, 273-74, 284, 297

Knochen 91, 137, 146, 174, 194, 283

Kohlenhydrate
- machen Kohlenhydrate dick? 16-20

Kokosöl 6, 85, 261

Kokosfett 85-86, 106 260-61

Kräuter
- siehe Ayurvedische Kräuter

Kraftsport

Krebs 6-8, 39, 44, 59, 64-67, 93, 95-104, 107-08, 110, 117, 120-30, 141-42, 147-48, 162, 170-72, 177-80, 187-91, 200, 227-28, 247, 252, 263, 270, 278-280, 294-95
- Wovon bekommt man Krebs? 100
- siehe Blasenkrebs
- siehe Brustkrebs
- siehe Darmkrebs
- siehe Eierstockkrebs
- siehe Gebärmutterhalskrebs
- siehe Hautkrebs
- siehe Leberkrebs
- siehe Lungenkrebs
- siehe Magenkrebs
- siehe Mundhöhlen-Kehlkopfkrebs
- siehe Prostatakrebs
- siehe Vaginalkrebs

Kuhmilch 68-69, 171, 254

Kunstdünger 74, 105, 109, 111, 169, 182-85, 295

L

Lachen und abnehmen 31, 241

Laetrile 120, 189-90, 276, 299

Laktose 90, 171-72, 292

Laktose-Intoleranz 69, 172, 252, 254

Langsame Kohlenhydrate 6, 50-54

Leberkrebs 98, 118, 274

Leinsaat 190-92, 299-300

Libido und Nahrung 103, 140, 283

Libido und Potenz 139

Linolsäure 6, 64-65, 75, 79-883, 106, 108, 259
- Oxidation und Radikalenbildung 82
- schädliche Stoffe beim Erhitzen? 106
- Wahrscheinlichkeit für Herzinfarkt 81-82

Lungenkrebs 9, 125, 130, 146, 148, 163, 264, 278, 290

Lutein 163-64, 278, 290-91

M

Magenkrebs 96-97, 110, 146, 148, 264, 271

Maissirup 40-41, 245

Margarine 65, 75, 81-82, 107, 147, 170, 178, 198, 259, 306

Maniok und anidyanid 189, 299

Mehrfach ungesättigte Fettsäuren 75, 82, 106
- frittieren 106
- siehe auch ungesättigte Fettsäuren
- siehe auch gesättigte Fettsäuren

Methanol aus Aspartam 43, 245-45

Migräne 6, 83-84, 115, 260

Milch 6 19, 43, 58-59, 63-80, 87-91, 136-38, 140, 151, 171-72, 175, 183, 196, 201, 207, 217, 224-25, 229, 251-58, 262-63, 267, 305
- Evolution 170-71
- Hormone 70-74
- Schleimbildung 67-68
- Multiple Sklerose 91, 263

Milchallergie 6, 68, 254

Milchprodukte 253

Milchfett 6, 64, 90, 257-58, 262

Milchzucker 66, 69, 90, 171
- siehe auch Laktose

Mikrowelle 8, 99, 195-97

Mikrowellenherd 169, 195-96, 302-03

Mikrowellenstrahlung 196

Mineralstoffe 145

Möhren für die Augen 162-63

Monsanto 201

MRSA bei Schweinezüchtern 76, 257

Müdigkeit 36-39, 54-56, 143-44, 177, 215
- Effekt von Eisen 134
- helfen Multivitamintabletten? 144-46
- hilft Wassertrinken? 215
- durch niedrigen Blutdruck? 36-37
- durch niedrigen Blutzucker? 39, 54-56

Multiple Sklerose 91, 263

Multivitamintabletten 144-46, 153, 283

Mundhöhlen- und Kehlkopfkrebs 126, 221

Muskeln 30, 53, 55, 86, 93, 115, 240-41

Muttermilch 6, 164, 171, 224-25, 255, 303, 308-09

Mycotoxine 273-75

N

Nahrungsergänzungsmittel 7, 15, 27-28, 34 35, 55-56, 86, 170, 143, 146, 160-62, 275, 283-84
- siehe auch Supplemente

Nahrungsmittelindustrie 181

Niedriger Blutdruck 33, 36-37

Niedriger Blutzucker 54-57
- siehe auch Blutzucker
- siehe auch Glykämischer Index
Nierensteine 152-54, 217, 287
- Überdosis Vitamin C 152
- Wasser trinken 217
Nitrat 109-10, 182 271-72, 295
- Blau-Baby-Syndrom 109
- Empfehlung von Fisch mit Spinat 110
- weniger in biologischem Gemüse 182
Nitrit 109-10, 217-72
Nitrosamine 110, 272
Noni-Frucht 191, 300
Nutricia und Getränk gegen Alzheimer 154, 156-57

O
Obesimed 34-36, 242
Obesitas 35, 179, 237, 244, 246
- siehe auch Abnehmen
- siehe auch Diäten
Obst
- frisches Obst und Gesundheit 128
- Vitamin C und Skorbut 128-29
- Vitamine 130-31
- siehe auch Fruktose
Öl, Erhitzen von 106-08
Omega-6-Fettsäuren 64-65, 79, 206
Omega-3-Fettsäuren 64, 82, 106, 164-65, 206, 290-91

Osteoporose 70, 90-91, 137, 151-52
- erfüllen Multivitaminpräparate einen Zweck? 151-52
Oxidationshypothese 82

P
Paläo-Diät 170-74, 292-93
Peroxide 106, 108, 271
Placebo-Effect 48, 84
- ADHS 48
- ›Bio- Milch schmeckt besser‹ 181
Pflanzenarten und Mineraliengehalt 192-93
Polyphenole 130, 227
Potenz 7, 139-41
- Risiko von Herzinfarkt 141
- Wirkung von Kochkaffee 122
- Wirkung von Milchfett 140
- Wirkung von Öle 140
Preis von gesundem Essen 197-199
Prostatakrebs 65-66, 126, 145-148, 159, 202, 252, 279, 284-85,
- und Selen 126

Q
Quinoa 179-80

R
Radikale 227
Radioaktivität 94, 101-02, 187, 265, 268

Resveratrol 227, 310
Roggen 174-76
Roggenvollkorn 175
Roggenbrot 18
Rohkost 136-137, 139, 141
 - Bewegung 136, 139

S
Saccharin 44, 247
Salz 16, 37, 42, 56, 94, 112, 114, 137,
 140-41, 174-75, 188, 263, 295
 - Kaliumsalz und Blutdruck
 140-41
 - Meersalz 175
 - Quelle von Jod 137, 174-74
Sardinen 198
Schimmel auf dem Essen 117-18
Schlank werden
 - siehe Abnehmen
Schleimbildung durch Milch 67-68
Schnelle Kohlenhydrate 6, 50, 53-54,
 57-60
Schokolade 6,19, 22-23, 26, 42,
 52-53, 58, 60, 83-84, 178, 251
 - Migräne 83-85
 - Pickel 57-60
Selen 126, 280, 284, 301-02
Sex 30-31, 57, 87, 100, 241
 - Blutdruck, Cholesterin 87
 - Impotenz 33, 140-41
 - Kalorienverbrauch 30-31
 - Spargel und Potenz
Sirup 40-41, 208, 245

Skorbut 128-29
Souvenaid 154, 157, 287
Soylent 206
Spinat, Eisen und Popeye 134-36
Sport
 - siehe Fitness-Center
 - siehe Fitnessstudio
Sport, Vitamin C und Erkältung
 130-31
Stevia 6, 45-47, 248
Süßholz 37, 244
Süßstoffe 6, 39, 43-47, 61, 245
 - Aspartam 5, 42-45, 245-249
 - Light-Getränke und
 Zahnschmelz 42
 - Stevia 45-47
Superfood 8, 190, 192, 295, 300
 - siehe auch Acai Beeren
Supplemente 28, 120-21, 158,
 163-64, 169, 237, 239-40, 243,
 255, 259, 276-91, 299, 310,
 - abnehmen 28
 - Altersblindheit 164
 - Krebs 120-21
 - Multivitamintabletten 146
 - schöner werden 28
 - AREDS 163-64

T
Tee 9, 34, 37-38, 130, 170, 215-21,
 227, 229, 244, 280, 307
 - Antioxidantien 130, 227

– Baldriantee zum Einschlafen 220, 307

– hoher Blutdruck 219, 280, 307

– Ruhe 219

– Süßholztee und Blutdruck 37, 244

Theanin in Tee 218-20, 307

Tierversuche 41, 44, 83, 94, 110, 121-22, 125, 166, 202

– siehe auch Versuchstiere

Transfette 107-08

U

Übergewicht

– siehe Obesitas

V

Vaginalkrebs 104, 270

Vegetarier 90

Vitaminmangel 143, 161-62, 289

Versuchstiere 126, 245, 261, 276, 286

– siehe auch Tierversuche

Vitamin A 8, 16, 90, 94, 135, 138, 151, 162, 211 277-78, 286

– Carotin 135, 138, 162-63, 211

– synthetisch oder natürlich 209-212

– wird für die Augen benötigt 162-64

Vitamin B 12 90, 131, 137-38, 146, 210

Vitamin B 6 145, 284

Vitamin C 7, 111, 120, 128, 130-31, 137-38, 145, 148-56, 163, 183, 193, 196, 206, 210. 276-81, 285-87, 300, 305

Vitamin E 8, 145, 147-48, 151, 157-59, 163, 212, 277-80, 284-86, 288, 306

W

Wachstumshormon in Milch 255, 270-73

Wasser 9, 23-24, 38, 45, 67, 94-96, 102, 105, 109, 111-13, 122, 128, 132, 150, 154, 156, 161, 185, 193, 197-99, 202, 204, 206, 215-17, 229, 238, 289, 301, 306

Wein 6, 9, 19, 83-84, 97, 101, 127, 130, 146, 198, 255, 224-29, 309

– Herz 225-228

– Migräne 6, 83-84, 115, 260

Weizen 8, 174-180, 194, 202, 294-95, 302

– ist Weizen ungesund? 174-180

– Kleie 175-76, 198

– mehr Mineralien in alten Sorten 175, 193, 300-01

– Überempfindlichkeit gegen Weizen 295

– Vollkornmehl 174, 176

Weizenkleie 198

Wundliegen 8, 154-157

Z

Zähne 19, 41, 90-91, 132, 144,
229, 262
- Fruchtsaft und Zahnschmelz
132, 229
- Karies durch Zucker 39, 60
Zahnschmelz 45, 132
Zeaxanthin 163-64, 278, 290-91
Zucker 6, 7, 16, 18, 20, 39-61, 112,
114, 131-32, 139, 141, 156, 174,
176-77, 180, 206, 217, 238,
244-45, 248-50, 295, 304
- siehe auch ADHS
- siehe auch Akne

- siehe auch schlanke Linie
- siehe auch Fruktose
- siehe auch schnelle Kohlenhydrate
- siehe auch niedriger Blutzucker
- siehe auch Obst